中国中医科学院研究生系列教材
供中西医结合类等专业用

中西医结合皮肤病学

主　审　庄国康　刘瓦利

主　编　崔炳南

副主编　姚春海　李广瑞　华　华　丁　旭

编　委（以姓氏笔画为序）

丁　旭（中国中医科学院广安门医院）　　　张文琪（中国中医科学院望京医院）

王　宁（中国中医科学院广安门医院）　　　张晓红（中国中医科学院广安门医院）

王俊慧（中国中医科学院广安门医院）　　　孟　晓（中国中医科学院广安门医院）

王煜明（中国中医科学院广安门医院）　　　赵　洁（中国中医科学院广安门医院）

孔　倩（中国中医科学院广安门医院）　　　姚春海（中国中医科学院西苑医院）

华　华（中国中医科学院广安门医院）　　　徐晨琛（中国中医科学院广安门医院）

刘　洋（中国中医科学院眼科医院）　　　　高德强（中国中医科学院广安门医院）

李广瑞（中国中医科学院望京医院）　　　　郭　润（中国中医科学院广安门医院）

李姝仪（中国中医科学院广安门医院）　　　崔炳南（中国中医科学院广安门医院）

杨　佼（中国中医科学院广安门医院）　　　蒋文静（中国中医科学院广安门医院）

吴小红（中国中医科学院广安门医院）　　　曾　雪（中国中医科学院广安门医院）

佘远遥（中国中医科学院西苑医院）　　　　颜志芳（中国中医科学院广安门医院）

沈　冬（中国中医科学院广安门医院）　　　魏　璠（中国中医科学院广安门医院）

人民卫生出版社

·北京·

图书在版编目（CIP）数据

中西医结合皮肤病学 / 崔炳南主编 . —北京：人民卫生出版社，2022.10

中国中医科学院研究生系列教材

ISBN 978-7-117-33673-4

Ⅰ. ①中⋯　Ⅱ. ①崔⋯　Ⅲ. ①皮肤病–中西医结合–诊疗–研究生–教材　Ⅳ. ①R751

中国版本图书馆 CIP 数据核字（2022）第 181697 号

人卫智网	www.ipmph.com	医学教育、学术、考试、健康，购书智慧智能综合服务平台
人卫官网	www.pmph.com	人卫官方资讯发布平台

中西医结合皮肤病学
Zhongxiyi Jiehe Pifubingxue

主　　编：崔炳南
出版发行：人民卫生出版社（中继线 010-59780011）
地　　址：北京市朝阳区潘家园南里 19 号
邮　　编：100021
E - mail：pmph @ pmph.com
购书热线：010-59787592　010-59787584　010-65264830
印　　刷：北京顶佳世纪印刷有限公司
经　　销：新华书店
开　　本：787 × 1092　1/16　　印张：20
字　　数：499 千字
版　　次：2022 年 10 月第 1 版
印　　次：2022 年 10 月第 1 次印刷
标准书号：ISBN 978-7-117-33673-4
定　　价：89.00 元

打击盗版举报电话：010-59787491　E-mail：WQ @ pmph.com
质量问题联系电话：010-59787234　E-mail：zhiliang @ pmph.com
数字融合服务电话：4001118166　E-mail：zengzhi @ pmph.com

序

　　中医药学历史源远流长,是中国古代科学的瑰宝,也是打开中华文明宝库的钥匙。在新时代,中医药事业迎来天时、地利、人和的大好时机,习近平总书记在中国中医科学院建院60周年贺信中殷切嘱托"切实把中医药这一祖先留给我们的宝贵财富继承好、发展好、利用好",全国中医药大会上明确要求"做大做强中国中医科学院"。中国中医科学院秉承"创新、协调、绿色、开放、共享"发展理念,发挥中医药行业"国家队"引领和示范作用。

　　中国中医科学院成立65年以来,成果丰硕,名医名家名师辈出,创新人才、优秀骨干桃李芬芳。我们坚持"传承精华,守正创新",努力将人才培养和团队建设融铸到中医药科研、教育和医疗的核心中来。以高起点定位、高标准规划、高质量建设为目标,筹建培养高层次、复合型、创新型、国际化中医药人才的中国中医科学院大学,推动中医药人才培养模式改革,为做大做强提供坚实的人才支撑。

　　中国中医科学院研究生高层次人才培养工作始于1978年,至今已走过40余年的辉煌历程。作为国家级培育高层次中医药人才的重要基地,积累了丰厚的教学经验和教学资源,成为中医药人才传承培养的宝贵财富,也为我国传统学科的人才培养做出了优秀示范和突出贡献。当前,我院研究生教育迎来了快速发展阶段,全院导师数、在校研究生数双创历史新高;首届"屠呦呦班"九年制本科直博生顺利入学,开创中医科学院本科招生的新纪元。

　　"将升岱岳,非径奚为"。教材是教学的根本,是培养创新型人才的基础。教材建设直接关系到研究生的培养质量。中国中医科学院研究生教材立足于新时代中医药高层次人才培养的目标和需求,深入发掘40余年研究生培养的成功经验,紧扣中医药重点领域、优势学科、传统方法、高精技术、前沿热点,面向全国,整合资源。在两院院士、国医大师等权威专家领衔策划与指导下,既注重基础知识、基本方法和基本技能的培养,又密切吸纳前沿学科最新的科研方法和成果。教材建设,做到传承与创新相结合,普及与提高相结合,实用与实效相结合,教育与启发相结合,从而实现为高层次人才的素质培养与能力提升扬帆助力。

　　征途漫漫,惟有奋斗。我们要以习近平总书记对研究生教育工作作出的重要指示为根本遵循和行动指南,坚持"四为"方针,加快培养德才兼备的高层次人才。

　　本套教材是我院研究生教育阶段性成果的凝练与转化,同时也是我院科研、医疗、教育协同发展的成果展现。其编研出版必将为探索中医药学术传承模式与高层次人才培养机制起到重要的示范和积极的推动作用。同时,也希望兄弟院校的同道专家和广大学子在应用过程中提出宝贵建议,以利于这一持续性工作的不断修订和完善。

中国工程院院士
中国中医科学院院长　黄璐琦
二〇二一年一月一日

前　言

　　为贯彻《中共中央 国务院关于促进中医药传承创新发展的意见》要求,践行全国中医药大会精神,中国中医科学院启动了研究生教材建设项目。中医药治疗皮肤病方法多样,疗效显著,独具特色。近一个世纪以来,中医与西医的皮肤病学相互借鉴,相互补充,逐渐形成了中西医结合的发展模式。朱仁康先生是中国中医科学院建院元老之一,是创建中医和中西医结合皮肤病学学科的先驱,建立了完整的学术体系,具有鲜明的学术特色。本着传承精华,发扬中医皮肤病学的特色和传统优势;守正创新,结合西医皮肤病学知识创新发展的目的,我们编写了《中西医结合皮肤病学》。

　　本教材由从事皮肤病临床、教学及科研工作多年,具有丰富经验的医师编写,编委来自中国中医科学院广安门医院、西苑医院、望京医院及眼科医院的皮肤科。皮肤病种类繁多,本着常见病为主,兼顾疑难重症,以及突出中医特色的原则,本教材选取了56种皮肤病。本书理论与实践相结合,图文并茂,重点突出皮肤病的诊断要点、鉴别诊断,以及中医辨证思路和中医治疗特色。教材总论介绍中西医皮肤病学基础知识,包括中医皮肤科学发展简史、皮肤的结构与生理功能,皮肤病的病因病机、临床表现、检查与诊断、辨证、中西医治疗等。各论部分介绍皮肤病与性病,对其中西医病因病机、临床表现、实验室检查、诊断要点、鉴别诊断依据和治疗进行论述,并附有案例分析、临证撷要及最新进展。本教材配有100余张皮损及病理图片,以加深读者对皮肤病及病理变化的认识,便于理解、记忆。

　　本教材供中西医结合类专业研究生使用,也可作为皮肤科和临床相关学科医务人员的学习参考书。鉴于编者水平有限,教材中可能有疏漏或不足之处,敬请广大师生、读者提出宝贵意见和建议,以便今后修订和提高。

编　者
2021 年 12 月

目 录

上篇 总 论

下篇 各 论

附篇　朱仁康学术思想概要

上篇　总　论

第一章　中医皮肤科学发展简史

中医皮肤科学传统上归属于中医外科学,其发展历史悠久。《周礼》载医者有四,疡医居其一,疡医即外科医生。殷商出土的甲骨文卜辞记录了皮肤疮疡痈疽之疾。我国现存最早的方书《五十二病方》中已有瘭、痂、瘙等皮肤病症状的描述,并出现了漆疮、冻疮、白癜风、疣、虫蛇咬伤等皮肤病名,以及应用葱熨治疗冻疮、以灸治疣的记载。《黄帝内经》一书全面地总结了秦汉以前的医学成就,其中对皮肤的生理及部分皮肤病的病理有着详细论述,奠定了中医皮肤科的理论基础。第一部药物学专著《神农本草经》记载了多种药物治疗皮肤疾病的经验。东汉张仲景著《伤寒杂病论》,虽以伤寒病及内科杂病证治为主,但也有较多关于皮肤病的重要论述,如以桂枝麻黄各半汤治身痒,黄连粉治浸淫疮,甘草泻心汤治狐惑病等。

历代中医学专著均对皮肤病的理论及治法有所丰富,东晋葛洪《肘后备急方·卷五》专论外科病,凸显了简、便、廉、验的特色。南齐龚庆宣所著《刘涓子鬼遗方》是我国现存第一部中医外科学专著,有关皮肤病的诊断和治疗部分论述详细,并运用雄黄、水银等药物外治疮疡疾病。隋代巢元方《诸病源候论》全书50卷中有15卷涉及皮肤病,更对数十种皮肤病的病因病机、症状、治疗进行了较全面地阐述,率先认识到部分皮肤病的发病与人体先天禀赋相关。唐代孙思邈《备急千金要方》《千金翼方》,王焘《外台秘要》等大型临床医学全书,收载了大量治疗皮肤病的方药。宋代的大型方书《太平圣惠方》及《圣济总录》记载了许多慢性皮肤病的生活调摄和食补方法。陈自明《外科精要》是中医史上第一部以"外科"命名的专著,此后开始出现较多中医外科著作,如元代朱震亨《外科精要发挥》、齐德之《外科精义》等,这些著作对皮肤病的认识逐渐深入全面。

明清时期是中医外科学发展的鼎盛时期,名家辈出,著作丰富,如薛己《外科发挥》、汪机《外科理例》、申斗垣《外科启玄》、陈实功《外科正宗》、王维德《外科证治全生集》、高锦庭《疡科心得集》、祁坤《外科大成》、陈司成《霉疮秘录》、吴谦《医宗金鉴·外科心法要诀》等。外科理论逐渐完善,继承与创新交相辉映,体现了中医外科学术思想之大成。这一时期学术氛围浓郁,学术思想活跃,外科理论和临床经验得以升华,发展了不同的学术观点,形成了著名的明清三大外科学术流派,即以陈实功《外科正宗》为代表的"正宗派",以王维德《外科证治全生集》为代表的"全生派",以高锦庭《疡科心得集》为代表的"心得派"。这三大流派各有所长,其中"正宗派"重视内治外治并举,明确提出"内之证或不及其外,外之证则必根于其内也",尤推崇外治法和手术方法;"全生派"继承家学,开秘方外传之先河,把家珍秘方如阳和汤、阳和丸、犀黄丸、醒消丸等公之于世,为外科阴疽的治疗开辟了新途径;"心得派"提出"外疡与内症,异流而同源"的学术见解,将温病学说融会于皮肤外科疾病治疗之中,为后人广开思路。明清时期中医外科学术体系的不断完善,标志着中医皮肤科学逐渐走向成熟。

中华人民共和国成立之后,中医事业得到了党和政府的重视,中医皮肤科学也因此得到迅速发展,各地中医医院都设立了中医外科,诊治皮肤疾病。1956年国家建立第一批中医学院后,开始有了中医的高等教育,由原上海中医学院、原广州中医学院、原成都中医学院等多家中医院校先后主编出版了多版《中医外科学》高等院校统编教材,均系统论述了中医皮肤性病学。同时涌现出了一批中医大家如赵炳南、朱仁康、顾伯华等,专门从事中医皮肤病临床、科研工作。更有多部中医皮肤科专著问世,如《赵炳南临床经验集》《朱仁康临床经验集》《中医皮肤病学》《新编中医皮肤病学》等。

随着中医学术继承工作的深入开展,从事理论研究和临床研究的工作队伍不断扩大,中医皮肤病的理论和治法不断创新、发展,最终形成独立的中医皮肤病学理论体系。在中医皮肤病学发展的基础上,因各医家的学术渊源及学术特色之不同,中医皮肤科的不同学术流派也逐渐形成。各学术流派的学术思想与诊疗经验等进一步丰富与完善了中医皮肤病学的理论体系。皮科学术流派主要有:燕京赵氏皮科流派,以赵炳南为代表,学术上取法于《医宗金鉴·外科心法要诀》,善从湿、从热论治皮肤病。上海顾氏外科流派,以顾伯华为代表,学术上取法《外科正宗》,以"外之症实根于内"立论,临证首辨阴阳,治疗主张以消为贵,用药贵在求精,内治多用清热解毒及清热滋阴法。北京广安门医院朱仁康教授,学术上取法于《疡科心得集》,学宗心得派"治外必本于内"的治疗思想,强调从内外整体论治皮肤病;发扬"引温病理论入疡科"传统,创新皮肤病卫气营血辨治理论;引进"西医皮科的皮肤损害"概念,首创皮肤病皮损辨证体系。

(崔炳南　丁　旭)

第二章 皮肤的结构与生理功能

第一节 皮肤的结构

皮肤被覆于人体表面,是人体的第一道防线,也是人体最大的器官,约占人体总重量的16%。成人皮肤总面积约为 1.5~2m^2,新生儿约为 0.21m^2。

皮肤由表皮、真皮和皮下组织构成。表皮分为基底层、棘层、颗粒层、透明层和角质层。真皮和皮下组织内分布神经、血管和淋巴管。皮肤附属器包括毛发、皮脂腺、汗腺和甲（图 2-1）。

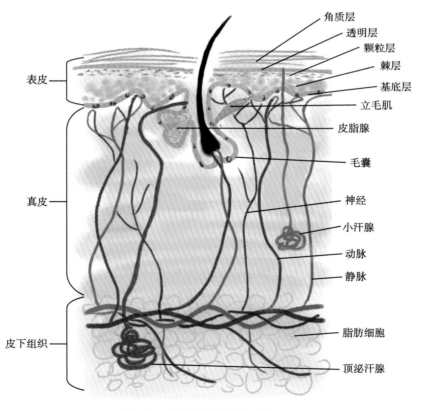

图 2-1 皮肤解剖结构模式图

皮肤的厚度为 0.5~4mm（不包括皮下脂肪层），存在较大的个体、年龄和部位差异，如眼睑、外阴、乳房的皮肤最薄，厚度约为 0.5mm，而掌跖部位皮肤最厚，可达 3~4mm。表皮厚度平均为 0.1mm，但掌跖部位的表皮可达 0.8~1.4mm。真皮厚度在不同部位差异也很大，较薄的（如眼睑）约为 0.6mm，较厚的（如背部和掌跖）可达 3mm 以上。皮下组织因部位和个体不同存在较大差异。

皮肤表面致密的多走向沟纹称为皮沟（groove of skin），将皮肤划分为大小不等的细长隆起称为皮嵴（dermal ridge），深的皮沟将皮肤表面划分成菱形或多角形微小区域称为皮野。掌及指（趾）屈侧的皮沟、皮嵴平行排列构成指（趾）纹，遗传因素决定纹路走形，存在较大个体差异。

一、表皮

表皮（epidermis）主要由角质形成细胞（keratinocyte）、黑素细胞（melanocyte）、朗格汉斯细胞（Langerhans cell）以及梅克尔细胞（Merkel cell）组成。

（一）角质形成细胞

角质形成细胞是组成表皮的主要细胞，它是一种不断分化的复层鳞状上皮细胞，其分化的最终阶段是形成角蛋白（keratin）。角质形成细胞由内向外可分为五层，分别为基底层（stratum basale）、棘层（stratum spinosum）、颗粒层（stratum granulosum）、透明层（stratum lucidum）以及角质层（stratum corneum）。

1. 基底层　位于表皮底层，正常情况下约 30% 的基底层细胞处于核分裂期，新生的角质形成细胞有序上移，由基底层移行至颗粒层约需 14 天，再移行至角质层表面并脱落又需 14 天，共 28 天，称为表皮通过时间。

2. 棘层　位于基底层上方，由 4~8 层多角形、带棘突的细胞构成，细胞轮廓渐趋扁平。细胞表面有许多细小突起，相邻细胞的突起互相连接，形成桥粒。电镜下可见胞质内有角质小体或 Odland 小体。

3. 颗粒层　位于棘层上方，一般由 2~4 层梭形或扁平细胞构成，角质层增厚时颗粒层也相应增厚。细胞中可见透明角质颗粒（keratohyalin granule）沉积于张力细丝束之间。

4. 透明层　位于颗粒层与角质层之间，仅见于掌跖等表皮较厚的部位，由 2~3 层扁平细胞构成。细胞界线不清、紧密连接，易被伊红染色，光镜下胞质呈均质状并有强折光性。

5. 角质层　位于表皮最上层，由 5~20 层已经死亡的扁平细胞构成。细胞正常结构消失，胞质中充满由张力细丝与均质状物质结合而形成的角蛋白。

（二）黑素细胞

黑素细胞位于基底层，主要作用是产生黑色素。黑素细胞起源于外胚层的神经嵴，几乎所有组织内均有黑素细胞，但以表皮、毛囊、黏膜、视网膜色素上皮等处为多。1 个黑素细胞可通过其树枝状突起向周围 10~36 个角质形成细胞提供黑素，形成 1 个表皮黑素单位（epidermal melanin unit）。黑素能遮挡和反射紫外线，借以保护真皮及深部组织。黑素细胞的数量与肤色、人种、性别等无关，而与部位、年龄有关。

（三）朗格汉斯细胞

朗格汉斯细胞是一种树突状细胞，多分布于基底层以上的表皮和毛囊上皮中，占表皮细胞总数的 3%~5%。朗格汉斯细胞密度因部位、年龄和性别而异，一般面颈部较多而掌跖部较少。

朗格汉斯细胞起源于骨髓-单核巨噬细胞系统,电镜下细胞核呈扭曲状,胞质清亮,内有特征性的伯贝克颗粒(Birbeck granule),目前认为伯贝克颗粒是由朗格汉斯细胞吞噬外来抗原时胞膜内陷形成,是一种消化细胞外物质的吞噬体或抗原贮存形式。

朗格汉斯细胞有多种表面标记,包括 IgG 和 IgE 的 FcR、C3b 受体、MHC Ⅱ 类抗原(HLA-DR、DP、DQ)及 CD4、CD45、S-100 等抗原。朗格汉斯细胞是重要的免疫活性细胞。

(四)梅克尔细胞

梅克尔细胞多分布于基底层细胞之间,电镜下梅克尔细胞借桥粒与角质形成细胞相连,常固定于基底膜而不跟随角质形成细胞向上迁移。梅克尔细胞在感觉敏锐部位(如指尖和鼻尖),推测其功能与皮肤的精细触觉有关。

(五)连接结构

1. 桥粒(desmosome) 是角质形成细胞间相互连接的主要结构,由相邻细胞的细胞膜发生卵圆形致密增厚而共同构成。桥粒由桥粒芯和桥粒斑两类蛋白构成。桥粒本身有很强的抗牵张力,桥粒结构的破坏可引起角质形成细胞之间相互分离,临床上形成表皮内水疱或大疱。

2. 半桥粒(hemidesmosome) 是基底层细胞与下方基底膜带之间的主要连接结构,结构类似于半个桥粒。

3. 基底膜带(basement membrane zone, BMZ) 位于表皮与真皮之间,PAS 染色显示为一条 0.5~1.0μm 的紫红色均质带。电镜下基底膜带由胞膜层、透明层、致密层和致密下层四层结构组成。

二、真皮

真皮(dermis)由浅至深可分为乳头层(papillary layer)和网状层(reticular layer),二者之间并无明确界线。真皮主要由成纤维细胞及其产生的胶原纤维、弹力纤维、网状纤维与基质等构成。

(一)胶原纤维

胶原纤维是真皮结缔组织的主要成分。胶原纤维由直径为 70~140nm 的胶原原纤维聚合而成,化学成分主要为 Ⅰ 型胶原和 Ⅲ 型胶原。胶原纤维韧性大,抗拉力强,但缺乏弹性。

(二)网状纤维

网状纤维是较幼稚的胶原纤维,HE 染色难以显示,银染色呈黑色,又称嗜银纤维。其主要成分是 Ⅲ 型胶原。

(三)弹力纤维

弹力纤维由弹力蛋白和微原纤维构成,具有较好的伸缩弹性。

(四)基质

基质为填充于真皮的各种纤维、血管、神经及皮肤附属器之间的无定形物质,主要成分为蛋白聚糖。

三、皮下组织

皮下组织(subcutaneous tissue)位于真皮下方,其下与肌膜等组织连接,又称皮下脂肪层,由疏松结缔组织和脂肪小叶构成,其厚度因部位、性别及营养状况不同而存在较大差异。皮下组织中含有血管、淋巴管、神经、汗腺等。

四、皮肤附属器

皮肤附属器（cutaneous appendages）包括毛发（hair）、皮脂腺（sebaceous glands）、汗腺（sweat gland）和甲（nail）。

（一）毛发

毛发由角化的表皮细胞构成，毛发位于皮肤以外的部分称毛干（hair shaft），位于皮肤以内的部分称毛根（hair root），毛根末端膨大部分称毛球（hair bulb），包含在由上皮细胞和结缔组织形成的毛囊（hair follicle）内，毛球下端的凹入部分称毛乳头（hair papilla），包含结缔组织、神经末梢和毛细血管，为毛球提供营养。毛囊隆突部存在毛囊细胞。

毛囊位于真皮，掌跖、指趾屈面及其末节伸面、唇红、乳头、龟头、包皮内侧、小阴唇、大阴唇内侧、阴蒂等部位皮肤无毛，称为无毛皮肤；其他部位皮肤均有长短不一的毛，称为有毛皮肤。毛发分为长毛、短毛、毫毛及毳毛。

毛发呈周期性生长，毛发的生长周期可分为生长期、退行期以及休止期。生长期约3年、退行期约3周、休止期约3个月。各部位毛发并非同时生长或脱落，全部毛发中约80%处于生长期，正常人每天可脱落70~100根头发，同时也有等量的头发再生。

（二）皮脂腺

皮脂腺分布广泛，存在于除掌跖和指趾屈侧以外的全身皮肤，头面及胸背上部等处皮脂腺较多，称为皮脂溢出部位。在颊黏膜、唇红部、妇女乳晕、大小阴唇、眼睑、包皮内侧等区域，皮脂腺不与毛囊相连，腺导管直接开口于皮肤表面。皮脂腺的发育和分泌受内分泌系统的控制，主要受雄激素水平控制。

（三）汗腺

汗腺根据结构与功能不同可分为外泌汗腺和顶泌汗腺。

1. 外泌汗腺（eccrine sweat gland）　又称小汗腺，为单曲管状腺，由分泌部和导管部构成。除唇红、鼓膜、甲床、乳头、包皮内侧、龟头、小阴唇及阴蒂外，外泌汗腺遍布全身，总数160万~400万个，以掌跖、腋、额部较多，背部较少。外泌汗腺受交感神经系统支配，神经介质为乙酰胆碱。

2. 顶泌汗腺（apocrine sweat gland）　属大管状腺体，由分泌部和导管组成。顶泌汗腺主要分布在腋窝、乳晕、脐周、肛周、包皮、阴阜和小阴唇，偶见于面部、头皮和躯干。其发育受性激素水平影响。顶泌汗腺受交感神经系统支配，神经介质为去甲肾上腺素。

（四）甲

甲是由致密坚硬的角蛋白构成的板状结构，分为甲板（nail plate）和甲根（nail root）。深入近端皮肤中的部分称为甲根，甲根之下的组织为甲母质，是甲的生长区。近甲根处的新月状单色区，称为甲半月。甲的生长呈持续性，一般指甲生长速度约为每3个月1cm，趾甲的生长速度约为每9个月1cm。

五、皮肤的神经、脉管和肌肉

（一）神经

皮肤的神经可分为感觉神经和运动神经。可以产生各种感觉，也可以支配运动以及各种反射。神经的粗细、有无髓鞘、传导速度与神经传导性能有一定关系。

（二）血管

皮肤的血管十分丰富。皮肤的毛细血管大多为连续型,由连续的内皮构成管壁,相邻的内皮细胞间有细胞连接。

（三）淋巴管

皮肤中的淋巴管较少,在正常组织内一般不易辨认。毛细淋巴管的盲端起源于真皮乳头的结缔组织间隙,管壁很薄,仅由一层内皮细胞及稀疏的网状纤维构成。在乳头下层及真皮深部各汇成浅、深淋巴网。经由毛细淋巴液,游走细胞、皮肤病理反应的一些产物或侵入皮肤的细菌等均可进入淋巴管而到达淋巴结,在淋巴结内被滤去或被消灭。抗原性物质进入淋巴结后可引起免疫反应。故淋巴系统有辅助血液循环及参与免疫的重要作用。

（四）肌肉

皮肤内最常见的肌肉类型是立毛肌,由纤细的平滑肌纤维束构成。

（崔炳南　蒋文静　王俊慧）

第二节　皮肤的生理功能

皮肤是人体最大的器官,被覆人体表面,具有屏障和吸收、分泌和排泄、体温调节、感觉、物质代谢、免疫等重要生理功能,它参与全身的各种功能活动,维持机体内环境的稳定。

一、皮肤的屏障和吸收功能

（一）皮肤的屏障功能

1. 对机械性损伤的防护　皮肤对外界的各种机械性刺激,如摩擦、牵拉、挤压及冲撞等有一定的保护能力,并能迅速地恢复正常状态。如果外界机械性刺激太强烈,则可引起保护性的神经反射动作,回避对机体的损伤。

2. 对物理性损伤的防护　皮肤对电损伤的防护作用主要由角质层完成,角质层含水量增多时,皮肤电阻减小,导电性增加,易发生电击伤。皮肤对光线的防护主要通过吸收作用实现,皮肤各层对光线的吸收有选择性,如角质层主要吸收短波紫外线（波长180~280nm）,而棘层和基底层主要吸收长波紫外线（波长320~400nm）。黑素细胞在紫外线照射后可产生更多的黑素,使皮肤对紫外线的屏障作用显著增强。

3. 对化学性刺激的防护　角质层是皮肤防护化学性刺激的最主要结构。角质层细胞具有完整的脂质膜、丰富的胞质角蛋白及细胞间的酸性胺聚糖,有抗弱酸和抗弱碱作用。

4. 对微生物的防御作用　皮肤直接与外界环境接触,一些病原性微生物在其抵抗力下降时可导致皮肤感染。角质层细胞排列紧密,对微生物有良好的屏障作用。皮肤表面pH偏酸性,以及皮肤分泌的某些游离脂肪酸和蛋白多肽等,在机体防护微生物损伤中均起着重要的屏障作用。

5. 防止体内营养物质的丧失　正常皮肤除了汗腺、皮脂腺分泌和排泄,角质层水分蒸发及脱屑外,一般营养物质及电解质等都不能透过皮肤角质层而丧失。角质层的这种半通透膜的特性起着很好的屏障作用。若将表皮全部去掉,则屏障作用完全消失,营养物质、电解质和水分会大量流失。

（二）皮肤的吸收功能

皮肤具有吸收外界物质的能力,对于维护身体健康是不可缺少的,并且是皮肤外用药物治疗的理论基础。皮肤的吸收功能可受多种因素影响。

1. 皮肤的结构和部位　皮肤的吸收能力与角质层的厚薄、完整性及通透性有关,不同部位角质层厚薄不同,吸收能力也存在差异,一般而言,阴囊 > 前额 > 大腿屈侧 > 上臂屈侧 > 前臂 > 掌跖。角质层破坏时,皮肤吸收能力增强,此时应注意避免因药物过量吸收而引起的不良反应。

2. 皮肤的水合程度　角质层的水合程度越高,皮肤的吸收能力就越强。局部用药后如封包,阻止了局部汗液和水分的蒸发,角质层水合程度提高,药物吸收可增高 100 倍。

3. 被吸收物质的理化性质　完整皮肤只能吸收少量水分和微量气体,水溶性物质不易被吸收,而脂溶性物质和油脂类物质吸收良好,主要吸收途径为毛囊和皮脂腺,吸收强弱顺序为羊毛脂 > 凡士林 > 植物油 > 液状石蜡。

剂型对物质吸收亦有明显影响。粉剂和水溶液等很难吸收,霜剂中的药物可被少量吸收,软膏和硬膏可促进药物的吸收。有机溶媒可增加脂溶性和水溶性药物的吸收。

4. 外界因素　外界温度升高时,皮肤血管扩张,吸收能力增强;外界湿度增加时,角质层水合程度增加,皮肤的吸收能力也增强。

二、皮肤的分泌和排泄功能

皮肤的分泌和排泄主要通过汗腺和皮脂腺完成。

1. 外泌汗腺　外泌汗腺的分泌和排泄受体内外温度、精神因素、药物和饮食的影响。正常情况下外泌汗腺分泌的汗液无色透明,呈酸性(pH4.5~5.5),大量出汗时汗液碱性增强(pH7.0 左右)。汗液中水分占 99%,其他成分仅占 1%,后者包括无机离子、乳酸、尿素等。外泌汗腺的分泌对维持体内电解质平衡非常重要。

2. 顶泌汗腺　青春期顶泌汗腺分泌旺盛,情绪激动和环境温度增高时,其分泌也增加。顶泌汗腺新分泌的汗液是一种无味液体,经细菌酵解后可使之产生臭味。有些人的顶泌汗腺可分泌一些有色物质(可呈黄、绿、红或黑色),使局部皮肤或衣服染色,称为色汗症。

3. 皮脂腺　皮脂腺分泌和排泄的产物称为皮脂。皮脂腺的功能可用皮脂的排泄来表示,皮脂量增加,皮脂腺功能亢进。皮脂腺分泌受各种激素(如雄激素、孕激素、雌激素、糖皮质激素、垂体激素等)的调节,其中雄激素可加快皮脂腺细胞的分裂,使其体积增大、皮脂合成增加,雌激素可抑制皮脂腺,减少皮脂分泌。禁食可使皮脂分泌减少及皮脂成分改变。此外,表皮受损处的皮脂腺也可停止分泌。

三、皮肤的体温调节功能

皮肤具有重要的体温调节作用。体温是机体进行新陈代谢和正常生命活动的必要条件。一方面皮肤可通过遍布全身的外周温度感受器(可分受热和冷刺激)感受外界环境温度变化,并向下丘脑发送相应信息;另一方面皮肤又可接受中枢信息,通过血管舒缩反应、寒战或出汗等反应对体温进行调节。

体表散热主要通过辐射、对流、传导和汗液蒸发实现。环境温度过高时主要的散热方式是汗液蒸发,每蒸发 1g 水可带走 2.43kJ 的热量,热应激情况下汗液分泌速度可达 3~4L/h,散热量为基础条件下的 10 倍。

四、皮肤的感觉功能

正常皮肤内分布有感觉神经及运动神经,它们的神经末梢和特殊感受器广泛地分布在表皮、真皮及皮下脂肪组织内,以感知体内、外的各种刺激,产生各种感觉并引起相应的神经反射,以维护机体健康。

皮肤的感觉可以分为两类,一类是单一感觉,如触觉、痛觉、压觉、冷觉和温觉等。这种感觉是由于神经末梢或特殊的囊状感受器接受体内外单一性刺激引起;另一类是复合感觉,如潮湿、干燥、平滑、粗糙、坚硬等。这些感觉是由几种不同的感受器或神经末梢共同感知的,由大脑综合分析形成的感觉。

痒觉又称瘙痒,是一种引起搔抓欲望的不愉快感觉,属于皮肤黏膜的一种特有感觉,其产生机制尚不清楚,组织学至今尚未发现专门的痒觉感受器。中枢神经系统的功能状态对痒觉有一定的影响,如精神舒缓或转移注意力可使痒觉减轻,而焦虑烦躁或过度关注时,痒觉可加剧。

五、皮肤的物质代谢功能

（一）糖代谢

皮肤中的糖主要为糖原、葡萄糖和黏多糖等,主要功能是提供能量,此外还可作为黏多糖、脂质、糖原、核酸、蛋白质等物质在体内生物合成的底物。

1. 糖的分解代谢　表皮能有效地进行分解代谢,其分解通路主要有三条,即无氧酵解、有氧氧化和三羧酸循环。

2. 糖原的合成与分解　正常表皮细胞只含有少量糖原,皮肤中的糖原是糖代谢的合成产物。皮肤糖原含量在胎儿期最高,成人期含量明显降低。有氧条件下,表皮中 50%~75% 的葡萄糖通过有氧氧化提供能量;而缺氧时则有 70%~80% 通过无氧酵解提供。皮肤内糖原的降解是一个复杂的过程,磷酸化酶是关键酶,受环磷酸腺苷系统的控制。

（二）蛋白质代谢

皮肤蛋白质包括纤维性蛋白质和非纤维性蛋白质,前者包括角蛋白、胶原蛋白和弹性蛋白等,后者包括细胞内的核蛋白以及调节细胞代谢的各种酶类。角蛋白是中间丝家族成员,是角质形成细胞和毛发上皮细胞的代谢产物及主要成分,至少包括 30 种。

（三）脂类代谢

皮肤中的脂类包括脂肪和类脂质,总量占皮肤总重量的 3.5%~6%。脂肪的主要功能是储存能量和氧化供能,类脂质是细胞膜的主要成分和某些生物活性物质的合成原料。表皮细胞在分化的各阶段,其类脂质的组成有显著差异,如由基底层到角质层,胆固醇、脂肪酸、神经酰胺含量逐渐增多,而磷脂则逐渐减少。表皮中最丰富的必需脂肪酸为亚油酸和花生四烯酸,后者在日光作用下可合成维生素 D,有利于预防佝偻病。

（四）水和电解质代谢

皮肤中的水分主要分布于真皮内,当机体脱水时,皮肤可提供其水分的 5%~7%,以维持循环血容量的稳定。儿童皮肤含水量高于成人,成人中女性略高于男性。皮肤中的各种电解质,如 Na^+、Cl^-、K^+、Ca^{2+}、Mg^{2+} 以及一些微量元素等,主要贮存于皮下组织中,占皮肤重量的 0.6%。

六、皮肤的免疫功能

皮肤是重要的免疫器官。由于其结构和功能的特殊性,它具有很强的非特异性免疫防御能力,是人体抵御外界环境有害物质的第一道防线。皮肤免疫系统(skin immune system,SIS)的概念已经得到普遍认可。随着生物学和医学免疫学的不断发展,对皮肤与特异性免疫之间的相互作用和影响有了深入的研究,皮肤不仅具有很强的非特异性免疫防御能力,而且具有非常重要的特异性免疫功能。近年来的研究表明皮肤是一个独特的免疫器官,在免疫学领域中有着十分重要的作用。

（崔炳南　蒋文静）

第三章　皮肤病的病因病机

中医病因学强调整体观念与辨证求因。皮肤病的病因,主要包括外因与内因两个方面。其中,外因以外感风、寒、暑、湿、燥、火六淫为主,内因包括七情内伤、饮食不节、劳倦过度等。皮肤病虽发于外,但其病机与整个机体的营卫气血、经络脏腑关系密切。内外因经常互为因果,均可引起营卫不和、气血违常、脏腑失调,导致皮肤病发生。

第一节　六　淫　致　病

风、寒、暑、湿、燥、火之邪,称为"六淫"。如《外科启玄》言:"天地有六淫之气,乃风寒暑湿燥火,人感受之则营气不从,变生痈肿疔疖。"六淫所致的疾病大多具有季节性,如春季多风,夏季多暑热,秋季多燥,冬季多寒。此外与环境相关,如北方多风寒,南方多湿热。六淫邪毒致病可单纯作用于机体,亦可合邪致病,如湿热熏蒸、风寒阻络等。脏腑功能失调而致类似风、寒、湿、燥、火的证候,称之为"内风""内寒""内湿""内燥""内火"。

一、风

外风除六淫之风,也包括其他外来致病因素,如接触物、花粉等,故常出现过敏类皮肤疾病。内风的产生多责之于肝,肝主风,肝藏血,若营血不足,血不养肝,风从内生。

风邪所致皮肤病主要特点:风邪侵袭机体,多为阳证,易化火、化热,发病急骤,如过敏性皮炎;风善行而数变,皮损表现为倏现倏隐,游走不定,如荨麻疹;风性轻扬,风性趋上,多侵犯人体上部如头面及上半身,如脂溢性皮炎;风胜则燥,表现为层层脱屑,皮肤干裂,如银屑病;风盛则痒,如皮肤瘙痒症。

二、寒

寒邪所致皮肤病主要特点:寒为阴邪,易伤阳气,多为阴证,易侵袭筋骨关节,表现为关节疼痛,得温则减,皮损颜色紫暗,如冻疮、脱疽;阳气虚弱则生内寒,寒性凝滞、收引,寒胜则痛,局部气血运行不畅,气血瘀滞,可致硬结、皮痹等症。

三、暑

暑邪所致皮肤病主要特点:暑为阳邪,亦为热邪,故其致病多为阳证。暑证常发生于夏至至立秋,致病时多夹湿邪。暑湿稽留,蕴蒸于肌肤,则起疮、疖、痱等,可见局部焮红、灼热、肿胀、渗液,或痒或痛,遇冷则减。

四、湿

湿亦有外湿、内湿之分,内湿是主要的。外湿为湿从外来,如坐卧湿地,或久居东南方地处偏湿之处;或冒雨涉水,汗出沾衣等而得,邪自皮肉筋脉而着。内湿的形成多责之于脾,脾虚失运,则水湿停滞。

湿邪所致皮肤病的主要特点:脾主四肢,常见于手足等处的湿疮,局部肿胀、起水疱、糜烂、渗液、瘙痒等;湿为重浊之邪,湿性下趋,湿病多见于下部,如臁疮、足癣、阴囊湿疹。湿为阴邪,湿性黏滞,着而难化,因此病多缠绵难去,病程偏长;湿邪致病常与风、寒、暑、热兼夹为患,皮肤病中以湿热、暑湿致病多见。

五、燥

燥令行于深秋,久晴不雨则燥生,西北地区高原地势,故燥令较东南为长。燥亦有外燥、内燥之分。

燥邪所致皮肤病主要特点:外燥,为秋之主气,其性干涩,燥胜则干,易耗伤津液,易致阴伤,局部皮肤可见干燥瘙痒、皲裂、脱屑等症状;内燥,肺为娇脏,肺外合皮毛,肺阴不足,故见皮肤、毛发干枯不荣;或因热盛日久、久服祛湿之剂,伤阴耗血,导致血热风燥、血虚风燥,可见脱屑层层,如银屑病等症。

六、火

火与热为同类,"火为热之极,热为火之渐",程度不同而已,热盛则化火化毒。火热亦有内外之分。

火邪所致皮肤病主要特点:外火,火为阳邪,轻者为热,重者为火,其病一般多为阳证,大多由于直接感受温热之邪所引起,如疔、疖、痈、药毒、丹毒等,发病迅速,局部可见焮红灼热,可伴剧烈疼痛,容易化脓腐烂,或有皮下瘀斑。内火,则由五志、五脏之火而化,如心经有热,心火亢盛,产生血热,发为疮疡;脾经积热则易成单纯疱疹;带状疱疹则多为心肝之火;酒渣鼻、粉刺则由肺火上扰而致;心主火,由于心绪烦扰,内生心火,又因心主血脉,心火亢盛,导致血热,外生疮疡,常见病如红皮病、血管炎等。

此外,皮肤病的致病因素与其发病部位有一定的联系。发病于人体上部如头面、颈项、上肢,多因风温、风热所引起;发病于人体中部如胸、腹、腰背,多因气郁、火郁所引起,气火多发于中;发病于人体下部如臀、腿、足,多因湿热所引起,因湿性下趋。

第二节　感受特殊之毒

包括虫毒、蛇毒、漆毒、药毒、食物毒、疫毒等。如虫螯刺伤后引起的虫咬皮炎;禀性不耐,接触生漆后而发漆疮;服用某些药物或食物后可引起药物性皮炎、荨麻疹等。

第三节　外来伤害

包括跌打损伤、金刃、水火烫伤、冷冻等，都可直接伤害人体，引起局部气血凝滞、热胜肉腐等，而发生水火烫伤、冻伤等物理性皮肤病。

第四节　七情内伤

七情包括喜、怒、忧、思、悲、恐、惊。如有过极，或七情不舒，导致气机郁结，超出人体生理正常范围，可使气血、经络、脏腑功能失调，导致皮肤病的发生。如《内经》"诸痛痒疮，皆属于心"，《医宗金鉴》："凡诸疮作痒，皆属心火。火邪内郁，表虚之人，感受风邪，袭入皮肤，风遇火化作痒，致起疮形如粟粒，其色红，搔之愈痒，久而不瘥，亦能消耗血液，肤如蛇皮。"心主神志，情绪太过亦可导致粟疮的发生。

第五节　卫气营血变化

一、卫气

《灵枢·本脏》言："卫气者，所以温分肉，充皮肤，肥腠理，司开阖者也。"卫气充足使皮肤润泽，腠理致密，外邪不易入侵。卫气不足，则卫外失固，腠理不密，外风易袭，营卫失和而致发病。

二、营卫

《素问·生气通天论》言："营气不从，逆于肉理，乃生痈肿。"《灵枢·痈疽》说："营卫稽留于经脉之中，则血泣而不行，不行则卫气从之而不通，壅遏而不得行，故热。大热不止，热胜则肉腐，肉腐则为脓。"营卫不和可导致痈肿。风、湿、热、毒等外邪阻滞经络、肌腠之间，都可导致营卫不和而成局部病变，常见有荨麻疹、湿疹等。

三、营血

《灵枢·邪客》言："营气者，泌其津液，注之于脉，化以为血。"根据疾病不同的病机变化，血分证大致可分血虚、血热、血瘀、血燥。

（一）血虚

脾胃运化失司，或纳谷不馨，水谷精微不足，无以化生营血；大病之后，气血大伤；妇女冲任失调，以上均可导致血虚。营血充足，则皮肤润泽，毛发乌黑；营血不足，皮肤枯燥，毛发枯落不长。常见老年气血日衰，肤失所养，风从内生，风胜则燥，则成老年性瘙痒症。发为血之余，虚则血不上荣，发失所养，则头发枯黄易落，则生脱发、斑秃。

（二）血热

外邪久稽，入里而化热，或由于情绪紧张，心中烦躁，心火内生，产生血热。常见血热生风，风动叶落，头发突然成片脱落，重者须眉俱落，称为斑秃；或血热伤营，而致少年白发。风热或湿热内蕴，熏蒸头面，发为酒渣鼻。热伤营血，血热妄行，血溢成斑，则发紫癜。

（三）血瘀

风寒湿热等邪阻于经络，气滞血瘀，运行不利，痹阻不通，而成血瘀。风湿阻于经络，气滞血瘀，而成结节性红斑。风寒湿阻于经络，气血壅滞，营卫不和，着于皮肤则为硬皮病。血郁于上，瘀血不去，新血不生，发为血之余，发不得血生，则为斑秃。肺经血热，外为风冷所乘，热血因寒而凝，症见鼻色暗紫，而成酒渣鼻。瘀血阻滞，血不养肤，风从内生，而见瘙痒症、荨麻疹等。

（四）血燥

血热或血虚日久可生血燥。血热生风，风盛则燥，如银屑病初起红点成片，层层脱屑。肌热汗出当风，风入毛孔，风胜燥血，如脂溢性皮炎等症。血虚风燥，为病久风燥伤血，血虚皮肤失润，皮肤不荣，易生瘙痒及鳞屑，如银屑病日久，局部增厚而生干燥鳞屑；瘙痒症，皮损无皮疹，但见瘙痒无度，亦属血虚风燥。

第六节　脏腑功能失调

一、心主火

《素问·至真要大论》云："诸痛痒疮，皆属于心。"由于情绪因素产生心火，心主血脉，心火亢盛则致血热，外发疮疡。

二、肝主风

肝藏血，营血不足，血不养肝，风从内生，此属内风。皮肤干燥发痒，成为瘙痒症。肝主筋，其华在爪，爪为筋之余。肝血不足，肝经血燥，则爪甲枯槁，甲病生焉，例如匙形甲、指甲空、指甲不长等症。

三、脾主湿

《素问·至真要大论》曰："诸湿肿满，皆属于脾。"由于饮食失当，多饮茶酒而生茶湿、酒湿，多食油腻五辛、鱼腥海味、甜腻之物，脾虚失于健运，产生内湿。脾主肌肉，脾湿浸淫则生湿疹；脾主四肢，病变多见于手足等处。脾其华在唇，脾胃经积热则口唇生疮，如单纯疱疹、唇炎等。

四、肺主燥

肺主皮毛，肺经阴伤则毛发干燥，如毛周角化症、毛发红糠疹等。皮毛有卫外固表作用，与卫气有关，肺开窍于鼻，肺经有热则起粉刺、酒渣鼻等症。

五、肾主水

肾主水,其色黑,肾水上泛,或水少火盛,则面目黧黑,见于黄褐斑、黑变病等病。又如结缔组织病的病机,与肾阴肾阳亦有重要关系。肾其华在发,肾虚则发枯发落,脱发、白发均与肾相关。

（崔炳南　李姝仪）

第四章 皮肤病的临床表现、检查与诊断

第一节 皮肤病的临床表现

皮肤病的症状分为自觉症状和皮肤损害,是认识和诊断皮肤病的重要依据。

一、皮肤病的症状

皮肤病患者主观感觉到的症状,包括痒、痛、烧灼、麻木、异物感等局部症状,也包括畏寒发热、乏力、食欲不振和关节痛等全身症状,与皮肤病的性质、病情严重程度及患者个体差异有关。许多皮肤病的自觉症状常具有特异性,包括自觉症状的性质、程度、持续时间等,掌握这些有助于正确诊断。

(一)瘙痒

瘙痒是皮肤病最常见的症状,荨麻疹、慢性单纯性苔藓、痒疹、疥疮等疾病常有明显瘙痒症状,各种疾病瘙痒程度、持续时间、发作特点不一。

(二)疼痛

疼痛可以为灼烧、针刺、电击、刀割样,见于带状疱疹、接触性皮炎、结节性红斑、血管球瘤、生殖器疱疹、淋病等。

二、皮肤病的体征

皮肤病的体征是可用视诊或触诊检查出来的皮肤黏膜损害,是皮肤病进行诊断和鉴别诊断的重要依据,也称为皮损。一般分为原发性及继发性皮损两种,但两者有时不能截然分开,如色素沉着既可以为原发损害,又可以是继发损害;脓疱在脓疱型银屑病为原发性损害,但继发于丘疹或水疱的脓疱则为继发性。

(一)原发性皮损(primary lesion)

由皮肤的组织病理变化直接产生的皮肤损害,包括以下几种:

1. 斑疹(macule) 皮肤黏膜的局限性色素改变,皮损与周围皮肤平齐,无隆起或凹陷,大小可不一,形状可不规则,直径一般小于1~2cm,大于2cm者称斑片(patch)(图4-1)。斑疹因发生机制及表现不同分为炎症性红斑(图4-2)、血管性红斑、出血斑、色素沉着斑(图4-3)、色素减退斑(图4-4)。

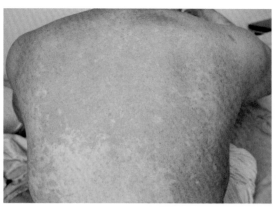

图 4-1　斑片

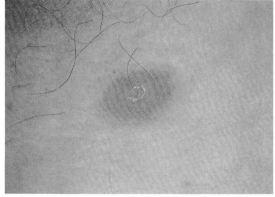

图 4-2　炎症性红斑

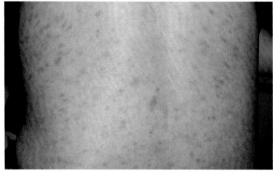

图 4-3　色素沉着斑

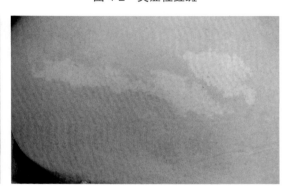

图 4-4　色素减退斑

2. 斑块（plaque）　为扁平的、隆起皮面，直径大于 2cm 的实质性损害，可由丘疹增大或融合而成（图 4-5）。

3. 丘疹（papule）　为局限性隆起皮面的实质性损害，直径小于 0.5cm（图 4-6）。可由表皮或真皮浅层细胞增殖、代谢产物堆积、炎细胞浸润形成。丘疹表面可以为尖的（如小棘苔藓）、圆的（如传染性软疣）、扁平的（如扁平疣）；颜色可以是红色（如银屑病）、紫色（如扁平苔藓）、黄色（如黄色瘤）或白色（如硬化萎缩性苔藓）。介于斑疹与丘疹之间稍隆起者称为斑丘疹，在丘疹上又发生水疱或脓疱者，分别称为丘疱疹（papulovesicle）和脓丘疱疹（papulopustule）。

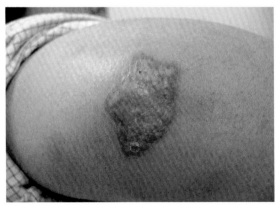

图 4-5　斑块

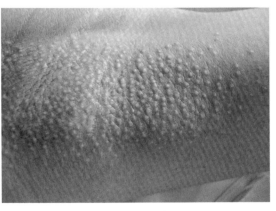

图 4-6　丘疹

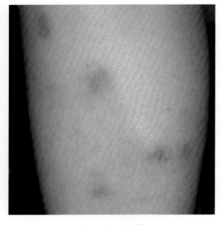

图 4-7　结节

4. 结节（nodule）　为局限性实质性损害，直径大于 0.5cm，较深在，有时用手触摸更易感觉到，有一定浸润感（图 4-7）。与丘疹的主要区别是其病变范围比丘疹深而大，结节位于真皮深层或皮下组织中，由炎性浸润或代谢产物沉积所致。结节可吸收消退，亦可溃破形成溃疡，愈后遗留瘢痕。

5. 风团（wheal）　为一局限性、水肿性、隆起性损害，存在时间短，一般于数小时之内消退（图 4-8）。呈粉红色、暗红色或白色，大小数目不等。形状可呈圆形、环形或回形。由真皮乳头层血管扩张、血浆渗出所致。

6. 水疱（blister）和大疱（bulla）　为局限性、内含液体的隆起性损害，水疱直径一般小于 0.5cm，超过 0.5cm 者称大疱（图 4-9）。水疱可变成脓疱或大疱，疱壁紧张或松弛，水疱可位于角层下（如白痱）、表皮内（如寻常型天疱疮）或表皮下（如大疱性类天疱疮）。水疱可分为单房性或多房性。

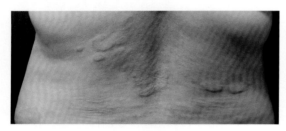

图 4-8　风团

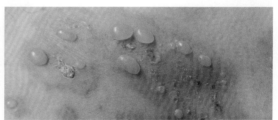

图 4-9　水疱

7. 脓疱（pustule）　为内含脓液的局限性皮肤隆起，大小不一（图 4-10）。脓疱可以是感染性的，如脓疱疮和疖；也可以是非感染性的，如脓疱型银屑病及角层下脓疱病。

8. 囊肿（cyst）　为含有液体或半固体黏稠物的囊性损害，一般位于真皮或更深位置，可隆起于皮面或仅可触及，触之有弹性，大小不等（图 4-11）。

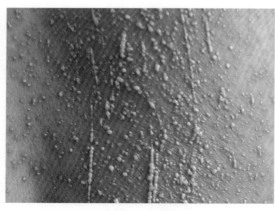

图 4-10　脓疱

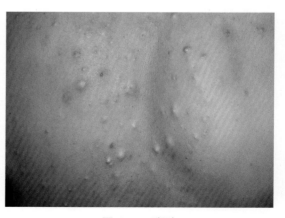

图 4-11　囊肿

（二）继发性皮损（secondary lesion）

由原发性皮损演变而来，或因搔抓、治疗不当引起。

1. 鳞屑（scale）　肉眼可见大小及厚薄不等的灰白色干燥碎片，可呈糠秕状（如花斑癣）、蛎壳状（如银屑病）或大片状（如剥脱性皮炎）（图 4-12）。鳞屑大多为角化不全所致，也可以是角化不全和角化过度同时存在，还有的可完全由于角化过度所致。

2. 痂（crust）　由渗出的浆液及细胞等脱落组织干涸而成，根据成分的不同，痂可呈黄色（浆液性）、黄绿色（脓性）、暗红或黑褐色（血性）（图 4-13）。痂皮可堆积很厚，见于增殖型天疱疮和增生性脓皮病。

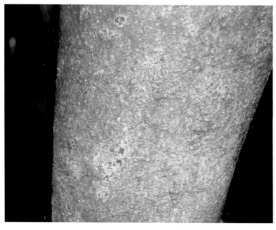

图 4-12　鳞屑

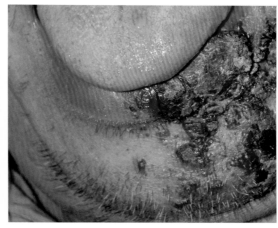

图 4-13　痂

3. 糜烂（erosion）　水疱、脓疱或浸渍后形成的表皮剥脱，或丘疹、小结节表皮抓破形成的潮湿面，称为糜烂（图 4-14）。为部分表皮的缺失，损害较表浅，基底层细胞仍存在，愈后不留瘢痕。

4. 溃疡（ulcer）　表皮全部缺损并常有真皮缺损（图 4-15）。常见于血管炎、慢性感染以及肿瘤。如溃疡破坏了真皮乳头正常胶原的结构，愈后可有瘢痕形成。

5. 浸渍（maceration）　皮肤长时间浸水，或处于潮湿状态，角质层含水量增多导致的表皮强度减弱，皮肤变软变白，表面起皱，称为浸渍（图 4-16）。摩擦后表皮易脱落而露出糜烂面，容易继发感染。

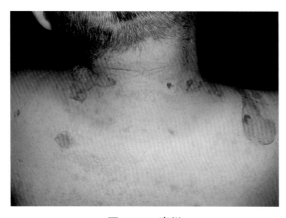

图 4-14　糜烂

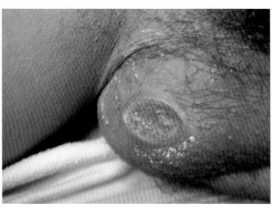

图 4-15　溃疡

6. 皲裂（rhagades）　为线状的皮肤裂口，可深达真皮，常因皮肤炎症、浸润增厚或角化导致皮肤弹性减弱后牵拉引起，好发于掌跖、指趾、口角等（图 4-17）。

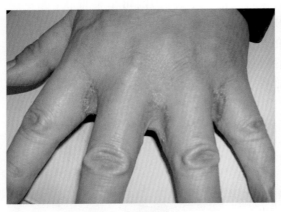

图 4-16　浸渍

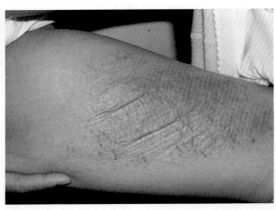

图 4-17　皲裂

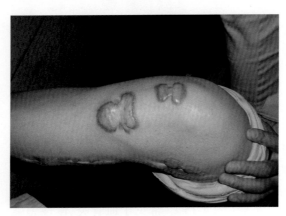

图 4-18　瘢痕

7. 瘢痕（scar）　皮损光滑无弹性，表面无皮纹和毛发。较周围正常皮肤表面低凹者为萎缩性瘢痕，高于皮肤表面者为增生性瘢痕（图 4-18）。

8. 萎缩（atrophy）　表现为皮肤实质成分的减少，可发生于表皮、真皮及皮下组织，表皮萎缩常表现为皮肤变薄，表面有细皱纹呈羊皮纸样，皮沟变浅或消失；真皮萎缩表现为皮肤凹陷，表皮纹理可正常，毛发可能变细或消失；皮下组织萎缩则表现为明显凹陷，皮肤表面可无变化（图 4-19）。

9. 苔藓样变（lichenification）　表现为界线清楚的皮肤浸润性增厚，皮纹加深，由长期搔抓及摩擦引起（图 4-20）。常见于慢性瘙痒性皮肤病。

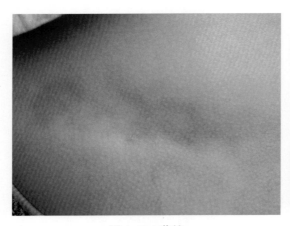

图 4-19　萎缩

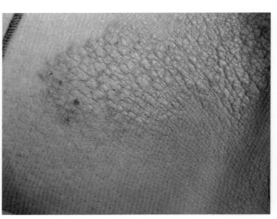

图 4-20　苔藓样变

三、皮肤病的常用临床检查

（一）皮肤划痕试验

用尖圆头钝器以适当压力划压皮肤后，若划处有条索状风团出现，即为皮肤划痕试验阳性（图4-21）。反应过程为三联征：划后3~15秒，在划过处出现红色线条，可能由真皮肥大细胞释放组胺，引起毛细血管扩张所致；划后15~45秒，在红色线条两侧出现红晕，此为神经轴索反应，引起的小动脉扩张所致；划后1~3分钟，划过处出现水肿性隆起、苍白色风团状线条，可能是组胺、激肽等引起水肿所致。

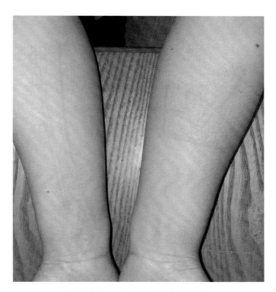

图4-21 皮肤划痕试验阳性

（二）尼氏征检查

尼氏征是某些皮肤病发生棘层松解时的表现。尼氏征阳性表现为：用手指在一侧推压水疱，水疱向外扩大；或手指轻压疱顶，疱液可向四周移动；或稍用力在外观正常的皮肤上摩擦，表皮即剥离；或牵扯已破损的水疱壁时，可见水疱周边的外观正常皮肤一同剥离。

（三）玻片压诊

用玻片按压红斑至少15秒后，颜色消退为充血性红斑，颜色不消退为出血性红斑、紫癜、色素斑。寻常狼疮、颜面播散性粟粒型狼疮皮损玻片压诊时，呈现特有的苹果酱色，有诊断价值。

（崔炳南 徐晨琛）

第二节　皮肤病的实验室检查

一、病原微生物相关检查

（一）真菌检查

1. 直接镜检

（1）适应证：浅部真菌病及深部真菌病，不能确定菌种。

（2）检查方法：①直接涂片：浅部真菌病用钝刀刮取皮损边缘部的皮屑，或用小刀刮取甲屑，用拔毛镊拔取病发；深部真菌病根据病变可取脓液、痂、阴道分泌物等。标本置于载玻片上，加一滴浮载液，盖上盖玻片，放置片刻或微加热，然后轻压盖玻片，置于显微镜下检查，观察孢子和菌丝的形态、特征、位置、大小和排列等（图 4-22）。②墨汁涂片：用于检查隐球菌及其他有荚膜的孢子。在载玻片上滴一小滴墨汁，取皮肤感染脓性分泌物或脑脊液，与墨汁充分混合，盖上盖玻片直接镜检。

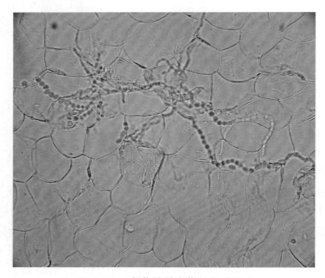

图 4-22　真菌镜检（菌丝和孢子）

2. 真菌培养

（1）适应证：各种浅部真菌病及深部真菌病，可鉴定菌种。

（2）检查方法：标本接种于培养基上，标本接种后，每周至少观察两次，根据菌落的形态及显微镜下形态，以鉴定菌种。缓慢生长菌 7~14 天，快速生长菌 2~7 天。一般浅部真菌超过 2 周或深部真菌超过 4 周仍无生长，可报告阴性。

（二）寄生虫检查

1. 蠕形螨检查

（1）挤刮法：选取鼻唇沟、颊部及颧部等皮损部位，用刮刀或手挤压，将挤出物置于玻片，加一滴生理盐水，盖上盖玻片压平，镜检有无蠕形螨。

（2）透明胶带法：将透明胶带贴于上述部位，数小时或过夜后取下胶带，复贴于载玻片上，镜检有无蠕形螨。

2. 疥螨检查　选择指缝、手腕屈侧等薄嫩部位，未经搔抓的丘疱疹、水疱或隧道，用消毒针头挑出隧道盲端灰白色小点置玻片上，或用蘸上矿物油的消毒手术刀轻刮皮损 6~7 次，取附着物移至玻片上，加一滴生理盐水，镜检有无疥螨或虫卵（图 4-23）。皮肤镜可协助刮取部位的选择，以提高检查阳性率。

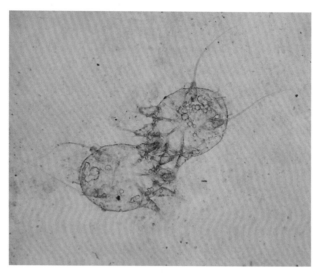

图 4-23　疥螨

3. 阴虱检查　用剪刀剪下有阴虱或虫卵的阴毛，以 70% 乙醇或 5%~10% 甲醛溶液固定后放在玻片上，加一滴 10% 氢氧化钾溶液，镜检观察有无阴虱或虫卵（图 4-24）。

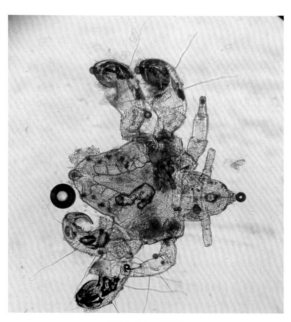

图 4-24　阴虱

（三）性病相关实验室检查

1. 梅毒螺旋体检查

（1）梅毒螺旋体直接检查：取病灶组织渗出物、淋巴结穿刺液、组织研磨液进行检查。可采用暗视野显微镜检查，也可银染色、吉姆萨染色或墨汁染色后用普通光学显微镜检查，或用直接免疫荧光技术检查。梅毒螺旋体菌体细长，两端尖直，在暗视野显微镜下折光性强，沿纵轴旋转伴轻度前后运动。吉姆萨染色法螺旋体呈桃红色，镀银染色法螺旋体呈棕黑色，直接免疫荧光检查螺旋体呈绿色荧光。镜检阳性结合临床症状和不洁性接触史可确诊。

（2）快速血浆反应素试验（rapid plasma regain test，RPR test）：非梅毒螺旋体血清试验，用于筛查，可测滴度，故也用于疗效观察。①卡片定性试验：取 50μl 待检血清加入卡片的圆圈内并涂匀，加入抗原一滴，将卡片旋转 8 分钟后立即观察结果。阳性为卡片圆圈中出现黑色凝聚颗粒和絮片。②卡片定量试验：用等量生理盐水作 6 个稀释度，即 1∶1、1∶2、1∶4、1∶8、1∶16、1∶32，每个稀释度取 50μl 血清加入卡片圆圈内，按定性法测定。

该方法敏感性高而特异度低，仅可做初步诊断，自身免疫性疾病、老人等可出现假阳性反应。

（3）梅毒螺旋体颗粒凝集试验（treponema pallidum particle agglutination test，TPPA test）：为梅毒螺旋体抗原血清试验，将从感染家兔睾丸中提取的梅毒螺旋体纯化，并以超声粉碎后作为抗原，类似的方法尚有梅毒螺旋体血凝（TPHA）试验、荧光密螺旋体抗体吸收（FTA-ABS）试验等。该方法特异度高，阳性结果可明确诊断。

2. 醋酸白实验　用于尖锐湿疣的检查。以棉签清除局部分泌物后，以 5% 冰醋酸液涂于受试皮损及周围正常皮肤黏膜，2~5 分钟后观察，皮损变为白色，周围正常组织不变色为阳性。

醋酸白试验的敏感性高，但其他原因引起的慢性炎症致上皮增厚时也可出现假阳性反应。假阳性反应发白区的界线常不清和不规则。

3. 淋球菌检查

（1）标本采集方法：用含无菌生理盐水的藻酸钙棉拭子，伸入男性尿道 2~4cm，轻轻转动取出分泌物；女性先用无菌脱脂棉擦去阴道内黏液，再用藻酸钙棉拭子插入宫颈内 1~2cm 处旋转取出分泌物；前列腺炎患者经按摩取前列腺液。

（2）检查：直接涂片主要用于急性感染患者。涂片两张并行革兰氏染色，油镜下检查。细菌培养标本立即接种于血琼脂或巧克力琼脂平板上，37℃孵育 24~48 小时后观察结果。

（3）结果及临床意义：涂片染色镜检可见大量多形核白细胞，细胞内外可找到成双排列、呈肾形的革兰氏阴性双球菌。在培养皿上可观察到圆形、稍凸、湿润、光滑、透明至灰白色的菌落，生化反应符合淋球菌特性。镜检阳性者可确诊，阴性者不能排除诊断，培养阳性者可确诊。

4. 支原体检查

（1）标本采集方法：同淋球菌检查，也可用 10ml 中段尿离心，取沉渣检查。

（2）检查方法：标本接种于液体培养基，37℃培养 24~72 小时，每日观察颜色变化。24 小时如由黄色变为粉红色，可能有解脲支原体生长；48 小时变为粉红色，可能有人型支原体生长。取 0.2ml 培养物接种到固体培养基上，培养 48 小时后于低倍镜下，观察到有典型"油煎蛋"状菌落者为阳性,诊断支原体感染。

5. 衣原体检查

（1）标本采集:方法基本同淋球菌检查,女性取材不要碰到宫颈外及阴道壁,主要用于保证得到更多的柱状上皮细胞。

（2）检查方法:直接涂片法,甲醇固定后,用吉姆萨溶液染色,再用95%乙醇淋洗、干燥,油镜下观察,阳性标本可在上皮细胞质内找到1~3个或更多呈蓝色、深蓝色或暗紫色的包涵体,碘染色呈棕褐色。细胞培养法,37℃培养3~4天,经吉姆萨染色或直接荧光染色后镜检,查包涵体。阳性标本碘染色包涵体呈棕黑色,吉姆萨染色呈红色。有尿道炎症状加上衣原体分离培养阳性者,可确诊。衣原体抗原检测法,用试剂盒按说明书操作,阳性结果结合临床可确定沙眼衣原体感染,阴性时不能完全排除,可用细胞培养法确定。免疫荧光法,将标本涂于玻片凹孔或圆圈中,加荧光素标记的抗沙眼衣原体单克隆抗体试剂,反应后置显微镜下检查。阳性标本在高倍镜下可见上皮细胞内的衣原体颗粒,为单一、针尖大小、明亮的绿色荧光,在油镜下为荧光均匀、边缘光滑的圆盘样结构,也可见网状体等其他形态的衣原体颗粒。

二、变应原检测

（一）斑贴试验

1. 适应证　接触性皮炎,手部湿疹,化妆品皮炎,职业性皮炎等。

2. 操作方法　将受试抗原置于惰性聚乙烯塑料或铝制斑试器,贴于患者背部或前臂正常皮肤。48小时后去除斑贴,间隔30分钟后观察,必要时72小时或96小时观察。

3. 结果及意义

（1）无反应为（－）。

（2）皮肤出现痒或淡红斑为（±）。

（3）皮肤轻度单纯红斑、丘疹、瘙痒为（＋）。

（4）皮肤出现水肿性红斑、丘疹、小水疱为（＋＋）。

（5）皮肤出现显著红肿、聚合性水疱或大疱为（＋＋＋）。

阳性反应说明患者对受试物过敏,需排除原发性刺激或其他因素所致的假阳性反应,受试物去除后上述反应很快消失,真正的阳性反应去除受试物24~48小时内,反应往往是增强的而不是减弱。

4. 注意事项

（1）不可用高浓度原发性刺激物做试验。

（2）假阴性反应可能与试剂浓度低、斑试物质与皮肤接触时间太短等因素有关。

（3）应注意区分过敏反应和刺激反应。

（4）斑贴试验前需停用糖皮质激素或其他免疫抑制剂等系统治疗药物1周以上,受试前3天及受试期间避免使用抗组胺药。

（5）如出现全身过敏反应须及时就医。

（二）点刺试验及皮内试验

1. 适应证　主要用于测试速发型变态反应,适用于荨麻疹、特应性皮炎、药疹、过敏性鼻炎、哮喘等。皮内试验主要用于药物速发超敏反应。

2. 操作方法　一般选择前臂屈侧为受试部位,局部清洁消毒。消毒后2分钟待皮肤血流恢复正常，按说明书滴试液、点刺，5~10分钟后拭去试液，20~30分钟后判读试验结果。皮内试验将每种变应原注射至皮内。

3. 结果及意义　皮肤反应强度与组胺相似为阳性（+++），强阳性为（++++）；反应较弱，标为弱阳性（++）及（+）；与生理盐水相同为（-）。

4. 注意事项

（1）试验应在基本无临床症状时进行。

（2）应设生理盐水及组胺液作阴性及阳性对照。

（3）结果为阴性时，应继续观察3~4天，必要时3~4周后重复试验。

（4）有过敏性休克史者禁用，妊娠期应避免该试验，应准备肾上腺素注射液，以抢救可能发生的过敏性休克。

（5）试验前需停用糖皮质激素系统治疗1周以上，停用抗组胺药物及三环类抗抑郁药2天以上。

三、滤过紫外线检查

（一）原理及适应证

滤过紫外线（Wood灯）是高压汞灯发射出的波长320~400nm的光波，可用于色素性皮肤病（如白癜风、白色糠疹）、皮肤感染（如铜绿假单胞菌、微细棒状杆菌、铁锈色小孢子菌、犬小孢子菌、石膏样小孢子菌、羊毛状小孢子菌）、代谢性皮肤病（如先天性卟啉病、迟发性皮肤卟啉病）等。

（二）操作方法

暗室内，将患处置于Wood灯下直接照射，观察荧光类型。

（三）结果及意义

色素减退或脱失性损害如白癜风，边界清楚，呈纯白色荧光，可与其他色素减退斑或正常肤色区别；色素沉着、黄褐斑、咖啡斑Wood灯下的色素可更为明显；红癣为珊瑚红色荧光，铁锈色小孢子菌、犬小孢子菌和石膏样小孢子菌为亮绿色荧光，黄癣为暗绿色荧光，花斑癣为棕色荧光。迟发性皮肤卟啉病患者尿液为明亮的粉红-橙黄色荧光，先天性卟啉病患者牙、尿、骨髓出现红色荧光。

（四）注意事项

局部外用药物，如凡士林、水杨酸、碘酊，甚至肥皂的残留物等也可有荧光，应注意鉴别。

（崔炳南　徐晨琛）

第三节　组织病理及影像学检查方法

一、皮肤组织病理学检查

（一）皮肤组织病理学检查的目的

为了解疾病的发生、发展、转归、治疗方法的选择等，几乎各种皮肤病均可行组织病理检查。

1. 明确诊断　如皮肤淀粉样变性、某些病毒性皮肤病（如传染性软疣）等可直接诊断。

2. 鉴别诊断 许多皮肤病临床表现类似,如扁平苔藓、天疱疮、肉芽肿性皮肤病,组织病理具有一定特征,可用于疾病间的鉴别诊断。

3. 指导治疗 用于疾病分期、分级,评估疾病是否复发等。

（二）皮肤组织病理学检查的操作步骤

1. 皮损选择 一般应选择充分发育的损害,因为早期病变常为非特异性,而晚期病变大多处于恢复或变性、坏死阶段。大疱性皮肤病及含有病原体的损害最好选择新皮损,避免继发性损害。环状损害应选择活动边缘部分。结节性损害切取标本时应达到足够深度。此外,取材时应包括一小部分正常组织,以便与病变组织对照。

2. 取材

（1）取材方法:包括手术切取法、环钻法、削切法。手术切取法适用于各种大小要求的标本,最为常用。切取时应注意切缘锐利整齐,切口方向尽量与皮纹一致,两端对齐,足够深、足够大,避免重切,夹持时尽量位于组织两端,以避免夹坏组织影响观察。环钻只适用于较小损害,或病变限于浅表处,或手术切取有困难者。削切法很少采用,可用于脂溢性角化病等浅表皮损。

（2）标本处理:切下的组织应立即放入固定液中。常用固定液为 10% 甲醛,肥大细胞增生症、痛风等需用 95% 乙醇固定。若需留细菌或真菌培养标本,应严格无菌操作,优先留取培养标本后再处理其他标本。

3. 注意事项

（1）活检术后避免接触水,尽量减少出汗。

（2）如有出血或感染,应给予紧急处理,或到医院就诊。

（3）切除任何肿物均应行组织病理学检查。

（4）行组织病理检查前应注意拍照、留存患者病历资料。

（三）常见皮肤组织病理学改变

1. 表皮改变

（1）角化过度（hyperkeratosis）:表现为角质层较同一部位正常皮肤增厚的病理现象（图 4-25）,常见形式包括网篮型角化过度、致密型角化过度和板层型角化过度,可见于扁平

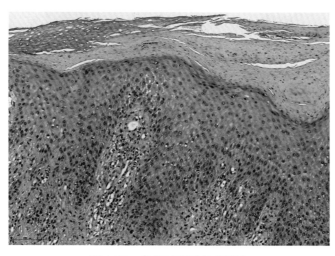

图 4-25 角化过度及角化不全

苔藓、神经性皮炎、寻常型银屑病等。毛囊漏斗部的角化过度,使毛囊漏斗部扩大,称为毛囊角栓,常见于盘状红斑狼疮等。

（2）角化不全（parakeratosis）：表现为角质层内存在残留的细胞核,原因是表皮细胞转化速度过快,使细胞未能完全角化即到达角质层,因此仍残留细胞核（图 4-25 ）。常合并颗粒层变薄,可见于银屑病、毛发红糠疹、玫瑰糠疹等。

（3）角化不良（dyskeratosis）：表现为表皮内个别角质形成细胞角化异常,未到达角质层即过早成熟、角化（图 4-26 ）,可见于良性疾病和恶性疾病,分别可见于毛囊角化病和鳞状细胞癌。

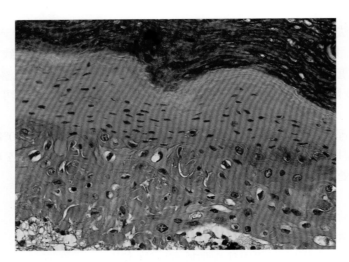

图 4-26　角化不良

（4）颗粒层增厚（hypergranulosis）：表现为颗粒层变厚,细胞数量增加（图 4-27 ）,常见于角化过度性皮肤病,如慢性单纯性苔藓。

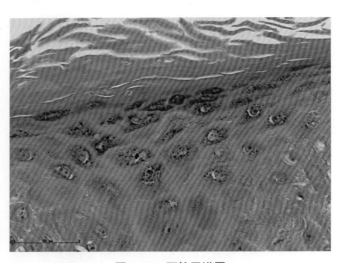

图 4-27　颗粒层增厚

（5）颗粒层减少（hypogranulosis）：表现为颗粒层细胞减少（图 4-28），可见于寻常型银屑病。

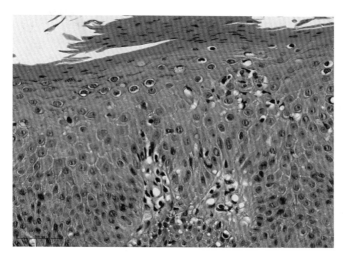

图 4-28 颗粒层减少

（6）棘层肥厚（acanthosis）：表现为棘细胞层增厚，细胞数量增加，常伴有表皮突延长或增宽（图 4-29），常见于慢性皮炎、银屑病等。

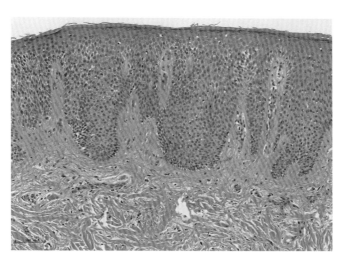

图 4-29 棘层肥厚

（7）表皮增生（epidermal hyperplasia）：常见的表皮增生形式，包括银屑病样增生（图 4-30）、不规则增生、乳头瘤样增生（真皮乳头状向外增生，呈波浪状）、疣状增生（表皮角化过度、颗粒层肥厚、棘层肥厚和乳头瘤样增生四种病变同时存在，图 4-31）、假上皮瘤样增生（棘层不规则向外及向内高度增生）。

（8）表皮萎缩（epidermal atrophy）：棘细胞数量减少，表皮变薄，皮突变平（图 4-32），常见于光线性角化病、硬化性苔藓等。

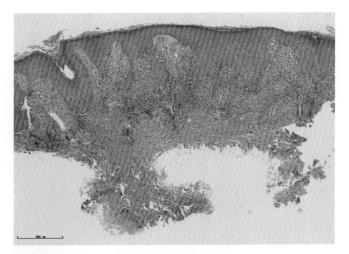

图 4-30　银屑病样增生

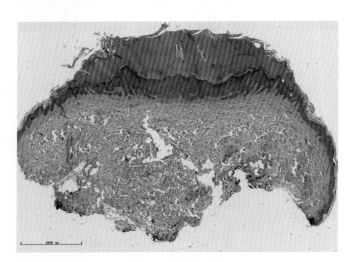

图 4-31　疣状增生

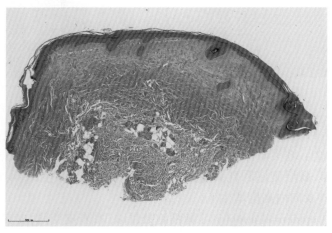

图 4-32　表皮萎缩

（9）表皮水肿（epidermal edema）：包括细胞内和细胞间水肿，前者表现为棘细胞内水肿，棘细胞增大，胞质变淡，见于病毒性皮肤病、接触性皮炎等。后者表现为细胞间液体增多，细胞间隙增宽，细胞间桥拉长形似海绵，水肿严重时形成表皮内水疱（图4-33）。常见于急性及亚急性皮炎。

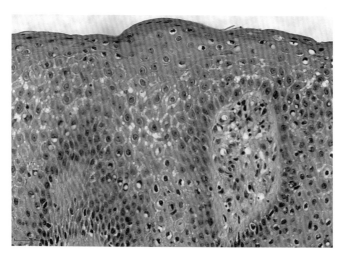

图 4-33　棘细胞间水肿

（10）棘层松解（acantholysis）：表现为角质形成细胞间失去粘连，呈松解状态，形成表皮内裂隙甚至大疱，角质形成细胞与周围细胞完全解离，形成棘层松解细胞（图4-34）。常见于天疱疮、毛囊角化病、遗传性大疱性表皮松解症等。

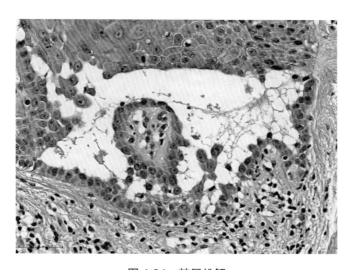

图 4-34　棘层松解

（11）微脓肿（micro abscess）：表现为细胞的聚集，常见的微脓肿包括 Munro 微脓肿、Kogoj 微脓肿和 Pautrier 微脓肿。Munro 微脓肿表现为中性粒细胞在角质层的聚集（图4-35）；Kogoj 微脓肿表现为中性粒细胞在颗粒层和棘层上部的聚集；Pautrier 微脓肿表现为淋巴样细胞在表皮内或毛囊上皮内的聚集。

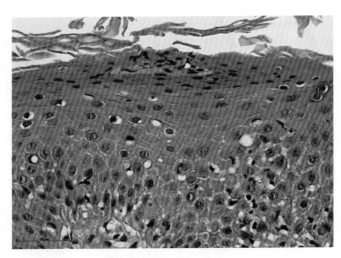

图 4-35 Munro 微脓肿

（12）基底细胞液化变性：基底细胞空泡样变，严重者基底层消失，使棘细胞层直接与真皮接触（图 4-36），常见于红斑狼疮和扁平苔藓。

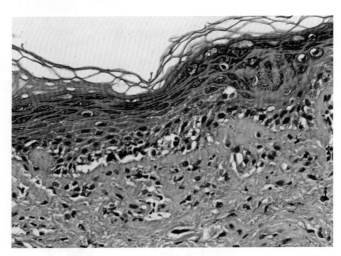

图 4-36 基底细胞液化变性

2. 真皮改变

（1）嗜碱性变性：表现为真皮上部结缔组织失去正常的嗜伊红性，呈无结构、颗粒状或小片状嗜碱性变化，明显时可表现为不规则的嗜碱性的卷曲纤维，与表皮之间隔以境界带（图 4-37）。常见于光线性角化病及老年人曝光部位的皮肤。

（2）弹力纤维变性：表现为弹力纤维断裂、破碎、聚集成团或粗细不匀，呈卷曲状，量减少甚至溶解消失（图 4-37）。常见于弹性纤维假黄瘤等。

（3）黏液变性：表现为胶原纤维基质中黏多糖增多，胶原纤维束间的黏液物质沉积，胶原间隙增宽，有时 HE 染色呈浅蓝色（图 4-38），见于硬肿病、胫前黏液水肿等。

（4）纤维蛋白样变性：纤维蛋白本身 HE 染色不染色，结缔组织因病变，与基质中的黏多糖反应，而呈现明亮、嗜伊红、均质性改变（图 4-39）。常见于皮肤血管炎等。

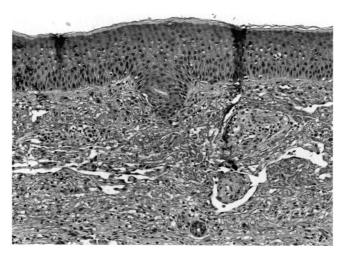

图 4-37 嗜碱性变性及弹力纤维变性

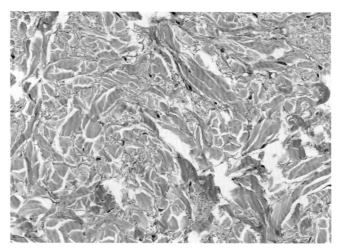

图 4-38 黏液变性

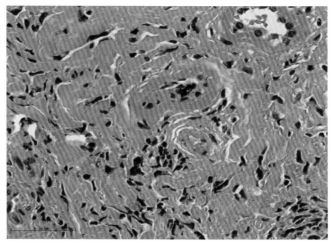

图 4-39 纤维蛋白样变性

（5）肉芽肿（granuloma）：各种原因所致的慢性增殖性改变，病变局部形成以组织细胞为主的结节状病灶，病变中可含有组织细胞（上皮样细胞、巨噬细胞）、多核巨细胞、中性粒细胞、淋巴细胞、浆细胞等（图4-40）。常见于结节病、结核、麻风、各种深部真菌病等。

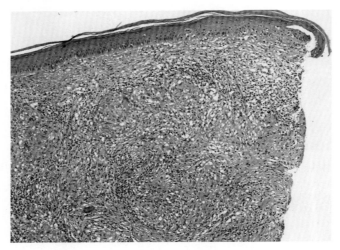

图 4-40　肉芽肿

（6）干酪样坏死（caseous necrosis）：一种特殊的凝固性坏死，坏死组织失去结构、轮廓，形成无定型的颗粒样物质，HE 染色下呈嗜伊红色（图4-41），常见于皮肤结核。

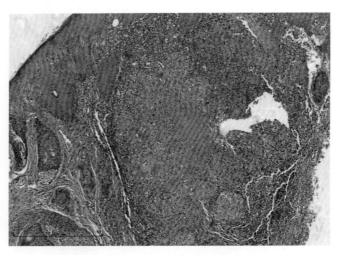

图 4-41　干酪样坏死

（7）渐进性坏死（necrobiosis）：在某些肉芽肿性疾病中，真皮结缔组织纤维及其内的血管等均失去正常着色能力，但仍可见其轮廓，无明显炎症，边缘常可见成纤维细胞、组织细胞或上皮样细胞呈栅状排列。见于环状肉芽肿、类脂质渐进性坏死、类风湿结节等。

3. 皮下组织改变　很多真皮内出现的病变，均可累及皮下脂肪组织。可直接发生于皮下脂肪组织的常见组织病理学改变为脂膜炎（panniculitis），由于炎症反应而引起皮下脂肪组织不同程度的炎症浸润、水肿、液化或变性坏死。可分为间隔性与小叶性两类。常见于结节性红斑、硬红斑等。

二、常用皮肤影像学检查方法简介

近年来皮肤无创影像诊断方法蓬勃发展,在皮肤病的诊断、鉴别诊断和治疗评估中,起到了很大作用,有效地提高了皮肤病的诊断率,减少了不必要的活检,常用的皮肤影像学检查手段包括皮肤镜、皮肤反射式共聚焦显微镜(皮肤 CT)和皮肤超声。

(一)皮肤镜

皮肤镜(dermoscopy),又称表皮透光显微镜,是一种可以放大数倍至数十倍的皮肤放大镜,并带有消除皮肤表面反射光的特点,被称为临床和组织病理的桥梁,起初用于观察色素痣和黑素瘤,目前广泛应用于炎症性疾病、皮肤良恶性肿瘤以及毛发和甲疾病的辅助诊断、鉴别诊断及治疗评估中。

(二)皮肤反射式共聚焦显微镜

皮肤反射式共聚焦显微镜是一种新兴的影像检查手段,是基于光学共聚焦原理的皮肤原位、在体、实时、动态三维计算机断层成像技术,又称作皮肤 CT。其可对皮肤实时逐层扫描,在评估皮肤良恶性肿瘤、白癜风、银屑病等疾病诊断中应用广泛。

(三)皮肤超声

超声是一种传统的无创影像检查技术,一般将高于 7MHz 的超声称为高频超声,高频皮肤超声技术拥有更高的分辨率和更适合皮肤组织的穿透深度,在皮肤科常应用于各种良恶性皮肤肿瘤,以提供肿瘤累及范围、浸润深度等信息,为治疗方案的选择提供依据。

(崔炳南　徐晨琛)

第五章 皮肤病的四诊与中医辨证

第一节 皮肤病的四诊

中医学诊断的主要方法是望、闻、问、切四诊法,清代名医林之翰曾谓:"四诊为岐黄之首务,而望尤为切紧。"中医治疗皮肤病,应四诊合参,辨证论治。皮肤病发于肌表,有形可见,更应重于望诊,辨别皮肤损害的形态、色泽和部位,以了解病证的性质和内在脏腑的情况。

皮肤病虽发于外,但与整体营卫气血、脏腑经络息息相关。外在的皮肤病表现反映了内应之脏腑功能失调。《外科启玄》曰:"外有部位,中有经络,内应脏腑是也……如有疮疡,可以即知经络所属脏腑也。"如果把皮损所在部位及其形色表现结合起来分析,那么对皮肤病的性质和所属脏腑病变就有了初步了解,再据全身症状分析,综合判断,进行辨证施治。

一、望诊

皮肤病的望诊主要是辨皮损的形色,即辨肿和辨皮损。辨肿,与疮疡皮肤病有关的肿包括实肿、湿肿、风肿、痰肿、瘀肿等。辨皮损,主要是根据局部皮肤皮疹形态来进行辨证治疗。皮损形态包括皮疹的类型、大小、色泽、部位等,以及痒痛麻木等自觉症状。

(一)辨皮损形色

主要是根据皮肤损害的肿势、形态、颜色、大小、境界等进行辨证。

1. 辨肿 肿与痛关系密切,人身气血,周流不息,稍有壅滞就会发生肿痛。

(1)火肿:皮肤焮热,颜色红赤。红为火之象,热为火之性,故红与热为火肿特征。临床广泛见于急性感染性皮肤病。

(2)寒肿:肿处发凉,怕冷,得热则缓,因寒凝气滞则颜色苍白,因寒凝血瘀则青暗。主要见于脱疽、冻疮等病。瘿、瘤、瘰疬、流痰等病,皮色与温度不变,亦可归属寒肿。

(3)实肿:气盛则肿形高突,疮肿肉不肿,血盛则根盘收束,此为气血旺盛,正气充足,能约束毒气的表现。

(4)虚肿:气虚则肿形平塌,血虚则根脚散漫,此为气血虚弱,正气不足,不能约束毒气的表现。

(5)风肿:肿处比较宣浮,即肿胀浅表柔软,微热、微痛;肿胀来势急速,蔓延发展较快,随处可见,游走不定,忽起忽消,如荨麻疹、血管神经性水肿,以及风温时毒引起的颜面丹毒等。

（6）湿肿：皮肤潮红或淡红,肿而脂水频流,按之有可凹性水肿。水湿溢于皮肤,皮肤起白色或黄色水疱,破则糜烂渗水,见于湿疹、大疱性皮肤病等;水湿渗于腠理,肢体肿胀,按之凹陷如泥,如反复发作之慢性丹毒等病。

（7）痰肿：肿处不红不热,正常皮色,按之有块。软如棉、硬如馒的肿块,统称为痰包或痰块;果核状的肿块,统称为痰核。

（8）郁肿：皮肤不红不热,肿块坚硬如石,状如岩凸,高低不平,如乳腺癌、鳞状细胞癌等病。也包括由于七情郁结引起的其他肿块。

（9）瘀肿：肿处皮色紫红或暗红,触之发硬,固定不移。如结节性红斑、硬红斑、血管炎等病。

2. 辨皮损　皮肤病,有形可见,着重望形色、辨皮损。辨皮损包括辨斑疹、斑块、丘疹、风团、水疱、脓疱、结节、囊肿、糜烂、溃疡、鳞屑、浸渍、裂隙、瘢痕、萎缩、结痂、抓痕和苔藓样变等。皮损辨证,是通过观察皮肤病的皮损,了解疾病性质,把握皮肤病的病因病机,是一种有皮肤病诊疗特色的辨证方法。

（1）辨斑：凡摊于皮肤之上,斑斑如锦纹,抚之不碍手者为斑。

1）辨红斑：一般红斑均属血热之象。温热发斑者,弥漫性潮红或红斑大片,可伴有身热等全身症状,如药物性皮炎、红皮病、系统性红斑狼疮等病。热毒内蕴者,焮肿成片,赤热疼痛,伴有身热、口渴、大便干,如丹毒、带状疱疹等病。

2）辨紫红斑：斑色红而带紫或暗红,一般属气血瘀滞,多因湿热下注、血分蕴热、寒邪外束引起气血不和所致。湿热下注致气血瘀滞者,皮损好发于下肢,如结节性红斑、硬红斑等病。血分蕴热,逼血外溢络脉,如紫癜、血管炎等病。寒邪外束而致寒凝血滞者,如冻疮等病。

3）辨青紫斑：一般为邪热伤络,血溢脉外所致的红斑、青紫斑,如过敏性紫癜、皮肤血管炎等病。此外尚有鲜红斑痣、太田痣等,均可见青紫斑。

4）辨白斑：皮肤出现成片白斑,或大或小,界线清楚,平滑无屑,此为风邪外搏于肌肤,致令气血失和所致,如白癜风。若点、片白褐相间,点缀相连,由热体汗出,风湿之气搏于肌肤所致,如花斑癣。

5）辨黑斑：一般多从肝肾两脏来辨证。肝藏血,凡忧思抑郁引起之肝气郁滞,郁久化热,伤阴灼血,血弱无华,发于颜面部如黄褐斑。肾色为黑,凡肾阴、肾阳不足均可引起皮肤色素沉着。肾阳不足或命门火衰,可使虚阳上越,肌肤黏膜出现黧黑斑,肾阴不足,水亏火滞,火郁于孙络血分,肾的本色即显露于外,如里尔黑变病、中毒性黑变病等。

（2）辨疹：疹为小点,形如粟米,或略高于皮肤,抚之碍手。色红者多属血热,发痒者属风热,渗水者属湿热,如风疹、湿疹、银屑病等发疹性皮肤病。

（3）辨水疱、脓疱：包括丘疱疹、水疱、大疱或浸淫湿烂等,均属水湿为患,湿邪外淫,轻则起疱,重则浸淫湿烂。水湿上泛则发耳部湿疹,湿热下注则发阴囊湿疹。渗水为湿盛,黄水淋漓为湿热俱盛,毒热内炽可发生大疱如天疱疮。

脓疱或脓丘疱疹周边常见有红晕或伴有全身发热不适,常因热毒炽盛所致,如黄水疮、脓疱型银屑病等。

（4）辨风团：多为风邪外搏所致,如荨麻疹,色红者属风热,色白者属风寒。亦有中药毒,为毒热入营,热盛生风所致。

（5）辨结节：皮色红而有核者为气滞血瘀,见于结节性红斑等病;皮色如常,按之有小核,为痰湿凝聚或痰瘀交结,如脂肪瘤、表皮囊肿、结节病等;结节剧痒皮色不变,为风湿结聚而成,如结节性痒疹。

（6）辨鳞屑:鳞屑多属燥证。皮损基底红而起屑为血热风燥,可见于银屑病初期;基底淡红而屑多为血虚风燥,可见于银屑病稳定期。凡急性热性病后,皮疹消退而脱屑,皮肤干燥如甲错,此系阴液已伤而余热未清。老年人或慢性皮肤病引起肌肤甲错,干燥脱屑,多为血虚生风,肌肤失养所致。

（7）辨抓痕:身起红疹,搔抓后血痕累累,为血热风盛,如痒疹、湿疹;皮色如常,瘙痒出血,则为血虚生风,如皮肤瘙痒症。

（8）辨皲裂:燥胜则干,寒胜则裂,如皲裂性湿疹;或为风湿之症,日久伤阴耗血而见皲裂。

（9）辨糜烂:渗水湿烂为脾湿;黄水淋漓而烂,脱皮为湿热俱盛,见于湿疹;小儿尿水浸淹臀腿之间,如尿布皮炎,汗液浸渍所致的间擦疹等。

（10）辨结痂:渗水后结成黄痂,为湿热俱盛,见于湿疹、皮炎;脓痂为热胜成毒,如脓疱疮等。

（二）辨舌

舌质红为热象,红而起刺为血热。舌尖红为心火;舌边红、苔薄白为风热;舌质红、苔薄黄为湿轻热重;舌质红、苔薄黄腻为湿重热轻;舌质红、苔黄厚腻或带灰为湿热俱重;舌质淡红、苔薄白干燥为风燥;舌质红、苔黄燥为脾胃积热;舌质绛红、苔花剥或干而裂纹为阴虚有热或邪热入营;舌质淡、苔净为血虚;舌质淡、苔白滑为风寒;舌边有齿痕为脾气虚;舌淡胖嫩、苔白为阳虚有寒;舌质青紫或有瘀斑为血瘀。

二、问诊

中医皮肤病的问诊,是在中医《十问歌》的基础上,结合皮肤病的发病特点进行询问,包括发病时间、诱发因素、自觉症状及伴随症状等。

（一）问病史

问发病时间长短、初起情况及其后转变过程,是否就医服药、有无效果等。问发病前食用过何种食物,曾否食用过辛辣、海鲜等发物以及光敏性植物等;怀疑过敏性皮肤病需询问发病前有无接触可能引起皮肤过敏的诱因,如装修、染发、更换护肤品、接触某些特殊物质如金属等;与情绪诱发相关的皮肤病需询问发病前有无情绪因素,如斑秃、慢性荨麻疹、神经性皮炎等;怀疑药物过敏需询问用药史;慢性复发性皮肤病在皮损加重或复发时需询问有无诱发因素,如劳累、饮食不节、外感等。

（二）问内科症状

渴喜冷饮为里热,渴不欲饮为湿阻。自汗或汗多,为卫阳不固;盗汗,多为阴虚。大便秘结为里热,小便短赤为湿热,大便溏薄或完谷不化为脾失健运。

（三）问皮疹特点及伴随症状

荨麻疹问风团可否自行消退,发作或加重时间;瘙痒性皮肤病需询问是否影响正常生活及睡眠作为判断瘙痒程度的评判标准;带状疱疹需询问疼痛特点、持续时间、疼痛部位等;红斑狼疮、皮肌炎等自身免疫性疾病,需询问发病以来是否伴有光敏感、发热、乏力、关节痛、晨僵等症状。

三、闻诊

某些皮肤病有特殊的气味,如脓癣有臭味,足癣感染有酸腐味,腋臭有狐臊味等。

四、切诊

(一)脉诊

辨脉象在皮肤病的辨证中有一定的参考价值。风证常见弦脉、浮脉;湿证常见濡脉、滑脉、缓脉;热证常见数脉。风热袭于肌表,脉见浮而带数,或见弦而带数;湿热证则滑而带数;脾湿证脉缓而滑;风寒证脉弦而迟或弦而紧;血虚证常见脉细;阴虚证常见脉细数。

(二)按诊

医生用手触按患者皮损,以辨其冷热、软硬、肿陷、干湿、滑涩等。色红按之褪色者为血热,色紫按之不褪色者为血瘀。按之皮肤坚硬如革者为皮痹,按之软陷有洼者为水肿。按之灼手,色红而肿者属热证,肢端青紫、触之发凉者属寒证。皮下按之有核,光滑不痛为痰核。皮色紫红,按之有结节而痛者为结节性红斑,等等。

(崔炳南　杨　佼)

第二节　皮肤病的中医辨证

皮肤病虽发于外,但其病机与整个机体的营卫气血、经络脏腑关系密切。皮肤病的中医辨证,既要遵循中医整体观念的思想,从脏腑、经络、卫气营血、六淫进行辨证论治,也要根据皮肤病的专科特色,重视皮肤病的皮损辨证以及症状的辨证。

一、脏腑辨证

脏腑辨证是以中医藏象学为理论基础,依据脏腑表现于外的生理、病理现象进行辨证的方法。皮肤与内脏息息相关,故有"脏居于内,象见于外"之说。兹将皮肤病的脏腑辨证分述如下。皮肤病的脏腑辨证主要根据皮损好发部位、伴随症状、加重及诱发因素等线索进行辨证。

(一)心病证候

1. 皮肤症状　可见红色丘疹、红斑、血痂。
2. 全身症状　舌糜、心烦、心悸、口干、苔薄黄、脉数。

常见于皮肤疖肿、皮炎湿疹等急性化脓性、瘙痒性皮肤病,如红皮病、血管炎、血管性水肿、天疱疮等。

(二)肝病证候

1. 皮肤症状　皮肤干燥,瘙痒脱屑,肋间疼痛,或皮疹发为耳部、乳房、两胁、阴囊等部位。
2. 全身症状　有情绪诱因,女性伴月经不调,忧郁、易怒。

常见于急性皮炎湿疹、带状疱疹、单纯疱疹、黄褐斑、扁平疣、皮肤瘙痒症、甲病、顽固瘙痒、结节性痒疹、神经性皮炎等。

(三)脾病证候

1. 皮肤症状　丘疹水疱、糜烂渗水、皮肤角化、干燥、肥厚性皮疹、萎缩、触痛、皮下痰核等。

2. 全身症状　胃纳不馨、食不消化、便溏、腹泻、舌苔腻、脉缓等。

常见于慢性湿疹、反复单纯疱疹、天疱疮、特应性皮炎、银屑病、硬皮病、淋巴水肿、多发性脂囊瘤等。

（四）肺病证候

1. 皮肤症状　皮肤甲错、红斑丘疹、风团等。

2. 全身症状　鼻燥咽干、干咳无痰、苔薄白少津、脉浮细而数。

常见于毛发红糠疹、毛周角化症、粉刺、酒渣鼻、脂溢性皮炎、唇炎、荨麻疹等。

（五）肾病证候

1. 皮肤症状　皮肤黧黑、色素脱失、脱发等。

2. 全身症状　潮热盗汗、腰痛耳鸣、面色㿠白、腹胀、浮肿、便溏、怕冷、肢凉发绀等，舌绛、脉细数。

常见于系统性红斑狼疮、硬皮病、黄褐斑、黑变病、白癜风、各种慢性皮肤病等。

二、经络辨证

疮生于头项者属足太阳膀胱经；耳旁者属足少阳胆经；面部者属足阳明胃经；鼻部属肺经；舌部属心经；眼部属肝经；口唇部属脾经；胁肋、乳房、外阴部属足厥阴肝经。臂外侧属手三阳经；臂内侧属手三阴经。腿外侧属足三阳经；腿内侧属足三阴经。腹部正中属任脉，背部正中属督脉。临证时，可依其所发部位，适当选用一些归经或引经药。

三、卫气营血辨证

卫气营血主要用于温病的辨证，在皮肤病诊疗中也有较为广泛的应用，多应用于一些急性、发热性、出疹性皮肤病及全身症状较重的疾病。根据皮疹表现特点及全身伴随症状进行辨证。在此理论基础上衍生的"皮炎汤"，临床可用于治疗各种急性、发疹性、以红斑、丘疹为主要表现的皮肤病。

（一）卫分证候

1. 病机　风邪犯卫，营卫不和，或卫气不固，外风易袭。

2. 皮肤症状　风热证则皮疹色红，瘙痒不绝，重则面唇俱肿；风寒证皮疹色淡白或苍白。

3. 全身症状　风热证可有体温轻度升高或正常，舌红苔薄黄；风寒证则舌淡苔薄白。

常见于荨麻疹、湿疹、过敏性皮炎、皮肤瘙痒症等病。

（二）气分证候

1. 病机　热邪由表入里，多为实热证。

2. 皮肤症状　皮疹表现颜色鲜红，压之褪色，瘙痒较重，或皮肤大面积潮红肿胀，灼热、瘙痒疼痛，或伴渗出、水疱等。

3. 全身症状　可见壮热不退，口渴饮凉，大便秘结，舌红苔黄燥。

常见于水痘、轻症多形红斑、急性湿疹、过敏性皮炎、系统性红斑狼疮毒热炽盛证、药物性皮炎、红斑型天疱疮等病。

（三）营分证候

1. 病机　毒热入营。

2. 皮肤症状　症见皮肤出现红色丘疹、红斑，压之不褪色，伴水疱或大疱。

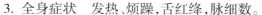

3. 全身症状　发热、烦躁、舌红绛、脉细数。

常见于系统性红斑狼疮、大疱型多形红斑、药物性皮炎等。

（四）血分证候

1. 病机　热入血分，血热炽盛，迫血妄行，血溢成斑。

2. 皮肤症状　症见皮肤红斑、暗红斑或紫斑，潮红，水肿，水疱或血疱、溃疡。

3. 皮肤症状　发热、肢痛、局部疼痛、齿龈出血、衄血等。

常见于重症药疹、重症多形红斑、过敏性紫癜、色素性紫癜性皮病、皮肤血管炎等。

四、六淫辨证

外感六淫，加之正气不足可致皮肤病。而内生之风、湿、热（火）、燥邪气，是皮肤病的主要致病原因，从皮损辨证角度，其皮损表现及自觉症状各具特点。

（一）风证

风邪致病的皮肤病皮损表现主要为风团、鳞屑、皲裂、抓痕、苔藓样变，以及皮肤局部肿起宣浮，瘙痒与风邪亦密切相关。血热、血虚、血燥、血瘀皆可生风。

风善行而数变，故风团随处可见，游走不定，忽起忽消，色白或浅淡者为风寒，色红赤者为风热。风为阳邪，其性轻扬升散，易伤人上部，头面部皮肤病应考虑风邪致病因素，尤其伴有宣浮水肿征象者，如血管神经性水肿、头面带状疱疹、染发皮炎等，治疗时宜佐以祛风之剂。风为阳邪，风盛则燥，燥胜则干，表现为皮肤干燥、皲裂、肥厚、苔藓样变。若皮损色红，可责之血热风燥；若皮损浅红或不红，可责之血虚风燥。

（二）寒证

寒为阴邪，易伤阳气，而使寒凝血瘀，可见手足冰凉，肢端发绀。常见于冻疮、冻伤等证。

（三）暑证

暑为阳邪，其性炎热，烈日曝晒，皮肤易受损。可见皮肤红赤丘疹或脓疱，痒痛相兼。常见于痱子、脓痱、疖、脓疱疮。

（四）湿证

湿邪致病的皮肤病皮损表现主要为水疱、丘疱疹、脓疱、浸渍、糜烂、溃疡等有渗出倾向的皮损和水肿。因各种原因导致水湿内停，发于肌肤，浸淫不止，可上蒸头面，亦可下注阴位。湿性趋下，易袭阴位，发病以下肢为主。湿性黏滞，病情日久缠绵反复的皮肤病，多有湿邪为患。湿邪蕴久，易于郁而化热，湿热相合，胶着难解，辨治需分清湿热轻重之别。

（五）燥证

燥邪致病的皮肤病皮损表现主要为皮肤干燥粗糙、鳞屑、皲裂、结痂、抓痕、苔藓样变和毛发干枯等，均为阴血不能荣养肌肤毛发所致。造成血燥的原因，或因血热生风，风盛则燥，为血热风燥；或因病久风燥伤血，血虚皮肤失润，为血虚风燥。肺属金，而金主燥，燥易伤肺，肺主皮毛，肺经阴伤则毛发干燥，可见毛周角化、毛发红糠疹、皮肤瘙痒症等皮肤病。

（六）火证

热邪致病的皮肤病皮损表现主要为炎性红斑、丘疹、丘疱疹、脓疱、糜烂、溃疡、紫癜、瘀斑及皮肤红肿等。炎性斑疹为肺胃热盛，热入营血，发于肌肤脉络所致。斑疹鲜红成片，皮肤糜烂溃疡者属血分有热，多伴有剧烈瘙痒；红斑上见有水疱为湿热；脓疱周边有红晕为毒热；红斑结节属湿热蕴结、气滞血瘀。火热易致肿疡，发为痈肿疮疖，表现为局部红、肿、热、痛。火为阳邪，其性炎上，常见于头面部位皮肤病。火易生风动血，热盛迫血妄行，溢于脉外,则见紫癜、瘀斑。

五、辨自觉症状

(一)辨疼痛

气血壅滞,不通则痛,疼痛是气血凝滞、脉络瘀阻所致。由于发病的原因不同,疾病不同,疼痛的特点也不一样。痛可分为寒痛、热痛、实痛、虚痛、风痛、气痛、瘀血痛等。其中以寒痛、热痛、瘀血痛与皮肤病关系密切。

1. 热痛　皮色焮红赤肿,痛而灼热,喜冷而恶热,凉药冷敷则痛势和缓。心肝火旺如带状疱疹;或因热毒壅盛,经脉阻塞,气血不行引起之疼痛,如痛疖疔疮,为阳证之疼痛。

2. 寒痛　固定不移,痛而畏冷,遇风受凉则痛甚,温药热敷则痛缓,临床多见于脱疽、冻疮、血管炎等。

3. 瘀血痛　气滞血瘀,初起隐痛,微肿微热,皮色暗红,继则青紫胀痛或有结节,或如索如条,痛处不移,痛而拒按。如结节性红斑、血管炎等。

(二)辨麻木

感觉减退,不知痛痒为麻木。麻为血不运,木为气不行,故麻者木之轻也,木者麻之重也。凡是肌肤已死,气血不运,就感到麻木不仁,如麻风。若肿疡之现麻痛者,系疮毒壅塞,气血失运所致,如疔毒。若溃疡见麻木者,系气血亏虚之表现。又有顽癣日久皮肤顽厚如同枯木,感觉迟钝,抓不知痛。

(三)辨痒

痒为皮肤病的主要症状,因剧烈瘙痒,常影响睡眠与工作。大致有下列之分。

1. 风痒　风性易动,善行数变,如荨麻疹瘙痒无定。风性上行,头面为多,或起丘疹,或起白屑,如头面部皮炎、脂溢性皮炎等。

2. 湿痒　常起水疱、糜烂、渗水黄黏,浸淫成片,如湿疹。因湿性下趋,故多见于人体下部的皮肤病。

3. 风湿痒　风湿入于腠理,或起苔藓,或起丘疹,或起结节,如神经性皮炎、痒疹、结节性痒疹等。

4. 燥痒　又分虚实两种。实为血热风燥,皮肤灼热,干燥脱屑,如初发银屑病;虚为血虚风燥,肤失血养,干燥发痒,脱屑层层,如稳定期银屑病。

5. 热痒　皮肤发红,丘疹成片,剧烈瘙痒,遇热加重,搔破出血,如丘疹性湿疹。

6. 虚痒　气血不足,肝失所养,虚风内生,肌肤失润,干燥发痒,日轻夜甚,如老年皮肤瘙痒症。

7. 虫痒　如虫行皮中,奇痒难忍,如疥疮。

(崔炳南　杨 佼)

第六章　皮肤病的中西医治疗

第一节　皮肤病的西医治疗

皮肤病的西医治疗主要包括外用药物、系统药物、物理治疗以及激光美容治疗等。

一、外用药物治疗

皮肤是人体最外在的器官,为外用药物治疗创造了良好条件。外用药物治疗时皮损局部药物浓度高、系统吸收少,因而具有疗效高和不良反应少的特点。药物经皮吸收是外用药物治疗的理论基础。

(一)外用药物的种类

外用药主要包括清洁剂、保护剂、止痒剂、角质促成剂、角质剥脱剂、收敛剂、腐蚀剂、抗细菌剂、抗真菌剂、抗病毒剂、杀虫剂、遮光剂、脱色剂、免疫调节剂、维 A 酸类、维生素 D 类似物、促进毛发生长剂以及糖皮质激素等(表 6-1、表 6-2)。

表 6-1　皮肤科常见外用制剂

药物种类	适应证	常用浓度
抗细菌剂		
莫匹罗星(mupirocin)	皮肤感染(需氧革兰氏阳性菌)	2%
夫西地酸(fusidic acid)	皮肤感染(金黄色葡萄球菌)	2%
过氧化苯甲酰(benzoyl peroxide)	痤疮	2.5%
甲硝唑(metronidazole)	酒渣鼻	1%、3%、5%
抗病毒剂		
阿昔洛韦(acyclovir)	单纯疱疹、带状疱疹、生殖器疱疹	2%~3%
喷昔洛韦(penciclovir)	单纯疱疹、生殖器疱疹	1%
重组干扰素 α-2b 凝胶(recombinant human interferon α-2b gel)	口唇单纯疱疹、生殖器疱疹、尖锐湿疣	
鬼臼毒素(podophyllotoxin)	尖锐湿疣、扁平疣、寻常疣、跖疣	0.5%

续表

药物种类	适应证	常用浓度
抗真菌剂		
酮康唑（ketoconazole）	皮肤癣菌病、头皮脂溢性皮炎	1%~2%
咪康唑（miconazole）	体股癣、手足癣、花斑癣	2%
特比萘芬（terbinafine）	皮肤癣菌病、甲癣	1%
环吡酮胺（ciclopirox olamine）	皮肤癣菌病、甲癣	1%
联苯苄唑（bifonazole）	皮肤癣菌病、皮肤念珠菌病	1%
二硫化硒（selenium sulfide）	花斑癣、脂溢性皮炎、痤疮	2.5%
维 A 酸类		
全反式维 A 酸（all-transretinoic acid）	痤疮、慢性日光性损伤、银屑病等	0.025%、0.05%
异维 A 酸（isotretinoin）	痤疮、毛囊角化病、银屑病等	0.05%、0.1%
阿达帕林（adapalene, Ada）	粉刺、酒渣鼻等	0.025%、0.05%、0.3%
他扎罗汀（tazarotene, Tzr）	银屑病、痤疮、扁平疣等	0.05%、0.1%
维生素 D 类似物		
他卡西醇（tacalcitol）	银屑病	2μg/g
骨化三醇（calcitriol）	银屑病	0.3~15μg/g
卡泊三醇（calcipotriol）	银屑病	
免疫调节剂		
他克莫司（tacrolimus）	特应性皮炎、银屑病等	0.03%、0.1%
吡美莫司（pimecrolimus）	特应性皮炎、银屑病等	0.3%、1%
咪喹莫特（imiquimod）	生殖器和肛周尖锐湿疣、Paget 病、Bowen 病等	5%
促进毛发生长剂		
米诺地尔（minoxidil）	男性型脱发、斑秃、全秃及普秃	2%、5%
甲涂剂		
阿莫罗芬（amorolfine）	甲癣	5%
环吡酮胺（ciclopirox olamine）	甲癣	8%
联苯苄唑（bifonazole）	甲癣	1%

表 6-2　常用糖皮质激素外用制剂

分级	药物	常用浓度
弱效	醋酸氢化可的松（hydrocortisone acetate）	1%
	醋酸甲泼尼龙（methylprednisolone acetate）	0.25%
	丁酸氢化可的松（hydrocortisone 17-butyrate）	0.1%

续表

分级	药物	常用浓度
中效	糠酸莫米松（mometasone furoate）	0.1%
	醋酸地塞米松（dexamethasone acetate）	0.05%
	醋酸泼尼松龙（prednisone acetate）	0.5%
	丁氯倍他松（clobetasone butyrate）	0.05%
	曲安奈德（triamcinolone acetonide）	0.025%~0.1%
	氟轻松（fluocinolone acetonide）	0.01%
	醋酸氟氢可的松（fludrocortisone acetate）	0.25%
	去氯地塞米松（desoximethasone）	0.05%
强效	二丙酸倍氯米松（beclomethasone dipropionate）	0.025%
	二丙酸倍他米松（betamethasone dipropionate）	0.05%
	二丙酸地塞米松（dexamethasone dipropionate）	0.1%
	戊酸倍他米松（betamethasone 17-valerate）	0.05%
	氟轻松（fluocinolone acetonide）	0.025%
	哈西奈德（halcinonide）	0.025%
超强效	丙酸氯倍他索（clobetasol 17-propionate）	0.02%~0.05%
	哈西奈德（halcinonide）	0.1%
	戊酸倍他米松（betamethasone 17-valerate）	0.1%
	卤米（他）松（halometasone monohydrate）	0.05%

（二）外用药物的剂型

外用药物的剂型主要包括溶液、酊剂和醑剂、粉剂、洗剂、油剂、乳剂、软膏、糊剂、硬膏、凝胶等。

（三）外用药物的治疗原则

1. 正确选用外用药物的种类　应根据皮肤病的病因与发病机制等进行选择，如细菌性皮肤病宜选抗菌药物，真菌性皮肤病可选抗真菌药物，超敏反应性疾病选择糖皮质激素或钙调磷酸酶抑制剂，瘙痒者选用止痒剂，角化不全者选用角质促成剂，角化过度者选用角质剥脱剂等。

2. 正确选用外用药物的剂型　应根据皮肤病的皮损特点进行选择，原则为：①急性皮炎仅有红斑、丘疹而无渗液时，可选用粉剂或洗剂；炎症较重，糜烂、渗出较多时，宜用溶液湿敷；有糜烂但渗出不多则用糊剂。②亚急性皮炎渗出不多者可用糊剂或油剂；如无糜烂宜用乳剂或糊剂。③慢性皮炎可选用乳剂、软膏、硬膏、酊剂等。④单纯瘙痒无皮损者可选用乳剂、酊剂等。

二、系统药物治疗

皮肤科常用的系统药物包括抗组胺药、糖皮质激素、抗生素、抗病毒药物、抗真菌药物、维 A 酸类药物、免疫抑制剂等。近年来,生物制剂在某些疾病中也得到了广泛应用。

（一）抗组胺药

组胺及其受体在各种过敏性疾病的发生发展中起着至关重要的作用。目前已明确的组胺受体有 4 种,分别为 H_1、H_2、H_3 和 H_4 受体。H_1 受体在包括肥大细胞在内的许多细胞中表达,并参与 I 型超敏反应。H_2 受体参与 Th1 淋巴细胞相关细胞因子的产生。H_3 受体主要参与血脑屏障功能。H_4 受体在肥大细胞上高度表达,其刺激加剧了组胺和细胞因子的生成。目前应用于临床的抗组胺药物主要作用于 H_1 受体。

1. 第一代 H_1 抗组胺药　常用的第一代 H_1 抗组胺药见表 6-3。本组药具有起效快,作用时间短（3~6 小时）的特点,但需每日多次服用。这些药物易透过血脑屏障,造成中枢神经系统副作用,如嗜睡、困倦、乏力等,其抗胆碱作用可能导致黏膜干燥、瞳孔散大、排尿困难等。因此,驾驶员、高空作业者、精细工作者应禁用或慎用本类药物。

表 6-3　常用的第一代 H_1 抗组胺药

药物名称	用量（成人）	常见不良反应
氯苯那敏（chlorphenamine）	12mg/d,分 3 次口服,或 10mg/d,肌内注射	嗜睡、痰液黏稠、胸闷、咽喉痛、心悸、失眠、烦躁等
苯海拉明（diphenhydramine）	75~150mg/d,分 3 次口服,或 20~40mg/d,分次肌内注射	头晕、嗜睡、口干,长期应用（6 个月以上）可引起贫血
赛庚啶（cyproheptadine）	4~12mg/d,分 2~3 次口服	光敏性、低血压、心动过速、头痛、失眠、口干、尿潴留、体重增加
异丙嗪（promethazine）	50mg/d,分 4 次口服,或 25mg 肌内注射	嗜睡、低血压、注意力不集中,大剂量和长期应用可引起中枢兴奋性增加
酮替芬（ketotifen）	2mg/d,分 2 次口服	嗜睡、疲倦、口干、恶心、头晕、体重增加

2. 第二代 H_1 抗组胺药　常用的第二代 H_1 抗组胺药见表 6-4。本组药具有吸收快、作用时间较长的特点,每天服用一次即可。

表 6-4　常用的第二代 H_1 抗组胺药

药物名称	常用口服剂量（成人）	注意事项
氯雷他定（loratadine）	10mg/d	2 岁以下婴幼儿安全性未确定,孕妇、哺乳期妇女、肝肾功能损害者慎用
西替利嗪（cetirizine）	10mg/d	婴幼儿、孕妇、哺乳期妇女慎用
依巴斯汀（ebastine）	10~20mg/d	儿童用药安全性未确定,哺乳期妇女禁用,肝功能障碍、孕妇、老年人慎用
咪唑斯汀（mizolastine）	10mg/d	严重肝病、心脏病禁用,哺乳期妇女禁用,忌与大环内酯类抗生素、唑类抗真菌药合用
奥洛他定（olopatadine）	10mg/d,分 2 次	肝功能低下、孕妇、哺乳期妇女及老年患者慎用
非索非那定（fexofenadine）	120mg/d,分 2 次	婴幼儿、孕妇、哺乳期妇女慎用

3. 常见病的治疗

（1）荨麻疹：对于成人及儿童慢性荨麻疹,使用单一常规剂量的二代抗组胺药是一线用药。一代抗组胺药由于其中枢神经系统副作用,不推荐长期使用。但急性荨麻疹及慢性荨麻疹急性发作,影响患者工作及生活时可以短期使用,比如症状重者可以早晨使用一种二代抗组胺药,晚上联合一种一代抗组胺药,使用 1~2 周或更长时间。对于一种二代抗组胺药常规治疗 1~2 周,效果不佳的难治性病例,可以换用其他二代抗组胺药,或者联合应用其他二代抗组胺药。

（2）皮炎湿疹类皮肤病：对于皮炎或湿疹类皮肤病,抗组胺药可以改善患者的瘙痒症状。对于症状较重或者睡眠不佳的患者,可联合应用一代抗组胺药。对于特应性皮炎患者,第一代抗组胺药的镇静作用对特应性皮炎急性发作时的瘙痒具有较好的缓解作用,但是否将抗组胺药作为治疗特应性皮炎的常规用药仍存在争议。

（3）其他皮肤性疾病：如银屑病、玫瑰糠疹、药疹等疾病,抗组胺药物能够有效改善患者的瘙痒症状。

4. 特殊人群用药

（1）儿童：儿童的神经系统正在发育过程中,第二代抗组胺药物因其具有亲脂性低、镇静作用小、几乎无抗胆碱作用的优点,而成为儿童用药的首选。儿童用药应选择合适的剂型,如糖浆、口服液等,并注意年龄限制。多数第二代抗组胺药的药品说明书提示只能用于 ≥2 岁儿童。西替利嗪滴剂及地氯雷他定干混悬剂可以用于 1~2 岁幼儿。<6 个月婴儿则缺乏循证医学证据。

（2）妊娠期及哺乳期妇女：美国食品药品监督管理局（FDA）将抗组胺药物进行了妊娠分级（表6-5）。目前没有被列为 A 类的药物,但当妊娠期需要使用抗组胺药时,在权衡风险后应首选使用氯雷他定及西替利嗪。哺乳期妇女可以酌情使用氯雷他定、西替利嗪、氯苯那敏。

表 6-5 抗组胺药的 FDA 妊娠分级

药物分类	药物名称	FDA 妊娠分级
第一代抗组胺药	苯海拉明	B
	异丙嗪	C
	氯苯那敏	B
	赛庚啶	B
	羟嗪	C
	酮替芬	C
第二代抗组胺药	氯雷他定	B
	西替利嗪	B
	特非那定	C
	阿司咪唑	C
	非索非那定	C
第三代抗组胺药	地氯雷他定	C
	左旋西替利嗪	B

（3）老年人：老年人应首选二代抗组胺药,因一代抗组胺药有明显的中枢神经系统副作用,加之其抗胆碱作用会加重老年人容易出现的青光眼、排尿困难、便秘、心律失常等不良反应。

（4）肝肾功能受损及心脏病患者：对于肝功能受损者,在使用依巴斯汀、咪唑斯汀、氯雷他定、地氯雷他定时应当减低剂量,因为这些药物通过肝脏代谢。可以首选阿伐斯汀、西替利嗪、左西替利嗪、非索非那定等不经肝脏代谢的药物。对于肾功能受损者,所有药物都应根据肾脏功能适当调整剂量;严重肾功能损害患者禁用西替利嗪。对于严重的心脏病患者,应禁用咪唑斯汀。

（二）糖皮质激素

1. 药理作用　具有抗炎、免疫抑制、抗细胞毒、抗休克和抗增生等多种作用。

2. 适应证　常用于变应性皮肤病（如大部分药疹、多形红斑、严重急性荨麻疹、过敏性休克、接触性皮炎等）、自身免疫性疾病（如系统性红斑狼疮、皮肌炎、急性期的系统性硬皮病、自身免疫性大疱性皮肤病、白塞病等）,某些严重感染性皮肤病（如金黄色葡萄球菌烫伤样综合征、麻风反应等）在有效抗生素应用的前提下,也可短期使用。

3. 常用糖皮质激素种类　皮肤病常用的糖皮质激素种类如下（表6-6）。

表 6-6　常用糖皮质激素

	药物名称	抗炎效价	等效剂量
低效	氢化可的松（hydrocortisone）	1	20
中效	泼尼松（prednisone）	4	5
	泼尼松龙（prednisolone）	4~5	5
	甲泼尼龙（methylprednisolone）	7	4
	曲安西龙（triamcinolone）	5	4
高效	地塞米松（dexamethasone）	30	0.75
	倍他米松（betamethasone）	40	0.5

4. 使用方法　治疗皮肤病的糖皮质激素使用剂量范围及作用如下（表6-7）。

表 6-7　糖皮质激素使用剂量范围及作用

剂量	以泼尼松为例	适用情况
小剂量	≤7.5mg/d	一般作为维持治疗;副作用很小
中等剂量	>7.5mg/d,≤30mg/d	接触性皮炎、多形红斑、急性荨麻疹等;长期应用也会产生副作用
大剂量	>30mg/d,≤100mg/d	自身免疫性皮肤病、重症药疹等;注意长期应用引起的副作用
超大剂量	>100mg/d	严重疾病或状态的初始治疗;较长时间应用会产生严重的副作用
冲击剂量	>250mg/d	激素常规治疗无效的危重患者（如狼疮脑病、重症药疹等）

5. 不良反应　长期大量系统应用糖皮质激素可导致多种不良反应。如满月脸、向心性肥胖、萎缩纹、痤疮及多毛,严重者有诱发或加重糖尿病、高血压、白内障、病原微生物感染(如病毒、细菌、真菌等)、消化道黏膜损害(如糜烂、溃疡或穿孔、消化道出血等)、肾上腺皮质功能减退、水电解质紊乱、骨质疏松、缺血性骨坏死、神经精神系统症状等。在长期应用糖皮质激素过程中,如不适当的停药或减量过快,可导致原发病反复或病情加重,称为反跳现象。

(三)抗生素

1. 青霉素类　主要用于革兰氏阳性菌感染(如疖、痈、丹毒、蜂窝织炎)和梅毒等,耐酶青霉素(如苯唑西林钠等)主要用于耐药性金黄色葡萄球菌感染,广谱青霉素(如氨苄西林、阿莫西林等)除用于革兰氏阳性菌感染外,尚可用于革兰氏阴性杆菌的感染。使用前需询问有无青霉素过敏史并进行皮试,对青霉素过敏者或青霉素皮试阳性者禁用。

2. 头孢菌素类与碳青霉烯类抗生素　包括第一代头孢菌素(如头孢氨苄)、第二代头孢菌素(如头孢呋辛)、第三代头孢菌素(如头孢曲松)、第四代头孢菌素(如头孢吡肟)。碳青霉烯类抗生素目前临床应用较多的如亚胺培南/西司他汀钠、美罗培南等。主要用于耐青霉素的金黄色葡萄球菌和某些革兰氏阴性杆菌的感染。对青霉素过敏者应注意与本类药物的交叉过敏。

3. 氨基糖苷类　为广谱抗生素,包括链霉素、庆大霉素、阿米卡星等。主要用于革兰氏阴性杆菌和耐酸杆菌的感染。此类药物有耳、肾毒性。

4. 糖肽类　包括万古霉素和替考拉宁。万古霉素是目前唯一肯定有效的治疗甲氧西林耐药金黄色葡萄球菌(MRSA)的药物。主要用于多重耐药的MRSA,具有肾毒性。

5. 四环素类　包括四环素、多西环素、米诺环素等。主要用于痤疮,对淋病、生殖道衣原体感染也有效。儿童长期应用四环素可使牙齿黄染,多西环素光毒性强,米诺环素可引起眩晕。

6. 大环内酯类　包括红霉素、罗红霉素、克拉霉素、阿奇霉素等。主要用于淋病、生殖道衣原体感染等。尤其适用于对青霉素过敏的金黄色葡萄球菌感染者。

7. 喹诺酮类　包括环丙沙星、氧氟沙星等。主要用于细菌性皮肤病、支原体或衣原体感染。

8. 磺胺类　包括复方新诺明等。对细菌、衣原体、奴卡菌有效。

9. 抗结核药　包括异烟肼、利福平、乙胺丁醇等。除对结核分枝杆菌有效外,也用于治疗某些非结核分枝杆菌感染。此类药物往往需联合用药和较长疗程。

10. 抗麻风药　包括氨苯砜、利福平、氯法齐明、沙利度胺等。氨苯砜也可用于疱疹样皮炎、变应性皮肤血管炎、结节性红斑、扁平苔藓等,不良反应有贫血、粒细胞减少、高铁血红蛋白血症等。沙利度胺对麻风反应有治疗作用,还可用于治疗红斑狼疮、结节性痒疹、变应性皮肤血管炎等,主要不良反应为致畸和周围神经炎。

11. 其他　甲硝唑、替硝唑除治疗滴虫病外,还可治疗蠕形螨、淋菌性盆腔炎和厌氧菌感染。此外,克林霉素、磷霉素、多黏菌素等均可根据病情选用。

(四)抗病毒药物

1. 核苷类抗病毒药　阿昔洛韦主要用于单纯疱疹病毒、水痘-带状疱疹病毒感染等。不良反应有静脉炎、暂时性血清肌酐升高,肾功能不全患者慎用。阿昔洛韦水溶性差,在输液时应缓慢滴注(持续1~2小时)避免造成肾衰竭。其他常用的核苷类药物还有伐昔洛韦、泛昔洛韦、更昔洛韦等。

妊娠晚期患者可口服阿昔洛韦或伐昔洛韦,严重者静脉滴注阿昔洛韦,但妊娠 20 周前应慎用。哺乳期口服阿昔洛韦未见乳儿异常,但口服泛昔洛韦需停止哺乳。

2. 膦甲酸　可用于治疗耐阿昔洛韦的单纯疱疹病毒感染。因其口服吸收差,主要用于静脉滴注。成人剂量 60mg/kg,每 8 小时 1 次静脉滴注。不良反应可出现与剂量相关的肾功能损害、中枢神经系统症状、呕吐、白细胞减少等。

3. 阿糖腺苷　可用于疱疹病毒、巨细胞病毒感染及传染性单核细胞增多症。成人剂量 10~15mg/(kg·d),每天 1 次静脉滴注,疗程 10 天。不良反应有恶心、呕吐、腹痛、腹泻等胃肠道反应,停药后逐渐消失。

4. 溴夫定　为嘧啶核苷衍生物,可阻断 DNA 聚合酶的作用,从而抑制病毒复制。其抗病毒作用具有高度选择性,抑制病毒复制的过程只在病毒感染的细胞中进行。成人剂量 125mg/d,每天 1 次,疗程 7 天。有研究表明,溴夫定对肾功能影响不大。

（五）抗真菌药物

1. 丙烯胺类　特比萘芬口服吸收好,作用快,毒性小,有较好的亲脂和亲角质性,主要用于甲真菌病和角化过度型手癣,对念珠菌及酵母菌效果较差。主要不良反应为胃肠道反应。

2. 多烯类药物　抗菌谱较广,抗菌活性较强,常用于治疗系统性真菌感染,但毒副作用较强。

（1）两性霉素 B:广谱抗真菌药,对多种深部真菌抑制作用较强,但对表皮癣菌抑制作用较差。成人剂量为 0.1~0.7mg/(kg·d)静脉滴注,最高剂量不超过 1mg/(kg·d)。不良反应有寒战、发热、恶心呕吐、肾脏损害、低血钾和静脉炎等。

（2）制霉菌素:对念珠菌和隐球菌有抑制作用,主要用于消化道念珠菌感染。有轻微胃肠道反应。成人剂量为 200 万 ~400 万 U/d,分 3~4 次口服。混悬液（10 万 U/ml）可用于小儿鹅口疮局部外用或含漱,每天 3~4 次,疗程 7~10 天。还可制成软膏、栓剂等外用。

3. 唑类

（1）酮康唑:对系统性念珠菌感染、慢性皮肤黏膜念珠菌病、泛发性体癣、花斑糠疹等有效。因有较严重的肝毒性,目前只限于外用。

（2）伊曲康唑:为三唑类广谱抗真菌药,可口服,毒性低。主要用于甲真菌病、念珠菌病、隐球菌病、孢子丝菌病、着色真菌病和浅部真菌病等。不良反应主要为胃肠道反应和转氨酶一过性升高等。

（3）氟康唑:可溶于水的三唑类抗真菌药物,抗菌谱较广,不经肝脏代谢,可口服、静脉给药,作用迅速。可治疗多种前部和深部真菌病。主要用于肾脏及中枢神经系统等深部真菌感染。不良反应有胃肠道反应、肝功能异常、低钾、白细胞减少等。

4. 灰黄霉素　对表皮癣菌有抑制作用。主要用于头癣治疗。不良反应有胃肠道不适、头晕、光敏性药疹、白细胞减少及肝损害等,近年来已较少应用。

（六）维 A 酸类药物

维 A 酸类药物可调节上皮细胞和其他细胞的生长与分化,对某些恶性细胞生长有抑制作用,还可调节免疫和炎症过程。主要不良反应有致畸、高甘油三酯血症、高血钙、骨骼早期团合、皮肤黏膜干燥、肝功能异常等。根据分子结构的不同可分为三代:

1. 第一代　主要包括全反式维 A 酸、异维 A 酸和维胺酯等。后两者对寻常型痤疮、掌跖角化病等有良好疗效。成人剂量为异维 A 酸 0.5~1mg/（kg·d），分 2~3 次口服；维胺酯 50~150mg/d，分 2~3 次口服。

2. 第二代　主要有阿维 A 酯（或称依曲替酯）、阿维 A 酸及维 A 酸乙酰胺的芳香族衍生物。阿维 A 酯主要用于重症银屑病、各型鱼鳞病、掌跖角化病等，成人剂量为 0.5~1mg/（kg·d），分 2~3 次口服，最大剂量不宜超过 75mg/d。阿维 A 酸为阿维 A 酯的换代产品，用量较小，半衰期较短，因而安全性显著提高，成人剂量为 10~30m/d，随餐服用。

3. 第三代　芳香维 A 酸可用于银屑病、鱼鳞病、毛囊角化病等，成人剂量为 0.03mg/d，晚餐时服；维持量为 0.03mg/d，隔天 1 次。阿达帕林和他扎罗汀为外用制剂，可用于治疗痤疮和银屑病。

（七）维生素类药物

1. 维生素 A　可维持上皮组织正常功能，调节人体表皮角化过程。用于治疗鱼鳞病、毛周角化症、维生素 A 缺乏症等。成人常用 7.5 万 U/d，分 3 次服用。儿童视病种、病情而定。长期服用应注意对肝脏的损害。

2. β- 胡萝卜素　具有光屏障作用，可用于治疗卟啉病、多形性日光疹、盘状红斑狼疮等。成人常用剂量 30~200mg/d，分 3 次服，一疗程 8 周。长期服用可发生皮肤黄染。

3. 维生素 C　可降低毛细血管通透性，此外还是体内氧化还原系统的重要成分。主要用于过敏性皮肤病、慢性炎症性皮肤病、色素性皮肤病等的辅助治疗。成人剂量 0.3~1.5g/d，分 3 次口服，静脉注射可 1~3g/d。

4. 维生素 E　有抗氧化、维持毛细血管完整性、改善周围循环等作用。主要用于血管性皮肤病、色素性皮肤病、卟啉病等的辅助治疗。

5. 烟酸和烟酰胺　烟酸在体内转化为烟酰胺，参与辅酶Ⅱ组成，并有扩张血管作用。主要用于治疗烟酸缺乏症，也可用于光线性皮肤病、冻疮、大疱性类天疱疮等的辅助治疗。常用量为 150~300mg/d，分 3 次口服。

6. 维生素 K　维生素 K 为合成凝血酶原所必需，主要用于出血性皮肤病，如紫癜性皮肤病。维生素 K_1 肌内注射或缓慢静脉滴注，成人每次 10mg，每天 2 次。

7. 其他维生素　维生素 B_1 可用于治疗神经炎、脂溢性皮炎、唇炎等；维生素 B_6 为肝脏辅酶的重要成分，可用于脂溢性皮炎、痤疮、脱发等的辅助治疗；维生素 B_{12} 为体内多种代谢过程的辅酶，可用于带状疱疹后遗神经痛、银屑病、扁平苔藓等的辅助治疗。

（八）免疫抑制剂

免疫抑制剂为一类非特异性抑制机体免疫功能的药物，常与糖皮质激素联合治疗系统性红斑狼疮、皮肌炎、天疱疮等，以增强疗效，有助于激素减量及减少不良反应，也可单独应用。本组药物不良反应较大，包括胃肠道反应、骨髓抑制、肝损害、诱发感染、致畸等，故应慎用，用药期间应定期监测。

1. 环磷酰胺　对 B 淋巴细胞的抑制作用更强，因此对体液免疫抑制明显。主要用于系统性红斑狼疮、皮肌炎、天疱疮、变应皮肤血管炎、原发性皮肤 T 细胞淋巴瘤等。成人剂量为 1~3mg/（kg·d）口服，常用量为 50~200mg/d，分次或早晨一次口服；或 10~15mg/（kg·m²），每周 1 次静脉注射，每 3~4 周 1 次，治疗肿瘤的用药总量为 10~15g，治疗自身免疫疾病的用药总量建议不超过 10g。

2. 硫唑嘌呤　本药在体内代谢形成 6- 巯基嘌呤,后者对 T 淋巴细胞有较强的抑制作用。可用于治疗天疱疮、大疱性类天疱疮、红斑狼疮、皮肌炎等。成人常用剂量为 50~100mg/d 口服。

3. 甲氨蝶呤　为二氢叶酸还原酶拮抗剂。主要用于治疗结缔组织病、自身免疫性大疱病、重症银屑病等。成人起始剂量每周 5~7.5mg,逐渐增量至 15~25mg,每周 1 次口服,或相同剂量每周 1~2 次肌内注射,病情控制后逐渐减至每周 5mg 维持。需同时口服叶酸片 50~100mg。

4. 环孢素　主要通过抑制 T 淋巴细胞发挥免疫抑制作用。用于治疗红斑狼疮、天疱疮、重症银屑病等。成人剂量为 5~12mg/(kg·d),分两次口服,根据病情变化可增减。

5. 吗替麦考酚酯　为次黄嘌呤单核苷酸脱氢酶抑制剂,可抑制鸟嘌呤核苷酸的经典合成途径。本药对淋巴细胞具有高度选择作用,可用于治疗红斑狼疮和狼疮性肾炎、类风湿关节炎等自身免疫性疾病及血管炎等。成人剂量范围 0.5~2.5g/d,疗程视病种及病变程度而定。

6. 他克莫司　作用机制与环孢素相似。主要用于器官移植,对于严重的顽固性银屑病、Behcet 病、系统性红斑狼疮等有效。用量为 0.05~0.15mg/(kg·d),每天两次口服。

7. 雷公藤多苷　有抗炎、抗过敏和免疫抑制作用。主要用于红斑狼疮、皮肌炎、变应性皮肤血管炎、天疱疮等。

（九）生物反应调节剂

生物反应调节剂是一些能修饰机体免疫功能的药物。主要用于病毒性皮肤病、自身免疫性疾病和皮肤肿瘤等的辅助治疗。

1. 干扰素　是病毒或其诱导剂诱导人体细胞产生的一种糖蛋白,有病毒抑制、抗肿瘤及免调节作用。

2. 卡介苗　是牛结核杆菌的减毒活菌苗,目使用的是去除菌体蛋白后提取的菌体多糖,可增强机体抗感染和抗肿瘤能力。可用于恶性黑素瘤、基底细胞癌、鳞状细胞癌等的治疗。

3. 转移因子　是抗原刺激免疫活性细胞释放出来的一种多肽,可激活未致敏淋巴细胞,并能增强巨噬细胞的功能。用于治疗某些抗生素难以控制的病毒性或真菌性细胞内感染。

4. 胸腺素　胸腺因子 D 是从胸腺提取的多肽,对机体免疫功能有调节作用。用于治疗各种原发和继发性 T 细胞缺陷病、自身免疫性疾病等。

5. 静脉注射用人免疫球蛋白（IVIg）　大剂量 IVIg 可通过影响多种免疫细胞和分子、抑制严重的炎症反应,用来治疗自身免疫性大疱性皮病、皮肌炎等自身免疫性疾病及重症药疹（如 Stevens-Johnson 综合征、中毒性表皮坏死松解症）等。成人剂量为 0.4g/(kg·d),连用 3~5 天,必要时 2~4 周重复 1 次。

（十）免疫生物制剂

免疫生物制剂是应用基因变异或 DNA 重组技术,借助于某些生物体（如微生物、动植物细胞等）生产表达的大分子药物,主要指单克隆抗体或融合蛋白,它们干预机体免疫系统的特定分子,用来治疗免疫介导的炎症性疾病和肿瘤。治疗皮肤病常用的生物制剂如下（表 6-8）。

表 6-8　常用生物制剂

药物名称	靶向分子	适应证
依那西普（etanercept）	TNF-α	银屑病、类风湿关节炎
英夫利西单抗（infliximab）	TNF-α	银屑病、类风湿关节炎
阿达木单抗（adalimumab）	TNF-α	银屑病
乌司奴单抗（ustekinumab）	IL-12/23	银屑病
司库奇尤单抗（secukinumab）	IL-17A	银屑病
奥马珠单抗（omalizumab）	IgE	荨麻疹
度普利尤单抗（dupilumab）	IL-4/13	特应性皮炎

1. 银屑病相关生物制剂

（1）依那西普：我国批准依那西普的生物类似物，用于成年人中重度斑块状银屑病的治疗。推荐 25mg/ 次，每周 2 次；或 50mg/ 次，每周 1 次，皮下注射。儿童青少年（4~17 岁）用药剂量为每周 0.8mg/kg。

（2）英夫利西单抗：我国批准的适应证包括需要系统治疗，且对环孢素、甲氨蝶呤或光疗、光化学疗法（PUVA）等系统治疗无效、禁忌或不能耐受，成人中重度斑块状银屑病以及关节病型银屑病。推荐首次给予 5mg/kg，然后在首次给药后的第 2 周和第 6 周及以后每隔 8 周，各给予 1 次相同剂量静脉滴注，每次静脉输注时间不得低于 2 小时，输注结束后应继续观察 1~2 小时。

（3）阿达木单抗：我国批准的适应证是需要系统治疗的成人中重度斑块状银屑病。推荐首次剂量 80mg，第 2 周 40mg，此后每 2 周 40mg，皮下注射。治疗 16 周未出现满意疗效时应慎重考虑是否继续治疗。治疗超过 16 周而疗效不充分的患者，可通过增加给药频率至每周 40mg 来获益。

（4）乌司奴单抗：我国批准的适应证为对环孢素、甲氨蝶呤或 PUVA 等其他系统治疗疗效不满意、有禁忌或无法耐受的成人中重度斑块状银屑病。推荐首次给予 45mg，然后在第 4 周及以后每隔 12 周给予 1 次相同剂量皮下注射。对体重 >100kg 的患者，建议每次剂量为 90mg。

（5）司库奇尤单抗：我国批准司库奇尤单抗用于治疗符合系统治疗或光疗指征的成人中重度斑块状银屑病。推荐每次 300mg，分别在第 0、1、2、3、4 周皮下注射，随后维持该剂量每 4 周给药 1 次。

2. 荨麻疹相关生物制剂

（1）奥马珠单抗：在《中国荨麻疹诊疗指南（2018 版）》中，已经将奥马珠单抗列入慢性荨麻疹的三线治疗。推荐按 150~300mg 剂量皮下注射，每 4 周注射 1 次。

（2）度普利尤单抗：目前国外已批准该药物用于治疗慢性自发性荨麻疹。

3. 特应性皮炎相关生物制剂　度普利尤单抗：《中国特应性皮炎诊疗指南（2020 版）》中指出，度普利尤单抗对成人中重度特应性皮炎有良好疗效。推荐首次 600mg 皮下注射，之后每 2 周 300mg 皮下注射，4~6 周起效，配合外用药物及保湿剂可用于长期维持治疗，部分患者用药后可发生结膜炎。

随着生物制剂的广泛应用，其不良反应逐渐显现，常见的不良反应有头痛、发热、皮肤感染、注射部位反应等；严重的不良反应包括心衰、严重感染、肿瘤等。生物制剂为临床诊疗提供了新思路，但其应用时间尚短，长期的安全性和不良反应仍需进一步观察。

三、物理治疗

（一）光疗法

1. 紫外线　分为短波紫外线（UVC，波长 200~290nm）、中波紫外线（UVB，波长 290~320nm）和长波紫外线（UVA，波长 320~400nm）。适用于玫瑰糠疹、银屑病、斑秃、慢性溃疡、痤疮、毛囊炎、疖病等。

2. 红外线　其能量较低，组织吸收后主要产生热效应，有扩张血管、改善局部血液循环和营养、促进炎症消退、加速组织修复等作用。适用于皮肤感染、慢性皮肤溃疡、冻疮、多形红斑、硬皮病等。

3. 光动力疗法　是系统或局部应用光敏剂后以特定光源激发，通过光化学反应在细胞内产生单态氧和其他自由基导致细胞死亡的治疗方法。5- 氨基酮戊酸（5-aminolevulinic acid，ALA）是应用较多的光敏剂，一般外用 3~4 小时后照射光源；适应证有肿瘤性疾病（如日光性角化症、Bowen 病、基底细胞癌、鳞状细胞癌等）和病毒疣。不良反应有局部灼热感、红斑、疼痛。

4. 光化学疗法　是利用光致敏剂效应来加强紫外线治疗皮肤病效果的方法。自 1974 年 Parrish 首次报告应用光化学疗法治疗银屑病以来，此种疗法便迅速遍及世界。光化学疗法应用的光敏剂有 8- 甲氧补骨脂素，其他尚有中药白芷等。目前临床常用于治疗银屑病、蕈样肉芽肿病、多形日光疹等。

（二）电疗法

电疗法包括电解术、电干燥术、电凝固术以及电烙术。

（三）微波疗法

微波疗法适用于各种疣、皮赘、血管瘤、淋巴管瘤、汗管瘤等的治疗。

（四）冷冻疗法

冷冻疗法是利用制冷剂产生低温使病变组织坏死以达到治疗目的，细胞内冰晶形成、细胞脱水、脂蛋白复合物变性及局部血液循环障碍等是冷冻的效应机制。冷冻剂常用液氮（–196℃）。适用于各种疣、化脓性肉芽肿、结节性痒疹、瘢痕疙瘩、表浅良性肿瘤等。不良反应有疼痛、继发感染、色素变化、感觉障碍等。

（五）激光

皮肤科常用激光主要包括激光手术、激光理疗、选择性激光、强脉冲光以及点阵激光、像素激光等。

（六）水疗法

水疗法也称浴疗，常见的有淀粉浴、温泉浴、中药浴等。适用于银屑病、慢性湿疹、瘙痒症、红皮病等。

（七）放射疗法

放射疗法是用射线照射治疗疾病的方法，皮肤科常用的放射源有 X 线、电子束和核素等，其中 X 线疗法现已很少使用。主要适用于各种增殖性皮肤病、瘢痕疙瘩和恶性肿瘤等。

四、皮肤美容

（一）激光治疗技术

1. 激光的概念　激光是一种自然界中不存在的人工光源。激光具有单色性、相干性、平行性、高能量和易于聚集的物理特性。

2. 作用原理　具有选择性光热作用，是指组织中特定的色基选择性吸收激光后，温度升高，并向周围邻近组织发生热传导，当选择性激光的照射时间短于或等于热弛豫时间（一次脉冲发射后靶目标温度降低50%所需要的时间）时，可造成靶目标的选择性损伤，而对正常组织损伤小。

3. 激光的分类

（1）根据其产生的介质性质，可分为气体激光、液体激光和固体激光。如二氧化碳激光、染料激光和红宝石激光。

（2）按照其输出类型，可分为连续激光、准脉冲激光和脉冲激光。连续激光是指激光平稳、连续输出，如二氧化碳激光；脉冲激光则相反，其输出的形式不连续，如同脉冲一样，如Q-开关激光。

（3）按照靶基的不同，可分为以水作为主要靶点的激光、以色素作为主要靶点的激光和以血红蛋白为靶点的激光。以水作为主要靶点的激光包括二氧化碳激光等，用于治疗各种皮肤赘生物、良性肿瘤等；以色素作为主要靶点的激光包括色素性染料激光、Q-开关红宝石激光等，用于治疗色素性皮肤病；以血红蛋白为靶点的激光主要包括氩激光、倍频Nd：YAG激光、长脉冲染料激光等，用于治疗血管性皮肤病。

（二）强脉冲光技术

1. 强脉冲光的概念　强脉冲光（intensive pulsed light，IPL）是一种由高能疝气闪光灯在数万伏高压作用下释放的多色谱脉冲光，波长范围多在400~1 200nm。IPL经不同的滤光镜滤过后可形成不同波长的光。

2. 作用原理　与激光一样，IPL的作用机制也基于选择性光热作用原理。IPL能被皮肤组织中的主要色基如水、黑色素、血红蛋白同时选择性吸收，因此具有改善色素、封闭血管、嫩肤等疗效。

3. 临床应用　IPL可用于皮肤光老化、色素性皮肤病、血管性皮肤病、早期瘢痕、酒渣鼻、痤疮等疾病的治疗。

（三）射频技术

1. 射频的概念　射频（radio frequency，RF）是介于声频与红外线频谱之间的一种高频交流变化电磁波的简称。

2. 作用原理　射频的治疗作用主要是通过感应电作用、电解作用以及热效应等对组织产生生物学效应。当热能作用于真皮组织，可使胶原收缩并刺激新胶原形成，促进真皮的重建和增厚。当热能作用于脂肪层时，有助于增强对脂肪组织的破坏，达到减脂塑形的目的。

3. 射频的类型

（1）双极射频：指射频的发射电极和接收电极在同一界面，特点是治疗安全，但治疗范围有限。

（2）单极射频：指射频的发射电极和接收电极相距较远，形成较大范围的电磁场，以电磁辐射方式加热组织。其特点是加热面积更大、更深。

（3）多级射频：指射频的多个电极均放置在同一界面，形成局部电流回路，电脑随机控制电流回路作用于组织。其特点是能量更准确、集中、可控，治疗更加安全、舒适。

（4）点阵射频：指将射频通过点阵微孔的方式，实现表面气化剥脱，并形成热损伤微孔，同时又使射频达到深层加热的效果。

4. 临床应用　用于抗衰治疗、塑身减肥、瘢痕修复等。

（四）化学剥脱术

化学剥脱术（chemical peeling）是通过化学物质的作用使表皮和/或真皮浅层部分剥脱，通过降低角质形成细胞间黏附性，促进黑素颗粒脱落，刺激胶原蛋白重组，以达到辅助治疗痤疮、色素异常等皮肤病及纠正皮肤老化的目的。

依据化学剥脱剂作用的深度，可分为浅层、中层和深层化学剥脱术。目前该技术主要应用于以下领域：①痤疮：用于轻、中度痤疮的辅助治疗，改善痤疮后的色素沉着；②色素性疾病：黄褐斑、炎症后色素沉着等；③瘢痕：轻度萎缩性或增生性痤疮瘢痕；④光老化：可改善细纹；⑤表皮增生性疾病：脂溢性角化病、毛周角化病等。

化学剥脱术常用的酸为果酸、水杨酸、杏仁酸，临床上常常将不同类型的两种及两种以上的单酸组合在一起形成复合酸，以增强疗效。

（五）注射美容

注射美容是指应用经皮注射的方法，把特定的注射物（如各类填充剂）或特定的生物材料（如脂肪干细胞或皮肤成纤维细胞）等，注射到目标位置以达到年轻化、美丽化效果的一种医学美容手段。

1. 肉毒素注射　肉毒素是肉毒杆菌在生长繁殖中产生的一种神经毒素。不同的菌株产生不同亚型的神经毒素，其中A型毒力最强，其机制为阻断神经终末突触释放乙酰胆碱，使肌肉麻痹，从而活动性皱纹减少，达到除皱目的。主要用于额部、眉间眼角、颈部等部位皱纹除皱，效果一般可维持3~6个月。在肥大的咬肌处注射肉毒素，产生咬肌的失用性萎缩，可达到瘦脸作用。通过阻断自主神经系统副交感部分节后纤维释放乙酰胆碱而影响汗腺的分泌作用，还可用于治疗多汗症。

2. 填充美容　通过局部注射透明质酸、胶原蛋白、硅酮、自体脂肪等填充剂，达到填补软组织缺陷、消除皱纹、隆鼻、修饰唇部等美容目的。

（崔炳南　蒋文静）

第二节　皮肤病的中医治疗

皮肤病的中医治法分为内治法和外治法。皮肤病发病，内因外因互相关联，不能截然分开，而以内因为主。如《外科理例》所言"治外必本诸内"，皮肤病的内治法非常重要，并具有有别于内科的独特方药用法。外治法能够直达病所，对皮肤病起到直接的治疗作用。因此，皮肤科的中医治疗需要内外并重，相辅相成。

一、内治法

中医治疗皮肤病应注重整体观念与辨证论治，外在皮肤的表现与整体营卫气血、脏腑病机有重要关系。在防治上应重视内因，着重于内治法，通过审证求因、辨证论治，既可同病异治，亦可异病同治。根据皮肤病的病因病机、发展过程、疾病特点，其常见内治法大致如下。

（一）凉血消风法

用于内蕴血热，外感风邪。风热相搏而发，如急性荨麻疹、丘疹性湿疹、玫瑰糠疹等，症见皮疹色红、瘙痒、舌质红、苔薄白、脉弦滑。治宜凉血消风，可用消风散、凉血消风散加减。

（二）祛风胜湿法

风性趋上，湿性趋下，风重于湿则症状以上半身多见，皮肤干燥起红色丘疹，搔抓后焮肿；湿重于风则症状以下半身多见，或起水疱，舌苔薄白，脉弦滑，见于丘疹性湿疹、荨麻疹、皮肤瘙痒症等。治宜祛风胜湿，可用局方消风散加减。

（三）搜风清热法

风邪郁久，未经发散，蕴伏于肌腠之间。症见皮肤瘙痒无度，血痕累累，体无完肤，脉弦滑数，舌红紫、苔薄黄，如慢性荨麻疹、皮肤瘙痒症、结节性痒疹、神经性皮炎、扁平苔藓等。治宜搜风清热，可用乌蛇驱风汤加减。

（四）潜阳息风法

肝阴不足则内风不息，肌肤失养，瘙痒不止，发为慢性荨麻疹、皮肤瘙痒症、泛发性神经性皮炎等。治宜潜阳息风，可用重镇活血汤加减。

（五）利湿清热法

用于肝经湿热下注，如阴囊湿疹；上泛耳郭，如耳郭湿疹；外淫肌肤如急性泛发性湿疹、带状疱疹等。治宜利湿清热，可用龙胆泻肝汤加减。

（六）健脾理湿法

脾虚湿从内生，外溢肌肤，脂水淋漓，浸淫四散，舌淡苔白腻，脉濡缓，如慢性湿疹、泛发性湿疹、天疱疮等。治宜健脾理湿，可用除湿胃苓汤、小儿化湿汤加减。

（七）滋阴除湿法

用于渗水日久，伤阴耗血，皮肤干燥脱屑，舌淡苔光，脉沉细，如亚急性或慢性湿疹。治宜滋阴除湿，可用滋阴除湿汤加减。

（八）凉血清热法

用于血分蕴热，或温毒入营而发斑疹，皮疹红赤灼热，舌质红苔黄，脉数，如药物性皮炎、急性荨麻疹、系统性红斑狼疮等。治宜凉血清热，可用化斑汤、犀角地黄汤、皮炎汤加减。

（九）清热解毒法

用于热毒壅聚、气血凝滞、营卫不和而发疮疖，舌质红苔黄燥，脉数，如毛囊炎、脓疱病、疖、痈等。治宜清热解毒，可用五味消毒饮、普济消毒饮、消炎方加减。

（十）养血润燥法

血虚风燥、肌肤失养或老年气血亏损，可见肌肤甲错，瘙痒无度，舌淡苔净，脉弦细，如皮肤瘙痒症、泛发性湿疹、神经性皮炎、痒疹等。治宜养血润燥，可用当归饮子加减。

（十一）活血化瘀法

风、寒、湿之邪客于肌肤、脉络之间，以致气血凝滞，而见皮肤暗紫或结块不散，如酒渣鼻、多形红斑、结节性红斑、紫癜、扁平苔藓等症。治宜活血化瘀，可用通窍活血汤、通络祛瘀方加减。

（十二）消痰软坚法

用于痰浊内恋，郁结而成，痰瘀阻于皮里膜外，如结节病、皮肤囊虫病、多发性脂囊瘤等。

治宜消痰软坚,可用海藻玉壶汤加减。

(十三)滋阴降火法

用于肾阴不足、阴亏火旺,肾之本色显露于外,舌质红,苔光剥,脉细数。如红斑狼疮、天疱疮属阴虚型者,以及黄褐斑、黑变病等色素性皮肤疾患。治宜滋阴降火,可用知柏地黄丸加减。

(十四)温肾健脾法

脾肾阳虚,阳气不达于肢末,而见肢端发绀、发凉、便溏,面色苍白,舌质淡胖,苔薄白。可见于硬皮病、红斑狼疮、雷诺病等。治宜温肾健脾,可用肾气丸合右归丸加减。

二、外治法

中医外治法是中医治疗学的重要组成部分,指运用除内服药物以外的一切方法,如药物、手术、物理方法,或使用一定器械直接作用于患者体表病变部位,达到治疗目的的一种方法。中医外治法主要分为药物外治法和非药物外治法两类。药物外治法特色鲜明、应用广泛、疗效显著,根据皮肤病的不同部位、不同症状,以及病程发展等变化,将药物制成不同的剂型施用于患处,从而达到治疗目的;非药物外治法主要包括针灸、拔罐、刮痧、手术等疗法。

(一)药物外治法

1. 水剂　常见于湿敷和药浴。

(1)湿敷:即溻渍治疗,以中药煎煮后的药液浸透6~8层纱布,覆盖局部,湿敷的次数及时间应根据病情而定。湿敷有冷、热之分。冷湿敷常用于急性皮损、糜烂、渗出明显者,如急性湿疹、接触性皮炎等;热湿敷常用于慢性皮损,肥厚、角化明显,如神经性皮炎、慢性湿疹、皮肤淀粉样变等。

(2)药浴:以中药煎煮后的药液洗浴全身或局部,或药物煮沸后全身熏蒸。室温不宜过低,药浴温度不宜过高,以38~40℃为宜,持续时间及频率与疾病特点和患者耐受程度相关。适用于全身性泛发性皮肤病,无明显破溃、糜烂、渗出者。而老年患者、合并复杂基础内科疾病者慎用,高热患者禁用。

2. 散剂　又称粉剂,是由一种或多种药物制成的混合干燥粉末,具有一定吸水性,可使局部皮肤干燥,同时减少摩擦,根据不同的药物组成,起到收湿止痒、清热消肿、化腐生肌等作用。适用于过敏性皮炎早期、痱子等。如青白散治疗湿疹,颠倒散治疗痤疮等。

3. 擦药

(1)洗剂:又称混合振荡剂,以不溶性粉剂与水混合而成,使用时需振荡混匀,起到干燥、止痒、清凉、保护皮肤的作用。常用于急性和亚急性皮肤病。如九华粉洗剂治疗脂溢性皮炎。

(2)酊剂:以药物与酒或醋混合,浸渍7日至1个月后取药液外用。如苦参酒治疗皮肤瘙痒症,斑蝥醋治疗神经性皮炎,补骨脂酊治疗白癜风等。

(3)油剂:以中药置于植物油中提炼,或文火熬煮后而成,可起到润肤、止痒等作用。如蛋黄油治疗慢性溃疡,鸦胆子油治疗扁平疣等。

4. 膏剂

(1)软膏:又称油膏,是以药物与油类煎熬或捣匀成膏的制剂。基质有凡士林、蜂蜡、猪脂、羊脂、松脂、麻油等。根据选取药物的不同,起到保护创面、软化痂皮的作用。适用于大

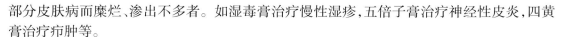

部分皮肤病而糜烂、渗出不多者。如湿毒膏治疗慢性湿疹,五倍子膏治疗神经性皮炎,四黄膏治疗疖肿等。

（2）硬膏:又称膏药、薄贴,以药物浸于植物油中熬制取油,加入章丹而成,或蓖麻仁、松香及药物捣打而成。根据药物选择起到消炎、促进吸收等作用。适用于局限性、肥厚性皮肤病或疗疖未溃者。如疗疖膏治疗疗疮、疖肿。

5. 脐疗　又称敷脐疗法,是将药物放在脐中即神阙穴,用胶布或纱布等覆盖固定,利用脐部特殊的生理结构,局部吸收药物,刺激经络之气。适用于瘙痒性皮肤病、情绪睡眠欠佳者。

（二）非药物疗法

1. 针灸

（1）体针疗法:通过整体观念与辨证论治,以毫针刺入选取穴位,并通过一定的手法,调节脏腑、经络、气血功能,适用于大部分皮肤疾病,如荨麻疹、过敏性皮炎、痤疮等。

（2）揿针疗法:又称皮内针,是用一种形似图钉状的针具在所选取的穴位上埋针,起到持续刺激穴位的作用,达到促进气血流畅的一种疗法。适用于大部分皮肤疾病,如局部取穴治疗带状疱疹等。

（3）梅花针疗法:又称七星针,通过运用灵活的腕力,以梅花针垂直叩刺于人体特定部位的浅表血管,并放出少量血液,排出血脉中瘀积的病邪,从而达到治疗目的。而根据叩刺部位,可分为循经叩刺、穴位叩刺和局部叩刺。常用于治疗斑秃、脂溢性脱发、白癜风、神经性皮炎、慢性湿疹、皮肤淀粉样变、痒疹、银屑病、瘙痒症等。

（4）火针疗法:又称烧针、白针或燔针,通过特殊材料制成的针具或把金属毫针烧红后,快速烙刺患处,达到激发经气、疏通经络的目的。常用于治疗带状疱疹、痤疮、疖、扁平疣、皮肤小赘生物等。

（5）耳针疗法:对耳穴进行观察和刺激,常用王不留行籽或短毫针针刺等方法刺激耳穴。可用于治疗面部皮炎、瘙痒性皮肤病等。

（6）电针疗法:腧穴刺入毫针,得气后接入电针治疗仪,达到一定的刺激量,可疏通局部经络气血,调整脏腑阴阳,调和全身气血,镇痛止痒。常用于治疗疼痛性、瘙痒性皮肤病,如带状疱疹后遗神经痛、慢性荨麻疹等。

（7）刺络放血疗法:是以三棱针、皮肤针、采血针、火针或其他针具,刺破特定的穴位、病灶局部、阳性反应点等,根据辨证情况放出适量血液,达到开窍、散热、消瘀的治疗方法。常用于治疗酒渣鼻、痤疮、丹毒、疖、带状疱疹、斑秃、荨麻疹等。

（8）挑治疗法:又称截根疗法。是用三棱针划破一定部位的皮肤,然后挑断皮下白色纤维样物,达到疏通经络,调和气血的一种疗法。常用于治疗神经性皮炎、慢性湿疹、慢性荨麻疹等。

（9）针刀疗法:传统毫针与现代手术刀的结合,具有毫针针刺的作用,但刺激量较强。临床上可用于局部刺激治疗神经性皮炎,松解夹脊穴治疗带状疱疹后遗神经痛等。

（10）穴位注射:是把药液注入穴位内,既有针刺的功效,又有药物作用的方法。常用于治疗痤疮、荨麻疹、皮肤瘙痒症、神经性皮炎、银屑病、湿疹等。

（11）自血疗法:将患者自身的血液通过臀部肌肉或局部,注射入患者自身体内,刺激机体免疫系统,降低机体的敏感性。常用于治疗顽固难治的皮肤病,如荨麻疹、湿疹、白癜风、银屑病、斑秃等。

（12）艾灸疗法：以艾绒制成的艾炷或艾条熏穴位或患处，达到温经通络、流畅气血的目的。常用于治疗鸡眼、寻常疣、跖疣、胼胝、白癜风、神经性皮炎、慢性湿疹等。

2. 拔罐疗法　拔罐疗法是利用负压罐吸附相关部位的皮肤，使局部皮肤产生瘀血现象，以调节机体功能的一种治疗方法，一般分为留罐法、走罐法、闪罐法、刺血拔罐法。可用于治疗毒虫咬伤、带状疱疹后遗神经痛、皮肤瘙痒症等。

3. 刮痧疗法　刮痧疗法是用光滑的器具或手指，在相关的经络穴位进行刮、挤、捏等刺激，以达到改善气血，疏通经络，调节阴阳的作用。可用于黄褐斑、神经性皮炎、带状疱疹后遗神经痛、痤疮等疾病的治疗。

4. 手术疗法　手术疗法是用手术器械切开皮肤，促进脓液排出，清除腐败组织或切除肿物以达到治疗目的的一种方法。常用于治疗疖、痈、甲沟炎、皮肤肿物等。

（崔炳南　李姝仪）

下 篇 各 论

第七章 感染性皮肤病

第一节 水 痘

水痘（varicella）是一种因感染水痘 - 带状疱疹病毒（varicella-zoster virus，VZV）而引起，具有较强传染性，可引起流行的病毒性皮肤病。其特征为皮肤、黏膜分批出现斑疹、丘疹、水疱、结痂，分布呈向心性，可伴有发热等全身症状。根据本病临床证候特点，属于中医文献中"水痘""水花""水泡""水疮""肤疹"等范畴。任何年龄均可发病，好发于儿童，多流行于冬春季节。

【病因病机】

西医学认为本病是 VZV 的原发性感染，该病毒存在于患者的呼吸道分泌物、疱液和血液中，通过飞沫或直接接触传染。病毒首先进入上呼吸道黏膜，在局部增殖并进入血液形成初次病毒血症，后在网状内皮系统中复制并形成第二次病毒血症，播散到表皮的角质形成细胞和黏膜上皮细胞，引起细胞空泡变性，形成水疱。本病发生后机体产生持久的免疫力，再次感染的机会很小，但临床上偶见轻微水痘样发病的再感染病例。此外，感染后病毒持续潜伏在神经节细胞中，若因某些因素导致抵抗力下降而再度活化则引起带状疱疹。

中医学认为，本病为外感时邪，湿毒内蕴，外发于肌肤所致。

1. 风热夹湿　时邪风毒由口鼻而入，蕴郁于肺，邪伤肺卫，故初起可见发热、流涕、咳嗽等肺卫之证；病邪深入，郁于肺脾，与内湿相搏，发于肌肤而见皮疹。

2. 湿热毒盛　若素体虚弱，邪盛正衰，时邪热毒由表入里，湿热炽盛，内犯气营，甚者毒热化火，内陷心肝，则见高热、神志模糊，甚则抽搐。

【临床表现】

发病前 2~3 周有与水痘或带状疱疹患者接触史，平均潜伏期 14 天。起病较急，可有发热、全身倦怠等前驱症状，儿童前驱症状轻微或无。皮损首先发生于头面部，然后扩展到躯干和四肢近端，呈向心性分布。皮损最初为红色斑疹，逐步发展为丘疹、丘疱疹、水疱，粟粒或绿豆大小，周围绕以红晕，水疱上常有脐凹，若细菌感染则变为脓疱，1~2 周结痂脱落，留

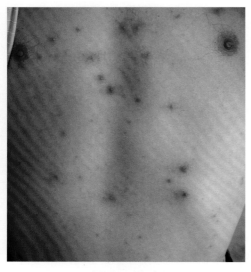

图7-1　水痘

有粉红色凹陷而愈；在发病2~4天内，皮疹陆续分批发生，故在同一部位同时可见丘疹、水疱、结痂等不同时期的皮疹；常伴有不同程度的瘙痒（图7-1）。口腔黏膜、眼结膜、肛周、外阴等部位也可发生损害，水疱破溃形成浅表小溃疡。本病病程约2周，一般预后良好。

除上述典型症状外，临床上尚可见到大疱型水痘、出血性水痘、新生儿水痘、先天性水痘综合征、成人水痘及轻型水痘样综合征等水痘异型。本病的并发症不多见，主要是皮肤、黏膜的继发感染，可发生皮肤坏疽，严重者可导致败血症或脓毒血症，偶见水痘性肺炎、水痘性脑炎、脑病合并内脏脂肪变性综合征（Reye综合征）、血小板减少性紫癜及多形红斑等。

【实验室检查】

对于不典型病例或继发感染的病例，进行补体结合抗体的滴度检测、VZV抗原检测、疱液电子显微镜观察VZV等检查可协助诊断；疱液、疱底组织刮取物、脑脊液等聚合酶链反应（PCR）扩增检测VZV-DNA适用于VZV性脑膜脑炎的快速诊断。

【诊断要点】

1. 发病前多有与水痘或带状疱疹患者接触史。
2. 皮肤分批出现斑疹、丘疹、水疱、结痂，呈向心性分布，黏膜也可受累。
3. 伴有不同程度的发热、倦怠等全身症状。
4. 儿童多见，好发于冬春季。

【鉴别诊断】

1. 丘疹性荨麻疹　初为风团，很快风团消退，呈现坚实的水肿性红色丘疹，中心可有丘疱疹或水疱，伴有剧烈瘙痒，黏膜、头皮不受累，好发于四肢等暴露部位，一般无全身症状。**鉴别要点**：好发于四肢的风团样丘疹、水疱，剧痒，无全身症状。

2. 脓疱疮　皮疹以脓疱和蜜黄色结痂为主，半月形积脓为典型皮损，好发于面部、四肢等皮肤暴露部位，有自体接种和接触传染的特性。**鉴别要点**：脓疱、蜜黄色结痂，半月形积脓，自体接种。

【治疗】

一、中医治疗

1. 内治法
（1）风热夹湿证
主症：发病初期，皮肤散在分布红色斑丘疹和小水疱，疱液清澈，轻度瘙痒；伴有发热、

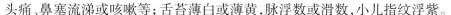

头痛、鼻塞流涕或咳嗽等；舌苔薄白或薄黄，脉浮数或滑数，小儿指纹浮紫。

治法：疏风清热，利湿解毒。

方药：银翘散加减。金银花 10g，连翘 10g，薄荷 6g，竹叶 6g，生甘草 5g，桔梗 6g，芥穗 5g，淡豆豉 5g，牛蒡子 6g，芦根 10g。

加减：瘙痒甚者加蝉蜕、浮萍、白鲜皮、地肤子；疱液混浊或有脓痂者，加野菊花、蒲公英；发热重者，加生石膏、知母；咽痛者，加射干、板蓝根；咳嗽者，加杏仁、贝母等；素体气虚，疹稀色淡、疱液较少者，加黄芪、薏苡仁等。

（2）湿热毒盛证

主症：发病急重，痘疹大而密集，颜色红赤或紫暗，疱液混浊或水疱破溃、脓疱，甚则口腔亦见疮疹；伴有壮热烦渴，口齿干燥，牙齿肿痛，唇红面赤，心烦不宁，小便短赤，大便干结等；舌苔黄糙而干或苔黄腻，脉洪数或滑数，小儿指纹紫滞。

治法：清热凉血，解毒渗湿。

方药：加味消毒饮合清胃解毒汤加减。荆芥 9g，防风 9g，升麻 6g，牛蒡子 9g，连翘 10g，赤芍 10g，山楂 10g，生甘草 6g，黄连 5g，丹皮 10g，生地 10g，黄芩 10g，生石膏 15g。

加减：若发疹时壮热不退，神志模糊，口渴欲饮，甚则抽搐，脉浮数或滑数，此邪在营分，宜予清瘟败毒饮加减，配以紫雪丹清热解毒，镇痉开窍；口舌糜烂者，合导赤散；烦渴较甚者，加芦根、天花粉、麦冬；咽部红肿者，加板蓝根、射干；大便干结者，加大黄（后下）通腑泄热。

2. 外治法

（1）水疱未破者：可予炉甘石洗剂涂于患处，每日 2 次。

（2）糜烂化脓者：可予青黛散用麻油调和后外涂，每日 2 次。

（3）水疱破溃、糜烂、渗出较重者：可予三黄洗剂（大黄、黄柏、黄芩、苦参）湿敷，或用马齿苋、黄柏、枯矾煎煮，放凉后湿敷患处，每日 2~3 次。

（4）口腔黏膜损害者：可予冰硼散或西瓜霜，吹敷患处，一日数次。

二、西医治疗

1. 预防　通过进行水痘灭毒疫苗接种，可有效预防水痘发生，亦可使症状缓解。对于体弱者、新生儿、免疫抑制患者、3 个月内口服糖皮质激素超过 14 天且既往未患过水痘者、对水痘无免疫的孕妇等人群接触水痘后的预防，可考虑给予特异性免疫球蛋白。隔离水痘患者是控制水痘传播的有效手段。

2. 治疗　本病的治疗包括加强护理、抗病毒、对症治疗及预防继发感染。发热期应卧床休息，予易消化的饮食及充足饮水；成人水痘和任何年龄的严重水痘患者，特别是免疫抑制患者，应早期使用阿昔洛韦以减轻水痘的严重程度并缩短病程；对症治疗包括退热（热度较高者给予退热剂，但禁用阿司匹林）、止痒（可口服抗组胺药、外用炉甘石洗剂）等；有继发感染时，局部外用新霉素软膏或莫匹罗星软膏。对于弥漫性脓疱病、蜂窝织炎、急性淋巴结炎、原发性水痘性肺炎等，需系统应用抗生素；对于 Reye 综合征，主要针对急性肝功能衰竭的治疗。

【临证撷要】

水痘的诊断，以皮肤同时见到红色丘疹、水疱、结痂三种不同时期皮损为特点。但存在水痘异型，容易漏诊或误诊。此外，成人水痘一般较儿童水痘症状为重，前驱期长、高热、全身症状显著、皮疹数较多，并发症也更常见，应早期使用抗病毒药物。对于水痘患者需隔离至全部皮疹干燥结痂为止,并注意患者病室、衣被和用具的消毒。

在中医辨证方面,本病与其他病毒性发疹性皮肤病相比,除外感时毒之邪,每多夹湿;注意辨别证型轻重,一般风热夹湿证属轻证,治疗以疏风清热、利湿解毒为主;湿热毒盛证属重证,治疗以清热凉血、解毒渗湿为主;若素体虚弱、邪盛正衰,出现高热不退、神志模糊,甚则抽搐者,应予清热解毒、开窍镇痉为法。

(张晓红 孟 晓)

第二节 单 纯 疱 疹

单纯疱疹(herpes simplex)是一种由单纯疱疹病毒(herpes simplex virus, HSV)引起的急性疱疹性皮肤病,其特征为簇集性水疱,好发于皮肤黏膜交界处,易反复发作。根据本病临床证候特点,属于中医文献中"热疮""热气疮"等范畴。

【病因病机】

西医学认为本病是因感染 HSV 而引起,该病毒可存在于感染者的疱液、口鼻和生殖器分泌物中,依据病毒蛋白抗原性不同,可分为Ⅰ型和Ⅱ型。HSV-Ⅰ型主要引起面部等生殖器以外的皮肤黏膜感染;HSV-Ⅱ型主要引起生殖器部位的皮肤黏膜感染。病毒侵入皮肤黏膜后,可先在局部增殖,形成初发感染,然后沿神经末梢上行至支配皮损区域的神经节内长期潜伏,当受到某种诱因(如发热、受凉、曝晒、情绪激动、消化不良、月经或机械刺激等)的影响,处于潜伏状态的病毒可被激活,沿神经纤维迁移至皮肤、黏膜组织,在上皮细胞中复制、增殖产生新的病毒而复发。

中医学认为本病多因肺胃热盛、外感风热毒邪,或体虚,风热毒邪因而乘之,蕴蒸肌肤所致。

1. 肺胃热盛 肺胃蕴热,外感风热毒邪,内外之邪相合,循经上犯面部。
2. 阴虚内热 热邪耗气伤阴,阴虚而生内热,病情反复发作。
3. 脾肺气虚 脏腑不调,脾肺气虚,表卫不固,风热毒邪因而乘之,病情反复发作。

【临床表现】

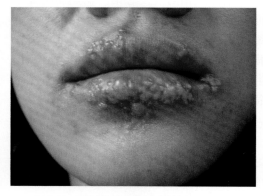

图 7-2 单纯疱疹

本病原发感染潜伏期为 2~12 天,平均 6 天,部分复发患者可无原发感染症状。由于临床上对于首发症状无法判断是原发还是复发感染,故宜分为初发型和复发型。初发型相对皮损范围广泛,自觉症状明显,病程稍长,包括疱疹性龈口炎、新生儿单纯疱疹、疱疹性湿疹、接种性疱疹等。常见的单纯疱疹多为复发型,其共同特征为:可发生于任何部位,多发生在同一区域,但不一定是同一部位;水疱较小且较簇集,持续时间短,容易发生糜烂、渗液、干燥、结痂(图 7-2);病程较短,7~10 天;通常无全身症状,部分可以合并局部淋巴结肿痛或淋巴管炎。此外,HSV 除可引起皮肤黏膜型感染外,还可引起系统性感染,如中枢神经系统感染、播散性感染(包括脑炎、肝炎、肺炎、凝血障碍等)及面神经瘫痪(Bell 麻痹)等。

【实验室检查】

病毒培养鉴定是诊断 HSV 感染的金标准;皮损处刮片做细胞学检查、免疫荧光检测疱液中病毒抗原、PCR 检测 HSV-DNA、血清 HSV-IgM 型抗体检测均有助于明确诊断。

【诊断要点】

1. 皮损为群集的小水疱,四周有红晕,好发于皮肤黏膜交界处。
2. 患处有瘙痒、灼热感。
3. 病程 1~2 周,易反复发作。
4. 常因发热、受凉、情绪激动、消化不良、月经或机械刺激等诱发。

【鉴别诊断】

1. 带状疱疹　身体一侧出现簇集成群的红斑水疱,呈带状分布,伴有疼痛;严重者皮疹可表现为出血性或坏疽性;部分患者皮损消退后仍感疼痛。**鉴别要点**:根据发病部位、分布形态及疼痛症状可鉴别。

2. 脓疱疮　皮疹以脓疱和蜜黄色结痂为主,半月形积脓为典型皮损,好发于面部、四肢等皮肤暴露部位,有自体接种和接触传染的特性。**鉴别要点**:脓疱、蜜黄色结痂,半月形积脓,自体接种。

【治疗】

一、中医治疗

1. 内治法

(1)肺胃热盛证

主症:面部疱疹新发,群集性小水疱,基底潮红,灼热刺痒;伴轻度周身不适,心烦郁闷,口干,小便黄,大便干;舌质红,苔薄黄,脉滑数。

治法:清热疏风解毒。

方药:辛夷清肺饮加减。辛夷 9g,黄芩 10g,栀子 9g,百合 9g,生石膏 15g,知母 10g,升麻 6g,麦冬 10g,生甘草 6g,枇杷叶 10g。

加减:疱液混浊或有脓痂者,加蒲公英、金银花、连翘、野菊花;大便干燥者加虎杖;小便黄、心烦者,加淡竹叶。

(2)阴虚内热证

主症:皮疹反复发作,红肿斑片,上有簇集丘疱疹;伴潮热盗汗,口燥咽干,小便短少,大便干;舌质红,少苔或苔薄黄,脉细数。

治法:养阴清热,疏风解毒。

方药:养阴清肺汤加减。生地 10g,麦冬 10g,玄参 10g,贝母 6g,生甘草 6g,丹皮 10g,薄荷 6g,白芍 10g,金银花 10g,连翘 10g,生薏仁 10g。

加减：潮热、盗汗、口干唇燥明显者，可加知母、黄柏、石斛等。

（3）肺脾气虚证

主症：皮疹反复发作，水疱黄白，红晕色淡；伴乏力倦怠，易感冒，纳呆，腹胀，大便溏；舌淡红，苔白，脉沉缓。

治法：补气健脾，除湿解毒。

方药：参苓白术散加减。人参10g，白术10g，茯苓10g，白扁豆10g，山药10g，莲子6g，砂仁6g，薏苡仁10g，炙甘草6g，桔梗6g，菊花9g，金银花9g，薄荷6g。

加减：纳呆、腹胀者，可加陈皮、鸡内金等。

2. 外治法

（1）皮损初期，水疱未破时：可用炉甘石洗剂或三黄洗剂（大黄、黄柏、黄芩、苦参）外擦，每日2次。

（2）水疱破溃、糜烂、渗出者：可予板蓝根、马齿苋、黄柏、大青叶等煎煮，放凉后湿敷患处，每日2~3次。

（3）皮损干燥结痂时，可用黄连膏、青黛膏外涂，每日2次。

二、西医治疗

本病的治疗原则为缩短病程、防止继发细菌感染和全身播散、减少复发和传播机会。对于无并发症的轻度单纯疱疹无需特殊治疗；对于严重的原发性单纯疱疹和反复发作的复发性单纯疱疹，可考虑尽早系统应用抗病毒药物治疗，包括阿昔洛韦及其衍生物（伐昔洛韦或泛昔洛韦）；对于阿昔洛韦耐药的患者，可选择膦甲酸钠和西多福韦。外用抗病毒药物可选择3%阿昔洛韦软膏、1%喷昔洛韦软膏；继发感染时可外用夫西地酸软膏、莫匹罗星软膏；对于疱疹性龈口炎可予口腔含漱溶液以保持口腔清洁。

【临证撷要】

单纯疱疹的常见类型为复发型，以成群的水疱、好发于皮肤与黏膜交界处、自觉灼热及痒感、多见于发热及消化障碍的疾病中为特点。本病一般预后良好，有一定的自限性，但播散性单纯疱疹、新生儿疱疹有一定的致残率和致死率，特别是发生疱疹性肝炎、疱疹性脑膜脑炎时，死亡率较高。对于无并发症的轻度单纯疱疹无需特殊治疗，局部外用抗生素可减少继发性细菌感染；对于频繁发作的复发性单纯疱疹（1年复发6次以上），需进行长疗程预防性口服阿昔洛韦治疗；对于原发感染症状严重或皮损泛发者，可静脉滴注阿昔洛韦；对于新生儿单纯疱疹者，需早期应用较大剂量的阿昔洛韦治疗以降低患儿的死亡率，改善预后。

在中医辨证方面，新发皮疹多为实证，乃肺胃蕴热、外感风热毒邪所致，治疗以清热疏风解毒为法；反复发作者因脏腑不调、风热毒邪留恋所致，治疗应扶正与祛邪兼顾。

（张晓红　孟晓）

第三节　带状疱疹

带状疱疹（herpes zoster），是因潜伏在神经细胞中的水痘 - 带状疱疹病毒（VZV）再度活化所引起的急性疱疹性皮肤病，其特征为沿神经分布的群集疱疹和神经痛。根据本病临床证候特点,属于中医文献中"蛇串疮""缠腰火丹""甑带疮""火带疮""白蛇串""蛇丹"等范畴。本病多好发于春秋季节,可发生于任何年龄,但以中老年人为多。

【病因病机】

免疫力低下的人群(多数为儿童)初次感染 VZV 后,临床上表现为水痘或呈隐匿性感染,此后该病毒进入皮肤的感觉神经末梢,持久地潜伏于脊髓后神经节的神经元中,在各种诱发刺激(如创伤、疲劳、恶性肿瘤、病后体弱、使用免疫抑制剂等)的作用下,潜伏病毒被激活、生长繁殖,使受侵犯的神经节发炎及坏死,产生神经痛;同时,被激活的病毒可沿周围神经纤维而移动到皮肤,产生本病特有的节段性水疱;偶尔病毒散布到脊髓前角细胞及运动神经根,引起肌无力或相应区域的皮肤发生麻痹。

中医学认为本病多因情志内伤、饮食失调、烦劳过度、年老体弱兼感毒邪,致使肝郁化火、脾失健运、湿瘀化热、内外合邪,湿热火毒循经外发肌肤所致。急性期基本病机以湿热火毒、脾虚湿蕴、邪毒内阻为主;后期基本病机以余邪未清、气滞血瘀、正虚血瘀为患。

1. 心肝火盛 多为情志内伤、烦劳过度以致气郁生火,又外感毒邪,熏蒸肌肤而发。

2. 脾虚湿蕴 多为饮食不节、形劳伤脾以致脾失健运、蕴湿化热,又外感毒邪,外发肌肤而致。

3. 气滞血瘀 湿热火毒郁结,邪阻经络,局部气血瘀滞不通,以致疼痛剧烈,病程迁延。

4. 正虚血瘀 因年老体弱,或久病,或疾病初期邪毒损伤正气,致气血亏虚,气虚血行不畅,患处气血凝滞,经络阻塞不通;或治疗过程中过用苦寒之品劫伤阴液,致气阴两伤,筋脉失养,以致疼痛持续不能缓解。

【临床表现】

本病在发疹前可有乏力、轻度发热、食欲不振,患部皮肤疼痛、灼热、麻木或感觉异常等前驱症状,但也有无前驱症状即发疹者。皮损好发部位依次为肋间神经区、颈神经区、三叉神经区及腰骶部神经区。患处初为不规则红斑,继而出现多数或群集的粟粒至绿豆大的丘疱疹,迅速变为水疱,疱壁紧张发亮,疱液澄清,数天后疱液变混浊,或部分破裂、糜烂,最后干燥结痂,经数日痂脱而愈,遗留暂时性淡红色斑或色素沉着(图 7-3)。皮疹多沿某一周围神经分布,可呈带状排列,多发生在身体的一侧,一般不超过正中线。神经痛为本病特征之一,可在发疹前、发疹时及皮损痊愈后均可伴有,统称为带状疱疹相关性疼痛(ZAP)。疼痛程度轻重不等,一般年老体弱者疼痛剧烈。本病病程一般 2~3 周,老年人 3~4 周。

本病的皮损表现可多样,与患者的抵抗力差异有关,包括顿挫型、大疱型、出血型、泛发型(播散型)及坏疽型等。此外,由于病毒侵犯的部位、程度及炎症变化范围的不同,可有以下特殊类型:①眼带状疱疹:累及角膜时可形成溃疡性角膜炎,愈后可因瘢痕而影响视力,严重者可发生全眼球炎、脑炎等;②耳带状疱疹:膝状神

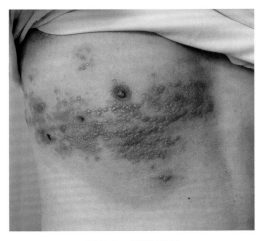

图 7-3 带状疱疹

经节受累时,可出现面瘫、耳痛及外耳道疱疹三联征(Ramsay-Hunt 综合征);③其他:包括带状疱疹性脑膜脑炎、运动性麻痹及内脏带状疱疹等。

带状疱疹皮损痊愈后神经痛持续存在者,称带状疱疹后遗神经痛(PHN)。PHN 是本病最常见的并发症,一般皮损越重、年龄越大、出疹时疼痛剧烈者,其发生概率更高。此外尚有瘢痕形成、细菌感染导致皮肤坏死、急性视网膜坏死综合征(ARN)、吉兰-巴雷综合征和脊髓炎等并发症出现。

【实验室检查】

通过组织培养可发现带状疱疹病毒,疱液涂片检查可见多核气球状细胞。

【诊断要点】

1. 典型皮损为成簇水疱沿单侧神经分布,排列成带状。
2. 可有不同程度的神经痛。
3. 发疹前常有皮肤疼痛、灼热、麻木或感觉异常等前驱症状。
4. 常见于中老年人,可因劳累、情绪波动、恶性肿瘤、免疫抑制剂治疗和器官移植等因素诱发。

【鉴别诊断】

1. 单纯疱疹　好发于皮肤黏膜交界处,疱疹多为一群,多见于发热性疾病的过程中,自觉瘙痒、灼热感,易反复发作。**鉴别要点**:发病部位局限,自觉瘙痒灼热、疼痛不明显,易复发。
2. 其他　当患处疼痛,但疱疹尚未出现时,应与心、肺疾病,肋软骨炎、胆囊炎、坐骨神经痛等疾病进行鉴别诊断,需详细追问病史、完善相关检查、注意观察皮肤情况。

【辨证思路】

带状疱疹属于中医"蛇串疮"范畴。临证时应根据患者的全身症状、舌苔、脉象等进行综合辨证分型。初发阶段可分为红斑型及水疱型两类。红斑型乃心肝火盛所致,可见胸胁部皮肤起红粟,疱壁紧张,疼痛如火燎;水疱型为脾虚湿蕴所致,可见红斑色淡,起集簇之水疱或大疱,疱壁松弛,或融合湿烂。发病后期,因余邪未清、气血凝滞,经络阻塞不通,或因正虚血瘀,筋脉失养,血行不畅,而见不同程度和类型的疼痛。在临床中辨证需分清虚实,还要注意素体强弱及合病、并病情况。

【治疗】

一、中医治疗

1. 内治法
(1)心肝火盛证

主症:胸胁部皮肤起红粟,疱壁紧张,疼痛如火燎;可伴口苦咽干,口渴,烦躁易怒,小便短赤,大便干结;舌质红,苔薄黄或黄厚,脉弦滑微数。

治法:清心肝之火,佐以利湿解毒。

方药:龙胆泻肝汤加减。龙胆 6g,黄芩 9g,柴胡 6g,炒栀子 9g,车前子 9g,生地 9g,泽泻

12g,当归 10g,生甘草 6g,延胡索 9g,竹叶 10g,丹皮 10g,通草 6g。

加减:伴有壮热者,加生石膏、生玳瑁;壮热严重、侵及目睛时,可加羚羊角粉 0.1~0.15g 冲服;发于腰部者加杜仲、桑寄生;发于颜面者加菊花;侵犯眼眉者加谷精草;发于上肢者加姜黄;发于下肢者加牛膝;出现血疱坏死者,加白茅根、赤芍;感染重者加银花、蒲公英、板蓝根;年老体弱者加黄芪、党参。

（2）脾虚湿蕴证

主症:红斑色淡,起集簇之水疱或大疱,疱壁松弛,或融合湿烂;可伴胃纳不思或食后腹胀,口渴而不欲饮,便溏腹泻等;舌质淡白体胖,苔白厚或白腻,脉沉缓而滑。

治法:健脾除湿,佐以清热解毒。

方药:除湿胃苓汤加减。苍术 9g,厚朴 6g,陈皮 6g,猪苓 9g,泽泻 9g,茯苓 9g,黄芩 12g,六一散 9g。

加减:若疱疹消退,局部疼痛不消,兼肝郁者合柴胡疏肝散;食少腹胀者加木香、神曲;老年患者气血虚弱者,可加用八珍汤等。

（3）气滞血瘀,余邪未清证

主症:疱疹消退后,仍疼痛不止;可伴烦躁不安,纳少,眠差;舌质暗红,苔薄白,脉弦细。

治法:疏肝理气,活血化瘀,清解余邪。

方药:逍遥散合桃红四物汤加减。柴胡 9g,赤芍 10g,白芍 10g,茯苓 10g,白术 10g,薄荷 6g,黄芩 9g,桃仁 9g,红花 6g,生地 12g,当归尾 9g,川芎 6g,丹参 15g。

加减:疼痛剧烈者,可加全蝎、蜈蚣、地龙等;少气乏力者,可加黄芪、党参等。

（4）气血亏虚,瘀血阻滞证

主症:疱疹消退后,仍疼痛不止;可伴面色苍白或萎黄,气短懒言,四肢倦怠,自汗,纳少,心悸怔忡,头晕目眩,眠差;舌质淡暗,苔薄白,脉弦细或沉细。

治法:调补气血,活血化瘀。

方药:八珍汤加味。人参 10,白术 10g,茯苓 10g,炙甘草 10g,当归 10g,川芎 10g,白芍 10g,熟地黄 10g,生姜 5g,大枣 5g,珍珠母（先煎）30g,煅牡蛎（先煎）30g,醋乳香 9g,醋没药 9g。

加减:疼痛剧烈者,可加全蝎、蜈蚣、地龙等;以气虚为主,气短乏力明显者,可加党参、黄芪;以血瘀为主者,可易白芍为赤芍;血虚有热者,可易熟地黄为生地黄。

（5）阳气虚衰,血脉瘀阻证

主症:疱疹消退后,患处皮肤仍有胀痛、窜痛感,得热痛减,或麻木疼痛,痛处喜温喜按;可伴神疲乏力,气短懒言,畏寒喜暖,纳谷不香,口唇色暗,夜尿频;舌质暗淡,苔薄白,脉沉细。

治法:温补阳气,活血通络止痛。

方药:炙黄芪 30g,黑附片 6g,桃仁 10g,红花 10g,细辛 3g,地龙 10g,当归尾 15g,延胡索 15g,川芎 10g,生地黄 15g,炙甘草 6g。

加减:疼痛剧烈者,可加全蝎、蜈蚣等;眠欠安者可加珍珠母、煅牡蛎、煅龙骨等;纳差、食后腹胀者可加陈皮、白术、茯苓等。

（6）阴血不足,瘀血阻滞证

主症:疱疹消退部位皮肤隐痛或刺痛,痛处固定不移,痛处拒按,夜间为甚;可伴口干咽燥,心烦不得眠,手足心热,神疲倦怠;舌质红绛,苔少,脉细弦。

治法:养血通络,祛瘀止痛。

方药:生地黄 15g,熟地黄 15g,沙参 10g,当归 15g,枸杞子 10g,麦冬 10g,白芍 15g,炙甘草 6g,川楝子 6g,桃仁 10g,红花 10g,蜈蚣（研磨冲服）1 条,延胡索 15g。

加减：眠欠安者可加珍珠母、煅牡蛎、煅龙骨等；虚火明显者,可加知母、玄参、黄柏等；纳差,或食后腹胀者可加陈皮、白术、砂仁等。

2. 外治法

（1）初起粟疹累累焮肿,灼热刺痛者：宜用清热消肿止痛之药外敷,如玉露膏,每日直接外涂患处 1 次。

（2）皮肤水疱未破者：可用双柏散、金黄散或炉甘石洗剂,每日 2 次；同时可予疱疹清创处理。

（3）水疱破溃糜烂者：以解毒、祛湿之药煎水湿敷,以泄蓄热、收干,如马齿苋 30g、板蓝根 20g、黄柏 15g,每日 1 剂,水煎冷湿敷,每日 2 次。

（4）水疱已破,无明显糜烂者：可用四黄膏、青黛膏外涂,每日 2 次。

（5）皮损干燥结痂时：可选用祛湿解毒而无刺激的中药油或软膏外涂,每日 2 次。

（6）针刺疗法：取穴内关、足三里、曲池、合谷、三阴交,针刺入后采用提插捻转,留针 20~30 分钟,一般 1 日 1 次。局部火针、围刺或刺络拔罐止痛效果较好。

（7）耳针疗法：取穴肝区、神门,每日 1 次。

二、西医治疗

本病的治疗原则主要为抗病毒、止痛、消炎及防治并发症。早期、足量的使用抗病毒药物进行系统治疗有利于缩短病程、减轻神经痛；可选用核苷类抗病毒药物如阿昔洛韦、泛昔洛韦、伐昔洛韦或溴夫定。在止痛方面,三环类抗抑郁药（如阿米替林、地昔帕明、多赛平等）是治疗各个时期带状疱疹的重要选择,不能耐受者可试用文拉法辛；抗癫痫药物（加巴喷丁、普瑞巴林）可协同三环类抗抑郁药中的止痛药物,并作为 PHN 的基础用药。对于糖皮质激素的使用,目前观点尚不一致,有报道称若无明显禁忌证且合并使用抗病毒药物时,早期合理应用糖皮质激素可抑制炎症过程、缩短病程。本病的外用药物早期以抗病毒、干燥、消炎为主；疱液未破时可外用阿昔洛韦软膏或喷昔洛韦软膏；破溃后可予 3% 硼酸溶液或 1：5 000 呋喃西林溶液湿敷,外用 0.5% 新霉素软膏或 2% 莫匹罗星软膏。对于 PHN 者,可外用复方利多卡因乳膏或 0.025% 辣椒碱乳膏。

【案例分析】

刘某,女,49 岁,1974 年 7 月 5 日初诊。

患者主因“右腰部出现大批水疱刺痛 5 天”就诊。患者 5 天前突然发现右腰部出现成批集簇水疱,逐渐增多,刺痛甚剧,寤寐不安,在附近医院治疗,水疱仍有发展。诊查：右腰部（相当于胸椎 1、2 节段）、右侧腹部及后背可见大片集簇密集的小疱,皮肤灼红,不敢碰触,皮损延及单侧腰部前后。舌质绛苔净,脉弦细。

中医诊断：蛇串疮。

西医诊断：带状疱疹。

辨证：毒热内蕴。

治法：清热解毒。

处方：马齿苋 60g,蒲公英 15g,大青叶 15g。3 剂,水煎服,日 1 剂,分早晚两次服。

二诊（7 月 8 日）：服药后未能控制病情,尚见有新起水疱向后背蔓延,发热 39.1℃,局部水疱破后,轻度感染。证属湿热火毒蕴结。中药加强清热燥湿、泻火解毒之品,上方加马尾连 9g、黄芩 9g、银花 15g、生甘草 6g,服 3 剂。外用玉露膏。

三诊(7 月 11 日):服药后仍起水疱,向外扩展,发热已退,腹胀有凉气,胃不思纳,脉细滑,舌苔白腻。证属热祛湿盛。治宜温化除湿,处方如下:苍术 6g,川朴 9g,陈皮 9g,茯苓皮 9g,猪苓 9g,泽泻 9g,桂枝 9g,黄芩 6g,六一散(包)9g。4 剂,水煎服,日 1 剂,分早晚两次服。外用四黄膏。

四诊(7 月 15 日):水疱已破,部分结痂,痛已减轻,病情基本控制,腹胀已轻,已思饮食,脉沉细,舌苔净。继服前方,4 剂。外用同前。

五诊(7 月 19 日):后背均已结干痂,腹部有小片溃疡面,略感腹胀,宗前方去黄芩、桂枝,加木香 3g、马齿苋 15g,3 剂。糜烂面外用红粉纱条加玉红膏。

六诊(7 月 22 日):皮损大部已结干痂,尚觉刺痛,前方加炙乳没各 6g。服 5 剂而愈。

按:患者急性起病,以右腰腹部起密簇水疱为特征。初诊、二诊时以验方投之不应,范围益见扩大,疼痛剧烈,并见胃不思食,腹胀有凉气,已见热退湿盛之证,改以温化除湿之法,病情得以控制,最后获愈。

【临证撷要】

带状疱疹诊断时需关注基础疾病或诱发因素,对于皮损较重,或表现为出血性、坏疽性或播散性皮损时,特别发生在 50 岁以下的患者时,需要完善相关检查以排除肿瘤、艾滋病等疾病。对于一般患者,早期积极治疗并卧床休息,对于缩短病程、防止 PHN 有重要意义。对于发病早期疼痛显著,或发生严重的带状疱疹、眼带状疱疹、Ramsay-Hunt 综合征及免疫抑制的患者,均应及早进行抗病毒治疗。

中医诊治应根据患者发病所处的阶段,结合患者的全身症状、舌苔、脉象及皮损特征等进行综合辨证分型。初期以清热利湿解毒为主,后期以活血通络止痛为主,体虚者或久病者应扶正祛邪与通络止痛并用。对于本病疼痛的辨证论治,在于审因辨痛,通过祛除病因,消除或缓解其疼痛病机而止痛。此外,对于合并肿瘤或免疫系统疾病的患者,应遵循“急则治其标”的原则,但治疗时亦应注意虚实夹杂的特性,不可过用攻邪之品以防更伤正气。发生于头面部,或侵及内脏,或侵及大脑实质和脑膜者,病情较重,如不及时控制病情可发生严重的并发症,甚至造成死亡,需要中西医结合治疗。

(张晓红　孟晓)

第四节　疣

疣(verruca, wart)是由人乳头瘤病毒(human papilloma virus, HPV)感染皮肤黏膜所引起的良性赘生物,临床可分为寻常疣、扁平疣、跖疣、尖锐湿疣等。在中医古籍中,寻常疣称“千日疮”“瘊子”“疣目”,扁平疣称“扁瘊”,跖疣称“牛程蹇”。寻常疣和扁平疣好发于青少年。

【病因病机】

疣主要是由 HPV 感染导致,通过直接或间接接触传播。病毒经皮肤黏膜微小破损进入上皮细胞内复制和增殖,使上皮细胞异常分化和增生,出现皮肤良性增生物。

中医学认为疣赘是风热邪毒搏于肌肤,或肝血失养,肝气外发而成,强调内外因相合致病。

1. 寻常疣 风邪搏于肌肉,或肝虚血燥、筋气不荣。风邪侵犯,阻滞于肌表,在内肝血亏虚,筋脉不得濡养,发而为赘疣。

2. 扁平疣 风热之邪客于肌表或内动肝火所致。风热毒邪与肝火相合,蕴阻肌肤,凝结成瘊。

3. 跖疣 局部气血凝滞于肌肤,与外伤、摩擦关系密切。

【临床表现】

1. 寻常疣(verruca vulgaris) 可发于身体任何部位,手部最常见。皮损初起为针尖样大小丘疹,后逐渐增大,呈圆形或多角形,颜色为灰褐色、棕色或正常肤色,表面粗糙,质地坚硬,呈乳头样增生,摩擦易出血(图7-4)。数目可为单个、数十个或多个融合成片,大多无自觉症状,偶有压痛。好发于眼睑、颈、颌部等处的单个细软丝状突起称为丝状疣;好发于头皮、趾间、面部的疣体,上有参差不齐的指状突起,尖端为角质样物质,称指状疣;发生在甲周称甲周疣;发生在甲床者为甲下疣。大多数寻常疣可自行消退。

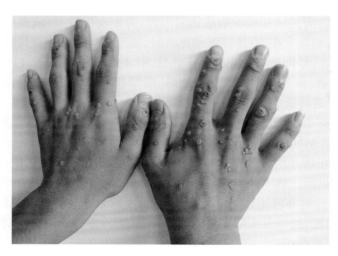

图7-4 寻常疣

2. 扁平疣(verruca plana) 好发于颜面、手背及前臂。皮损主要表现为米粒至黄豆大小的扁平隆起性丘疹,圆形或椭圆形,境界清楚,呈正常肤色或淡褐色,表面光滑,质地较硬(图7-5)。多骤然出现,数目多,较为密集。搔抓后呈串珠状排列,称自体接种反应或Koebner现象,一般无自觉症状,偶有微痒,病程慢性,多数可自行消退。

3. 跖疣(verruca plantaris) 发生于足底的寻常疣,以掌跖前部最为多见。皮损初起为细小发亮的丘疹,后逐渐增大为灰褐色或灰黄色的胼胝样斑块或扁平丘疹,圆形或椭圆形,境界清楚,表面粗糙。周围绕以稍高增厚的角质环,去除角质环可见真皮乳头血管破裂形成的小黑点,以及疏松的角质软芯(图7-6)。常单发或多发,有时在一较大的疣体周围可见数个针头大小的卫星疣,可融合成片。若数个疣相互融合去除角质环后可见多个角质软芯,则称为镶嵌疣。若发生在手掌部称为掌疣,自觉疼痛或无任何症状,可自行消退。

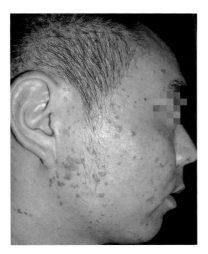

图 7-5　扁平疣

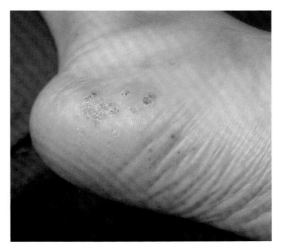

图 7-6　跖疣

【组织病理】

　　病毒疣的特征性病理改变为颗粒层及颗粒下层棘细胞的空泡样变性,变性细胞内常含有嗜碱性或嗜酸性包涵体,同时伴有棘层肥厚或乳头瘤样增生。不同性质的疣又有各自的病理特点:

　　1. 寻常疣　表皮棘层肥厚,乳头瘤样增生伴角化过度,间有角化不全(图 7-7、图 7-8)。表皮嵴延长,在疣周围向内弯曲,呈放射状向中心延伸,在棘层上部和颗粒层内可见空泡化细胞,为圆形,核深染,嗜碱性。增厚的角质层内间有角化不全,常位于乳头体正上方,呈叠瓦状排列。真皮乳头层内可见炎症细胞浸润,伴血管增生和扩张。

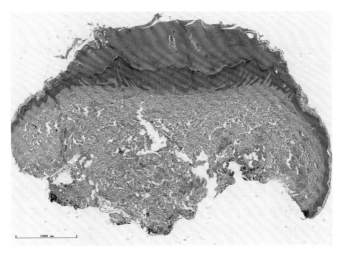

图 7-7　寻常疣组织病理 1(HE 染色,×20)

表皮角化过度伴角化不全,角质层内可见出血,棘层肥厚,乳头瘤样增生,颗粒层透明角质颗粒浓集,颗粒层和棘层上部可见空泡细胞,病变周围皮突呈抱球状,真皮乳头血管扩张,真皮浅层淋巴细胞浸润

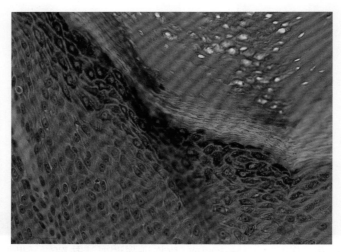

图 7-8 寻常疣组织病理 2（HE 染色，×400）
大量透明角质颗粒浓集于角质层及颗粒层上部，可见空泡细胞

2. 扁平疣 角化过度和棘层肥厚，表皮上部细胞有广泛空泡形成，空泡化细胞核位于细胞中央，有不同程度的固缩，部分呈深嗜碱性。颗粒层均匀增厚，角质层细胞呈明显的筛网状。部分扁平疣基底层内可见大量黑素，真皮内无特异性改变。

3. 跖疣 病理改变与寻常疣相似，但损害深入真皮层，角质层增厚并伴有广泛角化不全。棘层空泡细胞呈网状，真皮内有较多的炎细胞浸润。

【诊断要点】

结合典型皮损及病史进行诊断，必要时结合组织病理。

1. 寻常疣 皮损表面粗糙，质地坚硬，乳头样增生。组织病理见空泡细胞，角质层增厚伴角化不全，呈叠瓦状。

2. 扁平疣 好发于颜面、手背及上臂，扁平隆起性丘疹，表面光滑，可自体接种。组织病理见空泡细胞，角质层筛网状角化过度，棘层肥厚。

3. 跖疣 发于足底，胼胝样斑块或扁平丘疹，表面粗糙，去除角质环可见小黑点，角质软芯。组织病理见空泡细胞更为明显，构成网状，角质层增厚伴广泛角化不全。

【鉴别诊断】

1. 寻常疣 需与疣状皮肤结核相鉴别。疣状皮肤结核：皮肤暴露部位的疣状结节，向外拓展呈环状排列，中央有萎缩性网状瘢痕，四周有红晕，病程数年或数十年。组织病理见结核浸润灶，有明显的干酪样坏死，可查到结核杆菌。**鉴别要点**：三廓症状（中央网状瘢痕，疣状边缘，四周红晕），慢性病程，结核浸润灶。

2. 扁平疣

（1）汗管瘤：女性常见，好发于眼睑、眼周、女阴处，米粒大小肤色、淡黄色半球形或扁平丘疹，有蜡样光泽。组织病理可见发育不良汗管，一端导管状，另一端为实体条索，形如逗号或蝌蚪。**鉴别要点**：女性常见，眼睑及女阴处多发，组织病理见较多导管。

（2）脂溢性角化病：老年人常见，颜面、手背、胸背常见扁平隆起性丘疹或斑块，皮损大小不一,逐渐增多,皮肤镜可见脑回样结构、粉刺开口和粟丘疹。**鉴别要点**:老年人常见,褐色丘疹、斑片,大小不一,无自体接种反应。

3. 跖疣　需与鸡眼鉴别。鸡眼:局部摩擦和受压导致,常累及受力位置。局限性角质增生物,表面光滑,与皮面相平或隆起,削去表面角质物可见坚硬角质栓,周围有淡黄色环,形如鸡眼,剧痛,可影响行走。组织病理见增厚的角质层。**鉴别要点**:受压和摩擦部位,角质栓和周围淡黄色环,自觉剧痛,鸡眼的皮纹是连续的,组织病理可见增厚角质层。

【辨证思路】

临证应结合发病部位、皮损特点、患者病史及发病诱因辨证论治。皮肤疣赘病机主要是风邪搏于肌肉或肝失血养,肝气外发而生。风邪袭表,兼合热毒,阻滞肌肤,凝而生疣。肝主筋,肝血不足,筋气不荣,使得肝气外发,发为疣赘。千日疮及跖疣,皮损表面坚硬,质地粗糙,久而不愈,是气血凝滞更甚,筋气不得濡养的表现,临证多见瘀血阻滞。扁瘊发病迅速,数量较多,是外有风热毒邪又内动肝火而成,故临证强调要清热解毒、健脾利湿、养肝活血。

【治疗】

一、中医治疗

1. 内治法

（1）寻常疣和跖疣

1）血虚瘀阻证

主症:皮疹如黄豆大小,高出皮面,表面粗糙,蓬松枯槁,质地坚硬,大小不一,色白或黄,舌红有瘀点,苔白,脉弦细。

治法:养血活血,解毒软坚。

方药:治瘊方加减。熟地黄 15g,杜仲 6g,白芍 10g,赤芍 10g,桃仁 10g,红花 10g,牡丹皮 10g,赤小豆 10g,白术 15g,牛膝 10g。

2）湿热瘀阻证

主症:皮疹蓬松粗糙,色灰白或污黄,小便黄,舌红有瘀点,苔黄腻,脉弦滑。

治法:清热利湿,活血解毒。

方药:马齿苋合剂加减。马齿苋 20g,紫草 10g,大青叶 15g,败酱草 15g,薏苡仁 30g,蜂房 6g,益母草 15g,桃仁 10g。

（2）扁平疣

1）热毒炽盛证

主症:发病迅速,病程较短,粟米至绿豆大小的扁平隆起性丘疹,正常肤色或淡红色,表面光滑,数目较多且密集分布,伴瘙痒或不痒。口干,小便黄,大便干,舌质红,苔黄,脉数。

治法:清热解毒,凉血透疹。

方药:马齿苋合剂三方加减。马齿苋 20g,紫草 10g,大青叶 15g,败酱草 15g,夏枯草 15g,桑叶 10g,生地 15g,牡丹皮 10g。

2）湿毒浸淫证

主症:反复发作,病程较长,皮疹正常肤色或褐色、黑色,表面光滑,无明显瘙痒,倦怠乏力,口不渴,小便清长,大便溏泄,舌质暗,舌体胖有齿痕,苔白腻,脉弦滑。

治法：健脾利湿，解毒祛瘀。

方药：马齿苋合剂二方加减。马齿苋 20g，蜂房 5g，薏苡仁 30g，紫草 10g，白术 15g，茯苓 10g，泽泻 10g，黄芪 10g。

　　3）瘀血阻滞证

主症：反复发作，病程较长，皮疹颜色较深，呈褐色或黑色，表面光滑，乏力倦怠，面色苍白，舌暗苔白，舌下脉络瘀阻，脉涩。

治法：活血祛瘀，养血通络。

方药：桃红四物汤加减。当归尾 9g，赤芍 9g，白芍 9g，桃仁 9g，红花 9g，熟地 12g，牛膝 9g，赤小豆 15g。

　2. 外治法

（1）寻常疣

疣洗一方：木贼、香附各 50g，水煎外洗。汤液晾至室温，用 4~6 层纱布蘸取药液略用力反复擦洗患处。每日 4~5 次，每次揉搓 15~20 分钟，以皮肤灼热而不被烫伤为度。

（2）扁平疣

疣洗二方：适用于疣体数目较多，常密集成片分布。马齿苋 60g、蜂房 9g、陈皮 15g、苍术 15g、细辛 9g、蛇床子 9g、白芷 9g、苦参 15g，水煎外洗，用法同前。

（3）跖疣

　　1）外敷法：用祛疣膏或千金散局部外敷。

　　2）手术疗法：常规消毒，局麻下先以刀尖在疣与正常组织交界处修割，然后以止血钳钳住疣体中央向外拉出，可见疏松软芯，术后敷千金散或鸡眼膏防止复发，敷药时间 5~7 天即可，否则影响愈合。

　3. 其他疗法　耳针疗法：取肺、面颊、交感等穴，每日 1~2 穴，每日 1 次，留针半小时。

二、西医治疗

治疗原则主要为破坏疣体。

　1. 物理疗法　冷冻、激光、微波、光动力疗法等，多适用于疣体较少的寻常疣和跖疣，若疣体数目过多，可分批次治疗。

（1）冷冻：一般单次冷冻持续 5~30 秒，每次 1~2 个冻融，每 2~3 周重复治疗 1 次，直至疣完全去除，常见不良反应是疼痛和水疱。

（2）激光：二氧化碳激光使疣组织炭化和汽化，快捷方便，对褐色、淡红色扁平疣较敏感，偶有色素沉着。激光治疗释放的烟雾含有 HPV，需加强防护。

（3）微波：微波治疗使组织瞬间产生高温，组织坏死，有止血功能，可彻底清除病毒组织，减少复发率，没有刺鼻烟雾，安全有效。

（4）光动力疗法：5- 氨基酮戊酸（ALA）光动力疗法不仅能除去肉眼可见的疣体，还能破坏亚临床期感染细胞，降低复发率。

　2. 外用药物治疗

（1）水杨酸：常用浓度为 10%~26%，可以缓慢刺激角质层剥脱和变薄并激发免疫反应，操作简单，价格低廉，但起效缓慢，常联合用药。有轻微皮肤刺激，易留色素沉着，面部使用需慎重。

（2）氟尿嘧啶：适用于手足扁平疣及跖疣，每日 1~2 次，连续使用 4~12 周，易留色素沉着,面部慎用。

3. 皮内注射　平阳霉素:用 1% 普鲁卡因稀释,根据疣大小取 0.2~0.5ml 注射疣体根部至疣体发白,每周 1 次,2~3 次后疣体脱落。适用于难治性寻常疣和跖疣,注射常易引起疼痛,持续 1~2 天,副作用少。

【案例分析】

杨某,女,13 岁,学生,初诊日期:1973 年 4 月。

主诉:脸及手背起扁平疣赘 1 年,加重 1 周。

现病史:1 年前脸部出现数个米粒大小扁平圆形隆起性丘疹,近 1 周丘疹延及脸颊部和手背部,数量 50~60 个,呈正常肤色,无明显自觉症状,未曾治疗。

中医诊断:扁瘊。

西医诊断:扁平疣。

辨证:热毒炽盛。

治法:清热解毒凉血。

处方:马齿苋 60g,紫草 15g,败酱草 15g,大青叶 15g。18 剂,水煎服,日 1 剂,分早晚 2 次服。

二诊:服用上方 18 剂后,疣赘全部脱落,未留痕迹。

按:患者近 1 周来皮疹迅速发展,遍及脸颊,密集分布,是热毒之邪阻滞肌肤,外发于头面所致,热则阳盛外散而发,局部固定不移。辨证为热毒炽盛证,治以清热解毒凉血,方中以马齿苋清热解毒凉血,败酱草清热解毒祛瘀,紫草凉血活血解毒,大青叶清热解毒、凉血消斑。服 18 剂后,患者皮疹全部消退而未留痕迹。

【临证撷要】

疣属于病毒性皮肤病,表现为良性增生,结合皮损特点和病史不难诊断及鉴别。寻常疣及扁平疣好发于面部,有损容性,治疗时谨防色素沉着及瘢痕。皮肤疣的治疗方法繁多,针对各种部位及性质的疣有特异性较高的治疗方案,但仍存在继发 HPV 感染、残留亚临床病灶、留有色素沉着及瘢痕的缺点,加之局部免疫缺陷,导致病程反复。临证应联合用药,清除疣体的同时注意抗病毒,改善局部免疫缺陷。中药治疗重在清热解毒固本,活血平肝散结,标本兼顾以减少复发。

（华　华）

第五节　脓　疱　疮

脓疱疮(impetigo)是一种常见的、具有传染性的、表浅的细菌性皮肤病,致病菌主要是金黄色葡萄球菌和乙型溶血性链球菌。其特征性改变为丘疹、脓疱,易破溃、糜烂,形成蜜黄色脓痂。根据临床证候特点,属于中医古籍记载的"黄水疮""滴脓疮"等范畴。本病夏季多发,常流行于儿童。

【病因病机】

非大疱性脓疱疮常由金黄色葡萄球菌或乙型溶血性链球菌所引起,有时两者合并感染,致病菌通过侵犯破损的表皮,引起浅表皮肤化脓性炎症。大疱性脓疱疮是由皮肤感染处的金黄色葡萄球菌噬菌体 2 型所产生的表皮剥脱毒素所引起,严重时出现全身泛发性表皮松解坏死。疱是表皮剥脱毒素与桥粒黏蛋白 1 相结合,使颗粒层细胞松解而成。

中医认为本病总因脾湿内蕴,腠理不固,复外感时行热毒,内外因相合而致病。

1. 脾湿内蕴　脾为后天之本,小儿脾胃娇嫩,若饮食调养不当,脾失健运,则脾虚生湿,湿邪浸淫于肌肤而发病。

2. 腠理不固　小儿肌肤娇嫩,腠理失疏,复感风热之邪,客于肺经,肺热与脾湿相合而发。

3. 时行热毒　夏季暑湿较盛,复感时行热毒,两者交蒸于肌表,夹湿毒之邪,发为水疱、脓疱。

【临床表现】

主要表现为外观正常的皮肤或红斑、丘疹基础上出现水疱、脓疱,疱壁薄,易破溃、糜烂,形成黄色脓痂,严重者可引起毒血症或全身泛发表皮松解坏死。根据临床特点主要分为两型。

1. 非大疱性脓疱疮　最常见的类型,又称接触传染性脓疱疮(impetigo contagiosa),皮损初起为红色斑疹或小丘疹,迅速转变成脓疱,常因搔抓使相邻脓疱向周围扩散或融合,疱壁薄,周围有明显红晕,后期疱壁破溃、浅表糜烂,干燥的渗液形成蜜黄色结痂(图 7-9)。可伴有淋巴结肿大。好发于口鼻周围等暴露部位,具有自限性,结痂常在 2 周内脱落,不留痕迹。若发于下肢,皮损侵犯真皮引起表浅溃疡,愈后留有瘢痕,则为臁疮(ecthyma),是一种深在的非大疱性脓疱疮。

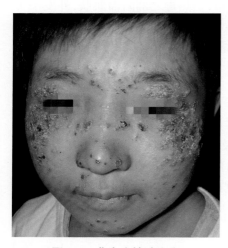

图 7-9　非大疱性脓疱疮

2. 大疱性脓疱疮　常见于新生儿和儿童,成人多见于免疫缺陷者,特别是 HIV 感染者。皮损表现为早期出现小水疱或脓疱,迅速扩大为 1~2cm 浅表的大疱,疱壁松弛,疱液由清澈变混浊,并沉积于疱底而成半月状积脓。疱壁易破溃形成结痂,有领圈状脱屑,直径 1cm 左右,周围红晕不明显。好发于面部、躯干、臀部、会阴、腋窝和四肢,3~6 周可自行消退,不留瘢痕。

若发于新生儿,皮损表现为广泛分布的大脓疱,疱壁破溃、糜烂,或伴有全身中毒症状,为新生儿脓疱疮(impetigo neonatorum),发病急骤,传染性强,易于流行。由表皮剥脱毒素导致的全身泛发表皮松解坏死,伴全身症状,为葡萄球菌性烫伤样皮肤综合征(staphylococcal scalded skin syndrome, SSSS),常见于患有免疫缺陷或肾衰竭的婴幼儿和成人,严重者可危及生命。

【实验室检查】

白细胞总数和中性粒细胞计数增高。疱液、脓痂分离培养可见金黄色葡萄球菌或链球菌。

【组织病理】

角质层与颗粒层之间形成中性粒细胞、纤维蛋白、球菌聚集而成的脓疱,疱底棘层可见海绵水肿及中性粒细胞渗入,偶尔在大疱底部见到少数棘层松解细胞。真皮上层出现炎症

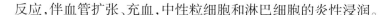

反应,伴血管扩张、充血,中性粒细胞和淋巴细胞的炎性浸润。

【诊断要点】

1. 外观正常的皮肤或红斑、丘疹基础上出现水疱、脓疱,易破溃、糜烂,形成黄色结痂。
2. 白细胞总数和中性粒细胞计数增高。
3. 疱液、脓痂分离培养可见金黄色葡萄球菌或链球菌。
4. 组织学检查表皮内可见脓疱,颗粒层裂隙。

【鉴别诊断】

1. 丘疹性荨麻疹　蚊虫叮咬后,红色风团样损害上可见丘疹、小水疱,疱壁紧张,疱液清澈。好发于躯干和四肢伸侧,反复发作,成批出现,伴剧烈瘙痒。**鉴别要点**:蚊虫叮咬,风团样损害,疱液清澈。

2. 水痘　多见于冬、春季节,出疹时常伴发热等全身症状,分批出现斑疹、丘疹、水疱、结痂且呈向心性分布,中间有脐凹,黏膜亦可受累。**鉴别要点**:皮损分批出现,以水疱为主,向心性分布,黏膜受累。

3. 天疱疮　外观正常皮肤黏膜部位或红斑基础上形成壁薄、松弛、易破的大疱,顽固性糜烂、结痂,尼氏征阳性。**鉴别要点**:皮疹以易破的水疱、大疱为主,免疫荧光检查 IgG 和 C3 沉积,血清中有抗 Dsg1、Dsg3 抗体,疱液培养革兰氏阳性菌阴性。

【辨证思路】

临证时应结合患者病史、皮疹特点及伴随症状辨证论治。本病因脾湿内蕴,腠理失固,热毒外袭,内外因相合而致病,重点在肺脾二脏。发病早期,疱疹初起,外感热毒,热极生风,兼夹湿邪,风湿相搏于肌肤;疾病中期,大疱较多,浸淫成片,系由水湿内蕴,热毒俱盛,湿热交结而成;发病晚期,脓水干燥,结为痂皮,是湿热并去,正盛邪退之象。

【治疗】

一、中医治疗

1. 内治法

（1）风湿相搏证

主症:疾病初起,发病急骤,红斑上出现粟粒样丘疹,随之起疱,疱水清稀,可泛发,伴瘙痒,脉浮数,舌质红,苔薄黄。

治法:疏风清热,祛湿止痒。

方药:升麻消毒饮加减。升麻 10g,羌活 10g,防风 6g,白芷 10g,牛蒡子 10g,金银花 10g,连翘 10g,栀子 9g,当归尾 10g,红花 9g,桔梗 10g,甘草 12g。

（2）湿热交结证

主症:多见于进展期,水疱、脓疱较多,浸淫成片,脓水淋漓,痒痛相兼,可伴有身热,附近浅表淋巴结肿痛,脉滑数,舌质红,苔黄腻。

治法:清热解毒,泻火利湿。

方药:龙胆泻肝汤加减。龙胆草 6g,栀子 10g,黄芩 10g,柴胡 10g,生地黄 20g,车前子

10g,泽泻 10g,通草 3g,当归 9g,甘草 10g。

（3）正虚邪恋证

主症：见于恢复期,脓水干燥,创面结有黄痂,痂皮脱落则愈。脉滑,舌淡红,苔白。

治法：清热泻火,益气解毒。

方药：清暑汤加减。滑石 10g,生甘草 10g,薏苡仁 10g,生黄芪 10g,金银花 10g,连翘 10g,赤芍 10g,杏仁 6g,茯苓 10g,神曲 10g,白扁豆 10g,天花粉 10g,黄连 3g。

2. 外治法

（1）若水疱、脓疱渗出较多,予中药局部外洗或湿敷,如用蒲公英、地丁、黄芩、黄柏等药煎水湿敷患处。

（2）若渗出较少,予散剂、油剂等局部调敷,如龟板散、青蛤散、二白散、冰硼散,常用麻油调搽患处。

（3）若干燥结痂,则选择祛湿清热软膏外敷,如 5% 硫黄软膏、寒水石膏、红油膏等敷于患处。

二、西医治疗

以局部外用治疗为主,若皮损广泛、伴有全身症状者辅助系统用药。

1. 局部治疗　外用莫匹罗星软膏、夫西地酸软膏等。注意及时清洁感染局部,去除痂皮,保持干燥。若渗出较少,脓疱未破可外用炉甘石洗剂。若脓疱较大,应使用一次性注射器抽取疱液,尽量避免疱液沾到正常皮肤。若脓液破溃渗出较多,用 0.5% 新霉素溶液或 1:5 000 高锰酸钾溶液等冷湿敷患处。

2. 全身治疗　皮损广泛、全身症状严重者,应辅助以口服或静脉滴注抗生素治疗。首选半合成青霉素或头孢菌素,必要时可结合药敏试验。常规治疗无效或症状较严重者可静脉输注免疫球蛋白。

【临证撷要】

脓疱疮是儿童常见的细菌性皮肤感染性疾病,在治疗同时应加强预防,适当隔离患者,对已污染的衣物和用品及时消毒。口鼻部感染是其重要的危险因素,大多数脓疱疮预后较好,新生儿脓疱疮和葡萄球菌性烫伤样皮肤综合征两型较为特殊,若引发严重全身反应,应及时系统用药,保持疮面清洁、干燥。选择治疗方案时应考虑致病菌类型、皮损范围、并发症、患者免疫状态、致病菌耐药性等问题。由于金黄色葡萄球菌的耐药性,中医外治法存在优势,中药煎剂外洗湿敷、散剂调敷,配合抗菌剂使用能有效减少渗出,促进疮面愈合,可能发挥中西医结合最大疗效。

【最新进展】

奥泽沙星是一种新型的非氟喹诺酮类抗生素,适用于 2 个月或 2 个月以上儿童和成人患者金黄色葡萄球菌或化脓性链球菌引起的脓疱疮的局部治疗。奥泽沙星对相关革兰氏阳性菌,特别是葡萄球菌和链球菌具有强大的杀菌活性。2019 年美国专家对 1% 奥泽沙星乳膏治疗小儿脓疱疮的安全性和有效性进行研究,研究者纳入了 8 个国家的 2 个月至 18 岁以下儿童进行 1 期和 3 期临床试验,共 644 例患儿。结果显示,治疗结束时的临床成功率、治疗后 3~4 天及治疗结束时的细菌清除率,均显著高于空白对照组（$P<0.000\ 1$）。在来自

38 名患者的 362 份血浆样本中,有 4 份略超过定量下限,表明可忽略全身吸收。研究中未发现奥泽沙星的安全性问题。结论表明 1% 奥泽沙星乳膏是治疗 2 个月至 18 岁小儿脓疱疮的一种安全有效的方法。

(华 华 高德强)

第六节 毛 囊 炎

毛囊炎(folliculitis)是毛囊受累的炎症性皮肤病,主要分为感染性和非感染性两大类,以毛囊性丘疹、脓疱伴痒痛为特征,好发于面部、头皮、躯干上部、臀部和大腿,属于中医"火珠疮""发际疮""羊胡疮"等范畴。

【病因病机】

毛囊炎的发生与外界致病因素刺激和毛囊自身代谢异常有关。感染性毛囊炎可由细菌、真菌、寄生虫引起,最常见的致病菌为金黄色葡萄球菌,也可见于革兰氏阴性菌、马拉色菌、蠕形螨等感染。非感染性毛囊炎可由刺激物、药物诱发,或与免疫抑制和嗜酸性粒细胞增高等有关。多汗、搔抓、不良卫生习惯、毛囊代谢异常、毛囊损伤、激素水平等是毛囊炎常见诱因。

中医学认为本病总因脾虚湿热内郁,外感风热邪毒,两者搏结于肌肤所致。

1. 内郁湿热 脾虚失运,水湿停聚,痰湿内生,郁久化热,湿热蕴于脾经,复感风热之邪而发。

2. 外感热毒 风热毒邪,其性炎上,内合湿热,热毒熏蒸,上扰于心,发为疮疡。

3. 血虚火旺 气血亏虚,正不御邪,疮疡反复,或气滞血瘀,疮疡累累,缠绵难愈。

【临床表现】

主要表现为毛囊性丘疹和脓疱,可有脱屑、结痂、疼痛。

1. 细菌性毛囊炎 以感染金黄色葡萄球菌最为常见,初起表现为毛囊性丘疹,数日内中央出现细小圆形脓疱,周围伴有红晕,或在丘疹上有领圈状脱屑,中间可贯穿毛发,脓疱破溃、结痂,脱落后不留瘢痕,伴疼痛。好发于头面、颈部、大腿及臀部。

2. 须疮 好发于男性胡须的深在性毛囊炎,细菌性须疮常表现为须部深在的毛周丘疹、脓疱,相互融合形成斑块,可继发狼疮样改变,中央出现萎缩性瘢痕,扩散至周围。

3. 秃发性毛囊炎 表现为头皮毛囊性丘疹、脓疱,愈后留有瘢痕,皮损反复沿瘢痕四周逐渐扩散,伴瘢痕性脱发,病程较长(图 7-10)。发生于后颈部及枕部有瘢痕疙瘩样丘疹结节及斑块,可有束状发穿出或脱发者,称为瘢痕疙瘩性毛囊炎。

4. 马拉色菌毛囊炎 是由糠秕马拉色菌引起的皮肤真菌病。表现为以毛囊为中心的圆形红色小丘疹,中央有角蛋白紧密堆积的黄白

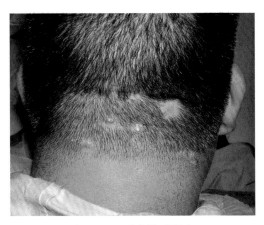

图 7-10 秃发性毛囊炎

色物质,可挤出粉状物,间或伴有脓疱,周围伴有红晕,伴有不同程度瘙痒、灼热和刺痛感。好发于背部、前胸和肩部等皮脂腺丰富部位,多见于中青年男女。

5. 蠕形螨性毛囊炎　好发于面部,表现为初起局部皮肤潮红,后逐渐变为弥漫性红斑,基底红斑上出现丘疹、脓疱,伴有脱屑,红斑持久不易消退。

【实验室检查】

脓疱培养可见金黄色葡萄球菌或革兰氏阴性杆菌等;或真菌镜检、真菌培养阳性;或皮肤刮片见蠕形螨。

【组织病理】

毛囊及毛囊周围组织淋巴细胞、中性粒细胞和巨噬细胞浸润,严重时形成脓肿。

【诊断要点】

1. 皮损表现为毛囊性丘疹和脓疱,可伴疼痛,好发于面部、头皮、躯干上部。
2. 组织学检查见毛囊及其周围炎症细胞浸润,可找到病原体。
3. 镜检或脓疱培养相应病原体阳性。

【鉴别诊断】

1. 痤疮　好发于颜面、前胸和背部,以毛囊口黑白头粉刺、丘疹、脓疱、结节、囊肿及瘢痕为特征。**鉴别要点**:好发于颜面部,毛囊口黑白头粉刺可资鉴别。
2. 颜面播散性粟粒型狼疮　散在粟粒大小丘疹、结节,表面光滑,中央可有脓疱,用玻片按压可呈苹果酱色,愈后留有萎缩性瘢痕,组织病理见干酪样坏死。**鉴别要点**:可见眼睑丘疹,玻片按压呈苹果酱色,组织病理见干酪样坏死。
3. 毛周角化病　针尖至粟粒大小的毛囊性丘疹,互不融合,顶部可见毛囊角栓。无自觉症状,好发于上臂及大腿。多在儿童期发病,成年后缓解。组织病理见毛囊角栓。**鉴别要点**:毛囊角栓,无脓疱,儿童期发病,好发于上臂及大腿。

【辨证思路】

本病是湿热内郁,外感邪毒,搏结于肌肤所致。脾虚失运,水湿内停,郁而化热,复感风热邪毒,内外相合,发为疮疡。临床主要分为:热毒炽盛型,多见于疮疡初起,发病急骤,表现为密集丘疹、脓疱,疼痛稍剧,系毒邪壅盛,热扰心脾之故;气虚邪恋型,多见于素体虚弱,疮疡反复不愈,疮疡色淡不红,微感疼痛,此系气血虚弱,正不胜邪之故;气滞血瘀型,疮疡久治不愈,迁延成慢性,小疮硬结累累,疮色暗红,此系血络瘀阻之故。

【治疗】

一、中医治疗

1. 内治法
(1)热毒炽盛证
主症:发病急骤,散在或密集焮红粟疮,顶覆脓头,周边肉赤红晕,可有脓水破溃淋漓,疼

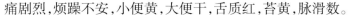

痛剧烈,烦躁不安,小便黄,大便干,舌质红,苔黄,脉滑数。

治法:泻火解毒。

方药:普济消毒饮加减。酒黄芩 15g,酒黄连 15g,陈皮 6g,甘草 6g,玄参 6g,柴胡 6g,连翘 9g,夏枯草 9g,知母 9g,金银花 9g,大青叶 9g,赤芍 9g。

（2）气虚邪恋证

主症:素体虚弱,反复发作,疮疡色淡不红,或久溃不敛,稍感疼痛,面色㿠白,心悸乏力,小便清,大便干;舌淡红,苔白,脉沉细。

治法:益气托毒。

方药:托里消毒散加减。党参 10g,黄芪 15g,白术 10g,茯苓 10g,白芍 10g,当归 10g,川芎 6g,金银花 10g,白芷 10g,皂刺 6g。

（3）气滞血瘀证

主症:反复发作,迁延不愈,疮疡硬节累累,疮色暗红;舌暗红有瘀斑,苔白,脉涩。

治法:活血逐瘀。

方药:桃红四物汤加减。当归 12g,熟地 30g,川芎 15g,白芍 12g,桃仁 9g,红花 9g,丹皮 12g,龙骨 15g,牡蛎 15g,甘草 9g。

2. 外治法

（1）外洗方:若破溃、渗出较多,予祛湿清热收敛中药外洗湿敷,如以苍耳子、生地榆、明矾等中药煎水,每日 1~2 次。

（2）外用膏剂:若渗出不多,予清热解毒敛疮药膏外敷,如四黄膏、二白散等敷于患处,每日 1~2 次。

（3）针灸疗法:有疏散风邪,消肿解毒,活血止痛,祛腐生肌之功。根据皮损所发部位辨证取穴,每日或隔日针灸 1 次。针刺加拔罐法,先于委中穴刺络放血,或在患处周围用毫针点刺,再留置火罐于患处 10 分钟,每 2~3 天 1 次。

二、西医治疗

根据致病原因选择治疗方案。以局部治疗为主,若皮疹严重或伴免疫抑制者应及时系统用药。

1. 局部用药　若致病菌为金黄色葡萄球菌,外用新霉素软膏、莫匹罗星软膏、夫西地酸软膏等;若为革兰氏阴性菌致病,外用庆大霉素、过氧化苯甲酰等。项部瘢痕疙瘩性毛囊炎,注意避免后颈项摩擦刺激,局部外用维 A 酸凝胶联合糖皮质激素软膏。马拉色菌性毛囊炎,侵犯深部毛囊,一般局部外用二硫化硒洗剂,联合抗真菌软膏。蠕形螨性毛囊炎,可以局部外用 5% 硫黄酸乳剂。

2. 系统用药　金黄色葡萄球菌性毛囊炎可口服抗生素,如四环素类、大环内酯类;革兰氏阴性菌性毛囊炎口服喹诺酮类抗生素,如环丙沙星;马拉色菌性毛囊炎,可用盐酸特比奈芬;蠕形螨性毛囊炎口服伊维菌素、甲硝唑。

【案例分析】

张某,男,31 岁,1965 年 10 月 7 日初诊。

因"头部长小脓疱 5 年"就诊。5 年前头皮部长小红疙瘩数个,渐成脓疱疼痛,继之此起彼伏,成批出现,从后项部波及整个头部及额部,曾于外院照射紫外线数十次,内服长效磺胺等,效果不显,睡眠尚佳,二便正常。检查:前项及后项部可见大片孤立毛囊性丘疹及小脓疱,周围见红晕,脉象弦细,苔薄白。

中医诊断:发际疮。

西医诊断:慢性毛囊炎。

辨证:脾胃积热上蒸,外受于风。

治法:祛风和营,清热解毒。

处方:荆芥9g,防风6g,川连3g,黄芩9g,炒山栀6g,知母9g,生石膏15g,花粉9g,当归尾9g,赤芍9g,连翘9g,生甘草6g。4剂,水煎服,日1剂,分早晚两次服。

外用:苍耳子15g,雄黄15g,明矾9g。水煎洗头,每日洗3~4次,每次洗15分钟。外洗后用四黄散香油调搽。

二诊(10月11日):头顶毛囊炎肿痛俱减,后项部有新发小疮。前方去花粉、知母、生石膏,加马齿苋15g、大青叶9g、银花15g,嘱服5剂,外洗同前。

三诊(10月16日):药后未见新起之毛囊炎。嘱服前方5~10剂,外洗方同前。

四诊(1966年9月21日):时隔近1年,头部又起毛囊炎,只起3~4个,但反复不愈近2个月。曾于外院注射疫苗,效果不明显。继服前方并外洗用药。后因出差,停治2个月,于12月继续治疗,除续服前方外,加重外洗药量。改为苍耳子30g、白矾30g、雄黄15g,经治1个月已不再发。

五诊(1967年7月3日):时隔多月后前证又复发,头部又起毛囊炎十余个,除继服前方外,配合内服醒消丸,每日6g。外洗药中加王不留行15g,毛囊炎由少发到完全不发,经治两月而愈,以后即未见再复发。

按:本案是脾胃积热,外受于风,热毒上蒸头部而成。风邪清扬开泄,善行数变,故皮疹此起彼伏,反复成批出现于头部。大片丘疹、脓疱、四周红晕,伴有疼痛,是实热较盛,热扰心脾之象。故治疗时应祛风和营,清热解毒。病程较长,且较为疼痛,故佐以凉血活血之品。本案治疗难点在于复发,服用中药汤剂的同时,配合活血消肿止痛的丸药,以及清热解毒、燥湿收敛的中药外洗方,内外兼治,后未见复发。

【临证撷要】

毛囊炎是常见皮肤病,多种原因都可以继发毛囊的炎症性反应,大多数可通过局部或系统用药痊愈,预后较好,临床应注意几种特殊的毛囊炎,如瘢痕疙瘩性、伴永久性脱发、剧烈疼痛瘙痒等,应早期预防,积极干预。本病以局部治疗为主,严重者需系统用药,中医外洗方、膏剂、针刺等方法,丰富了本病的治疗选择。

(华华　高德强)

第七节　疖及疖病

疖(furuncle)是毛囊深部和周围组织的急性化脓性炎症,多为单发,多发、反复发作、经久不愈称为疖病(furunculosis)。其特点为毛囊性丘疹、结节,红肿热痛,可形成脓栓。根据临床表现,疖属于中医"疖""疖毒""时毒暑疖"等范畴。

【病因病机】

疖及疖病的主要病原菌是金黄色葡萄球菌,也可为其他葡萄球菌引起。贫血、慢性肾炎、营养不良、肥胖、糖尿病、长期使用激素以及免疫缺陷者容易发病。

中医认为本病是各种内外因素引发湿热或热毒之邪蕴阻肌肤所致;或由于身体虚弱、肌肤不洁、毒邪侵入引起;也可因夏季炎热,腠理不密,暑热浸淫而成。

【临床表现】

本病好发于颜面、头部、臀部及会阴部等处,初起为红色圆锥形毛囊性炎性丘疹,形成鲜红色或暗红色结节,伴有灼热疼痛,数日后结节化脓变软,顶端发生脓疱,中心形成脓栓,扪之有波动感,破溃后有血性脓液流出,随即炎症消退,结疤而愈(图7-11)。可有附近淋巴结肿大,重者可伴有发热、畏寒等。发生于耳道者,称耳道疖,外耳道及患侧面部剧痛;发生于鼻部和上唇周围的疖,因此处静脉与海绵筛窦吻合,当未成熟的疖被挤捏后,可使病菌经血行引起海绵窦炎及颅内感染。疖通常数目不多,若反复发生,成批出现多处疖肿者,则称疖病。

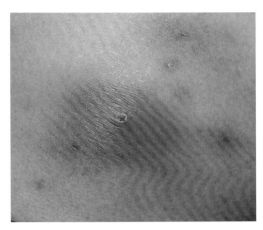

图7-11 疖

【实验室检查】

脓液培养可见金黄色葡萄球菌或革兰氏阴性杆菌等;免疫缺陷者应检测血清免疫球蛋白等。严重及多发性疖病可见患者白细胞总数增高,中性粒细胞比例升高。

【组织病理】

早期表现为毛囊炎及毛囊周围炎,毛囊周围有密集的中性粒细胞和少数淋巴细胞浸润,之后形成脓肿,毛囊及皮脂腺均被破坏。

【诊断要点】

1. 毛囊性结节,后化脓坏死,可形成脓栓。
2. 局部红肿疼痛等症状。
3. 疖病,表现为多发及反复发作的疖。

【鉴别诊断】

1. 毛囊炎　皮损表现为毛囊性丘疹和脓疱,可伴疼痛,好发于面部、头皮、躯干上部。鉴别要点:毛囊性损害,浸润较浅,炎症较轻,中心无脓栓。

2. 痈　皮损局部红肿明显,浸润明显,表面有数个脓栓,脓栓脱落后留下多个带有脓性基底的深在溃疡,状如蜂窝,疼痛剧烈,伴有发热和全身不适。鉴别要点:浸润较疖更深,多个脓栓,破溃后状如蜂窝,疼痛剧烈。

【辨证思路】

本病与外感六淫邪气及内伤均有关,外感邪毒,搏结于肌肤;情志、饮食、睡眠不佳,湿热内郁于里,外发于皮肤,皆可致病。临床主要分为:热毒蕴结证,多见于疮疡初起,发病急骤,表现为密集丘疹、脓疱,疼痛稍剧,系毒邪壅盛,热扰心脾之故;暑热浸淫证,多于夏天受暑热而生;气虚邪恋证,多见于素体虚弱,疖反复迁延不愈,微感疼痛,此系气血虚弱,正不胜邪之故。

【治疗】

一、中医治疗

1. 内治法

（1）热毒蕴结证

主症:多为气实火盛的患者;发病急骤,轻者疖肿单发（或只发数个）,损害多者可散发全身,发无定处,散在或密集焮红粟疮,顶覆脓头,周边肉赤红晕,可有脓水破溃淋漓,疼痛剧烈,此愈彼起,四季均发。可有发热、口渴、溲赤、便秘、苔黄、脉数。

治法:清热解毒。

方药:五味消毒饮加减。金银花 6g,紫花地丁 6g,野菊花 6g,紫背天葵 6g,炒栀子 10g,皂角刺 9g,归尾 6g,酒黄芩 10g,甘草 6g。

（2）暑热浸淫证

主症:好发于夏秋季,以儿童及产妇多见;可有发热、口渴、便秘、溲赤等,苔薄腻,脉滑数。

治法:祛暑清热,兼以化湿。

方药:清暑汤加味。藿香 12g,佩兰 12g,茯苓 12g,青蒿 9g,丹皮 9g,银花 9g,连翘 9g,赤芍 9g,甘草 3g。

加减:热毒盛者,加黄连、黄芩、山栀;小溲短赤者,加六一散。

（3）气虚邪恋证

主症:疖肿常此愈彼起,反复不断发作,缠绵日久,常见体质虚弱或某些慢性病患者。舌质淡,苔薄黄,脉濡或滑。

治法:补气扶正,托毒祛邪。

方药:八珍汤合托里消毒散加减。黄芪 10g,党参 10g,白术 10g,茯苓 10g,赤芍 10g,当归 10g,川芎 10g,皂角刺 10g,银花 10g,菊花 9g,桔梗 6g,甘草 3g。

2. 外治法

（1）外洗方:若疖病疖数较多,予祛湿清热中药外洗或湿敷,如以马齿苋、生地榆、黄柏、黄连等中药煎水外洗,每日 1~2 次。

（2）外用膏剂:红肿脓头较多者,予清热解毒敛疮药膏外敷,如四黄膏、鱼石脂膏等敷于患处,每日 1~2 次。

二、西医治疗

1. 药物治疗　对多发的疖病可酌情选用抗生素,如青霉素类、头孢类、四环素类、大环内酯类等,尤其是面部的疖。疖的局部治疗原则为杀菌消炎为主,可外搽 2.5% 碘酊、20%~30% 鱼石脂软膏、2% 夫西地酸乳膏或 2% 莫匹罗星软膏等;如已化脓,应尽早切开引流。

2. 物理治疗　可选用超短波、紫外线或毫米波等治疗。

【临证撷要】

疖与疖病都属于细菌感染性皮肤病,疖容易治疗,疖病相对顽固,如果中药效果不理想,应尽早中西医结合治疗。反复发作的疖病一般与整体状况相关,因此要注意全身状态的调理。

【最新进展】

研究发现疖病患者血清锌值降低,经补充硫酸锌后,血清锌恢复正常,活动性病灶消退,且无新的疖肿出现。

(华　华　高德强)

第八节　痈

痈(carbuncle)是病变累及多个毛囊及周围组织的急性化脓性炎症,由多个聚集的疖组成。其特征为局部的弥漫性浸润性硬块,继而表面有多个脓头,伴剧烈疼痛和全身反应。根据临床特点,属于中医古籍记载的"有头疽""发背""疽毒内陷"等范畴,好发于成年人中免疫力低下者。

【病因病机】

金黄色葡萄球菌是最常见的致病菌,通常是相邻多个毛囊及其周围组织的感染的聚集性疖肿。本病常见诱因有不良卫生习惯、肥胖、糖尿病、免疫力低下等。

中医学认为本病总因外感热毒,湿热内生,七情郁结所致,多为实证、顺证。若正气虚弱,正不胜邪,甚则反陷入里,而成虚证、逆证。

1. 外感风热火毒　外感阳热之邪,袭于肌腠,留于经脉,发为疮疡。

2. 湿热内蕴　饮食不节,偏嗜膏粱厚味、生冷冰饮,脾胃乃伤,或素体脾虚,运化失调,湿热内生,复感毒邪,外发于肌肤。

3. 七情郁结　喜怒失常,肝失疏泄,气滞血瘀,郁而化火,发为脓毒。

4. 正气不足　正气不足,素体亏虚,难溃难敛;或火毒炽盛,正不胜邪,客于营血及脏腑,则疽毒内陷。

【临床表现】

本病多见于皮肤较厚的区域,如颈部、背部、肩部、大腿及臀部等。初期表现为炎症性弥漫性浸润硬块,呈紫红色,紧张发亮。中期表现为肿块迅速蔓延,中间出现多个脓头,破溃后脓液从多个毛囊口排出,呈蜂窝状,伴有坏死性脓栓(图 7-12)。后期表现为坏死组织脱落后留下的深在性溃疡,其间有新生的肉芽组织,愈后留有瘢痕。本病可出现淋巴结肿大及全

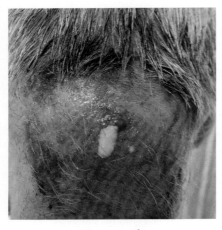

图 7-12　痈

身症状,伴剧烈疼痛,溃脓及坏死组织脱落后,全身症状随之减轻。严重者可以继发毒血症、败血症,甚至死亡。

【实验室检查】

白细胞总数增高,中性粒细胞计数增高,细菌培养阳性。

【组织病理】

多个相邻近的毛囊、毛囊周围组织及皮下组织的急性炎症性变化,部分可见组织坏死、脓肿,周围组织充血、水肿,有致密的中性粒细胞浸润。

【诊断要点】

1. 炎症性浸润硬块上多个脓头,破溃后呈蜂窝样,伴全身反应及剧烈疼痛。
2. 白细胞总数及中性粒细胞计数增高。
3. 组织学检查可见多个毛囊的坏死、脓肿,中性粒细胞浸润。

【鉴别诊断】

1. 蜂窝织炎　弥漫性浸润性红斑,境界不清,凹陷性水肿明显,伴有疼痛,中央软化、成脓、破溃。**鉴别要点:**弥漫性浸润性水肿性红斑,无多个脓头。
2. 疖　单发毛囊性炎性丘疹,周边组织红肿热痛,顶部黄白色点状脓栓。组织病理见单个毛囊及毛囊周围组织的中性粒细胞浸润。**鉴别要点:**病变累及单个毛囊,单个点状脓栓。

【辨证思路】

本病好发于皮肤较厚的部位,严重者可引起疽毒内陷,应引起足够重视。本病是由于外感热毒,湿热内生,七情郁结所致,临床多见实证、顺证,若是因为正气太弱,导致正不胜邪,则皮损难溃难敛,或成疽毒内陷之虚证、逆证。临床上根据疾病的进展主要分为三期:初期局部肿块,上覆脓头,是热毒袭于腠理,发于肌肤而致;中期脓头破溃,脓水流溢,腐肉脱落,是热毒壅盛,正邪相争而致;晚期脓尽腐脱,肉芽新生,疮面收口,是正胜邪退之象。若盘根坚硬,疮口不收,高热不退,神昏惊厥,是疽毒内陷之象。临床上要根据皮损的特点,辨别顺逆,并特别注意疽毒内陷之证,及时采取有效的系统治疗。

【治疗】

一、中医治疗

1. 内治法

（1）顺证（轻证）

1）风热证

主症:肿块初起,根盘不大,焮红灼痛,上覆粟粒样脓头,迅速化脓脱腐,脓出黄稠。伴恶寒发热,全身症状稍轻,口渴,小便黄赤,大便偏干,舌红,苔薄黄,脉弦数。

治法:祛风清热,托毒消肿。

方药:消痈汤加减。荆芥 6g,防风 6g,贝母 9g,银花 12g,白芷 6g,赤芍 9g,归尾 9g,陈皮 6g,生甘草 6g,花粉 9g,炙甲片 6g,皂角刺 9g。

2)湿热证

主症:局部症状与风热证基本相似,伴恶寒发热,胸闷恶心,渴不多饮,纳呆食少,小便黄赤,大便黏腻,舌红,苔黄腻,脉滑数。

治法:理湿清热,托毒消肿。

方药:加味芩连汤加减。川连 6g,黄芩 9g,栀子 6g,厚朴 9g,茯苓 9g,生薏仁 12g,六一散(包煎)9g,银花 12g,皂角刺 9g。

(2)逆证(重证)

1)阴虚火炽证(火陷)

主症:疮顶不高,根盘平塌,散漫不收,疮色紫暗,疮口见血性脓水,灼热疼痛较甚,伴壮热口渴,烦躁不安,神昏谵语,舌红绛,苔黄燥,脉洪数。

治法:清营解毒,滋阴泄热。

方药:清营化毒汤加减。生地 20g,丹皮 9g,赤芍 9g,紫花地丁 15g,银花 15g,连翘 9g,竹叶 9g,蒲公英 15g,玄参 9g,石斛 9g,皂角刺 9g。

2)气血两虚型(干陷)

主症:肿势平塌,局部脓腐不透,疮口虽腐,但脓少稀薄,疮面暗淡,疼痛不甚,伴发热寒战,精神萎靡,疲乏不堪,面色苍白,气短自汗,甚至神志昏迷,喘促纳少,舌淡,苔净,脉细弱。

治法:扶正托毒。

方药:托里消毒散加减。生黄芪 20g,党参 15g,陈皮 9g,茯苓 9g,当归 9g,白芍 9g,甘草 6g,皂角刺 9g,谷芽 9g。

3)虚极欲脱型(虚陷)

主症:肿势已退,腐肉已去,仍流稀薄灰绿色脓水,肉芽光白发亮,新肉不生,疮口难收,伴虚热,精神萎靡,气息低微,纳少,或见腹痛泄泻,汗多肢冷,甚至昏迷厥脱,舌淡,苔薄白或无苔,脉沉细或虚大无力。

治法:扶正补气,回阳救脱。

方药:回阳救逆汤加减。熟附片(先煎)9g,人参 6g,炮姜 9g,黄芪 15g,陈皮 9g,茯苓 9g,炒白术 9g。

2. 外治法

(1)初期重消:肿块初起,脓头未溃,若是焮红灼热,痒痛较甚,用金黄散、玉露膏或千锤膏外敷;若疮形平塌,皮色暗淡,麻痒不痛,用冲和膏外敷。

(2)中期重托:若是脓成易溃的顺证,用五五丹、金黄膏外敷;若脓成难溃,腐肉难脱,用红升丹、玉红膏外敷,以提脓去腐;若脓液难出,可切开排脓。

(3)晚期重补:若脓未尽用九一丹外敷;若脓已尽而新肉外露者,用生肌玉红膏、生肌白玉膏、生肌散外敷。

二、西医治疗

1. 局部治疗　未成脓者可使用 3% 碘酊、10% 鱼石脂软膏、50% 硫酸镁溶液或 75% 乙醇湿敷;若脓已成,病变范围较大者,应局部切开引流。

2. 全身疗法　全身症状较重者可给予青霉素类、头孢类、大环内酯类等抗生素,必要时结合药敏试验。

3. 物理疗法　紫外线、红外线、超短波、热敷、温热疗法等。

【案例分析】

丘某,女,85 岁,1966 年 11 月 16 日初诊。

患者主因"后颈部长疮,畏寒发热 7 天"就诊。患者 1 周前颈后起粟粒状小疮,未予重视,渐见肿硬扩大,疼痛掣及肩背,并有沉重之感,颈项转动困难,伴有畏寒发热。饮食不振,曾注射青霉素 3 天,未见明显效果,肿痛加重,彻夜不眠,要求中医治疗。查诊:项后居中有 7cm×9cm 肿块,上有脓头无数,状如筛孔,密布脓栓堵塞,脓水外流不畅,四周肿硬灼热,疼痛拒按。体温 38.5℃,白细胞 18×10⁹/L,中性粒细胞 84%,淋巴细胞 16%。脉细带数,苔薄黄。

中医诊断:对口。

西医诊断:痈。

辨证:郁火内结,热聚成痈。

治法:补正托毒,和营清热。

处方:生黄芪 9g,归尾 9g,赤芍 9g,防风 6g,陈皮 6g,远志 9g,炙甲片 9g,皂角刺 9g,银花 9g,生甘草 1.5g。3 剂,水煎服,日 1 剂,分早晚两次服。

外用:重升丹加玉露膏。

二诊(11 月 19 日):三日来脓泄,肿痛日轻,尚见头晕而痛。脉细弱,舌淡,苔净。前方加菊花 9g,3 剂,水煎服。

三诊(11 月 22 日):脓腐渐脱,下露新肌,头痛轻,胃纳渐馨。脉弦细,苔薄黄腻。仍宗前方加钩藤 9g,服 3 剂。

四诊(11 月 25 日):疮面脓腐已清,肿亦全消,但有空腔,皮肉不能粘连。头项尚有压痛,脉苔如前。拟以补益气血,促其生肌,佐以平肝息风,处方如下:生黄芪 12g,川芎 1.5g,归尾 9g,赤芍 9g,菊花 9g,石决明(打)12g,钩藤 9g,银花 9g,远志 9g,生甘草 6g。3 剂,水煎服,日 1 剂,分早晚两次服。

外用:五五丹加玉红膏,并用纱布压垫压紧包扎。

五诊(11 月 28 日):四周皮色转红,皮肉已见粘连,疮口逐渐缩小,头痛已除,续以清补之剂收功,处方如下:生黄芪 12g,当归 9g,川芎 1.5g,赤芍 9g,银花 9g,菊花 9g,陈皮 9g,生甘草 6g。

3 剂后收口。

按:患者颈后出现肿块,上覆无数脓头,破溃流脓,灼热疼痛,此为热毒壅盛之象,此外还伴有颈项沉重,转侧困难,食欲不振,脉细带数,苔薄黄。考虑患者年龄较大,气血不足,故治以补正托毒,和营清热,方选用消痈汤合托里消毒饮加减。二诊肿痛减轻,尚有头晕,故用菊花平抑肝阳。三诊疗效显著,脓腐渐脱,故守上方,但仍有头痛,故加钩藤平肝潜阳。四诊疮面脓腐已清,但仍有空腔,故着重在补益气血以生肌,佐以平肝。五诊疮面减小,逐渐收口,头痛已除,以清补之剂来收效。

【临证撷要】

痈是一种感染细菌引起的化脓性炎症性疾病,根据毛囊及其周围组织受累的程度不同,应与毛囊炎、疖及疖病进行鉴别。痈大多数预后良好,但症状严重或免疫力低下者,可引起毒血症、败血症,甚至死亡,临床上要特别注意,早期系统干预。痈在中医称为"疽""发",而中医的"痈"多指西医的蜂窝织炎,中西医病名不可混淆。辨证时首先应该辨别顺逆:肿势高突,焮红灼热,易消、易脓、易溃、易敛为顺证;漫肿,疮形平塌,皮色紫暗,难消、难溃、难敛为逆证。根据疾病进展的三个过程,要区分初期、溃脓期、收口期,选择合适的治疗方法,初期治以清热解毒,溃脓期治以托毒排脓,收口期治以化腐生肌。要特别关注患者体质及既往史,如老年人,气血虚弱,治疗要补益气血,托毒排脓。糖尿病患者,要注意滋阴降火,清热生津。

(华 华 高德强)

第九节 丹 毒

丹毒(erysipelas)是一种累及皮肤深部组织的细菌感染性皮肤病。其特征为皮肤突然发生水肿性红斑,界线清楚,表面紧张发亮,迅速向四周扩散,自觉灼热疼痛。中医文献中称为"丹熛",发于头面者称"抱头火丹",发于小腿足部者称"流火",新生儿多生于腹部,称"赤流丹"。本病无性别、年龄、季节差异。

【病因病机】

丹毒多由乙型溶血性链球菌感染引起,主要累及淋巴管。细菌可通过皮肤或黏膜破损处侵入,亦可由血行感染。足癣、小腿溃疡、鼻炎等均可诱发本病,机体抵抗力低下(如糖尿病、慢性肝病、营养不良、酗酒等)均可成为本病促发因素。

中医学认为本病病因以火毒为主,可由风、湿、热诸邪化火而致。

1. 风热火炽 平素心绪烦扰,心火内炽,心主火,亦主血,血分有热,复感风热之邪,内外合邪,风火相煽,发为火毒。

2. 肝经郁火 性情急躁,暴怒郁悒,气郁生火,肝经火旺。

3. 湿热火盛 饮食不节,嗜食辛辣、香燥、炙煿、酒肉之物,脾失健运,湿热内蕴,化火化毒。

4. 毒邪内侵 由于刺伤、抓破、挖鼻、挖耳、虫咬、外伤等,毒邪乘隙而入。

【临床表现】

丹毒好发于面部、小腿、足背等处,多为单侧发病。起病急,可出现高热、寒战、恶心、呕吐等前驱症状,婴儿有时可发生惊厥。典型皮损为水肿性红斑,边界清楚,表面紧张灼热,迅速向四周扩大,有时损害处会发生水疱,自觉灼热疼痛(图7-13)。可出现局部淋巴结肿大。病情多在4~5天达到高峰,消退后局部可留有轻度色素沉着及脱屑。下肢丹毒反复发作可致皮肤淋巴管受阻,致使淋巴液回流不畅,受累组织肥厚,日久形成象皮肿。

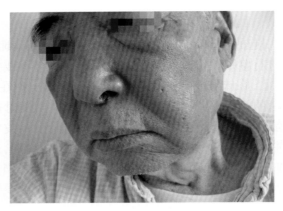

图 7-13　丹毒

【实验室检查】

白细胞总数升高,中性粒细胞增高。

【组织病理】

真皮高度水肿,血管及淋巴管扩张,真皮内弥漫炎症细胞浸润,以中性粒细胞为主,且多见于扩张的淋巴管内。病变严重者,表皮内也可发生水肿,甚至形成大疱。

【诊断要点】

1. 突然出现水肿性红斑,边界清楚,伴灼热、疼痛。
2. 伴高热、寒战等全身症状。
3. 白细胞总数及中性粒细胞增高。

【鉴别诊断】

1. 蜂窝织炎　皮损初起为弥漫性、水肿性、浸润性红斑,边界不清,局部皮温增高,皮损中央颜色深且明显隆起,四周颜色较淡,肿势较轻,严重者可出现深部化脓和组织坏死,持续性胀痛,溃破后可排出脓液和坏死组织。**鉴别要点**:红肿边界不清,浸润深,可化脓溃破。

2. 接触性皮炎　有明确的过敏物接触史,接触部位皮肤红肿,可见水疱、丘疹,自觉瘙痒而无疼痛,一般无明显全身症状。**鉴别要点**:有接触史,接触部位皮疹,自觉瘙痒。

【辨证思路】

中医认为丹毒发病以火毒为主,可由风、湿、热诸邪化火而致。多因素体心火内炽或肝经火旺,外感风热之邪,风热化火上行,风火相煽,风助火势,袭于肌肤而发;或因湿热下注,化火化毒而致湿热火炽;或因湿热久恋,阻于经络,气滞血运不畅;以及挖鼻、挖耳、头部创伤、脚湿气等因素,使毒邪乘隙而入所致。在临床中需结合发病部位、诱因因素、病程、皮损特点及伴随症状进行辨证治疗。

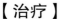

【治疗】

一、中医治疗

1. 内治法

（1）风热火炽证

主症：常发于头面、耳项、臂膊等处，皮肤焮肿灼红，肿胀疼痛，重则双目合缝，不能睁开，或见耳项瘰核。伴恶寒发热，大便干结，口渴引饮。舌红，苔薄黄，脉滑数。

治法：疏风清热解毒。

方药：普济消毒饮加减。黄连6g，黄芩9g，玄参9g，板蓝根15g，丹皮9g，连翘9g，生甘草6g，陈皮6g，马勃1.5g，桔梗6g，薄荷6g。

加减：壮热无恶寒者，加生石膏、知母；大便干结者，加生大黄、芒硝；咽痛者，加生地、白花蛇舌草。

（2）肝经郁火证

主症：发于胸腹、腰背、胁肋、脐周等处，又名内发火丹。焮赤红肿，向四周扩展。舌红苔薄黄，脉弦数。

治法：清肝利湿解热。

方药：柴胡清肝汤加减。柴胡9g，川芎9g，当归6g，赤芍9g，生地30g，黄芩9g，山栀6g，花粉9g，防风6g，牛蒡子6g，连翘9g，生甘草6g。

加减：食少纳呆者可加茯苓实脾助运。

（3）湿热火毒证

主症：常发于下肢腿股、足背等处，红肿灼热，向上蔓延，胯间瘰核，或见红线上行，不能履地。伴胃纳少思，渴不欲饮。舌红苔黄腻，脉滑数。

治法：清热利湿解毒。

方药：萆薢渗湿汤加减。萆薢30g，薏苡仁30g，茯苓15g，黄柏15g，丹皮15g，泽泻15g，滑石30g。

加减：湿热较重者加龙胆草、山栀子；肿胀甚者，或形成大脚风（象皮腿）者，可加路路通、红藤、忍冬藤、鸡血藤等。

（4）毒热入营证

主症：重证者范围较大，可见心中烦躁，神昏谵语，恶心呕吐诸逆证。

治法：凉血解毒，清心开窍。

方药：清营汤加减。生地15g，玄参9g，竹叶3g，麦冬9g，丹参6g，黄连5g，银花9g，连翘6g，水牛角粉30g。

加减：神昏谵语者，加服安宫牛黄丸、至宝丹、紫雪丹、牛黄清心丸，选用一种即可。

（5）胎火胎毒内蕴证

主症：多见于新生婴孩的脐围、臀腿之间，开始红斑迅速向外行走，重者可延及遍体，身发壮热，啼哭惊叫不安，手足冰凉。若见脐腹板硬者危。

治法：凉血清热解毒。

方药：犀角地黄汤合黄连解毒汤加减。生地10g，赤芍9g，丹皮9g，黄连2g，黄芩5g，黄柏5g，山栀子5g，水牛角粉20g。

加减：食滞者可加服保和丸；毒邪内攻者宜服紫雪丹。

2. 外治法

（1）外敷法：初期用生侧柏叶、大青叶、生地榆、马齿苋各 20g，水煎湿敷，每日 1~2 次；中期红肿消退，可用玉露膏或玉露散，蜂蜜水调敷；后期焮红虽退，肿胀不消，改用金黄膏或如意金黄散，蜜水调敷。

（2）砭镰法：患处消毒后，用七星针或三棱针叩刺患处皮肤，放血泄毒。此法只适用于下肢复发性丹毒。

二、西医治疗

反复发作的患者应注意寻找并积极处理附近慢性病灶（如鼻炎、足癣等）。本病以系统药物治疗为主，同时辅以外用药物。

1. 系统药物治疗　早期、足量、高效的抗生素治疗可减缓全身症状，控制炎症蔓延并防止复发。丹毒治疗首选青霉素，一般于 2~3 天后体温恢复正常，但应持续用药 2 周左右以防止复发；青霉素过敏者可选用红霉素或喹诺酮类药物。

2. 外用药物治疗　可用 25%~50% 硫酸镁或 0.5% 呋喃西林液湿敷，并外用抗生素软膏如莫匹罗星软膏等。

3. 物理治疗　采用紫外线、超短波、红外线等有一定疗效。

4. 手术治疗　已化脓者可行手术切开排脓。

【案例分析】

刘某，女，33 岁，1973 年 12 月 6 日初诊。

患者主因"颜面部红肿、高热 3 天"就诊。3 天前周身欠适，寒战，头痛，高热，体温 39~40℃，渐渐发现左耳附近起一片红斑，烧灼感，迅速向左脸蔓延，皮肤局部红肿灼痛，表面光泽、紧张，皮表起燎浆大疱，眼睑俱肿，不能睁开。舌苔薄黄，脉滑数。

中医诊断：抱头火丹。

西医诊断：颜面丹毒。

辨证：风热外受，化为火毒。

治法：泻火解毒。

处方：川连 6g，黄芩 9g，玄参 9g，板蓝根 15g，丹皮 9g，连翘 9g，生甘草 6g，陈皮 6g，马勃 1.5g。1 剂，水煎服，分早晚两次服。同时予玉露膏外敷。

二诊（12 月 7 日）：服前方一剂，其势未减，已延及右颊脸侧，红肿起疱，壮热头痛，腿痛行走不利，脉苔如前。宗前法加以大剂凉营清热，处方如下：生地 30g，丹皮 9g，赤芍 9g，板蓝根 30g，连翘 9g，黄芩 9g，知母 9g，生石膏 30g，竹叶 9g，大青叶 9g，银花 9g，陈皮 6g。1 剂，水煎服，分早晚两次服。

三诊（12 月 8 日）：药后，左侧脸、耳部红肿见消，但尚有向右耳头皮蔓延之势，身热较挫（38℃），腿痛已轻而见头痛，气短，胃纳少思，舌质红，苔心黄，脉细滑数。从前方，去大青叶、竹叶，加黄连 6g，玄参 9g，2 剂，水煎服。

四诊（12 月 10 日）：脸面耳项红肿基本消退，热退思纳，项下尚留焮核，苔薄黄，脉细滑，治以凉营清解为主。处方如下：生地 30g，丹皮 9g，赤芍 9g，知母 9g，生石膏 30g，板蓝根 15g，黄芩 9g，生甘草 6g。3 剂，水煎服，日 1 剂，分早晚两次服。

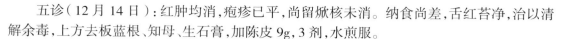

五诊（12月14日）：红肿均消，疱疹已平，尚留焮核未消。纳食尚差，舌红苔净，治以清解余毒，上方去板蓝根、知母、生石膏，加陈皮9g，3剂，水煎服。

六诊（12月17日）：脸肿全消，颊下焮核未退，苔薄黄腻，脉细滑，继以利湿清热法。处方如下：马尾连6g，黄芩9g，板蓝根15g，丹皮9g，赤芍9g，连翘9g，蚤休9g，陈皮6g，生甘草6g。5剂，水煎服，日1剂，分早晚两次服，药后痊愈。

按：患者起病急骤，耳部皮肤红肿灼痛伴高热寒战，舌苔薄黄，脉滑数，考虑风温已化为火毒，但若用风药，唯恐风助火势，加重病情，故治疗着重清热败毒，方用普济消毒饮加减治之。其中以板蓝根为主药；升麻、柴胡可不用，而加丹皮凉血。初诊之后火毒炽盛红肿未能控制，需大剂清瘟败毒饮加减治之，并增强凉营清热之力，故板蓝根用量加倍并加入生地、生石膏、大青叶、银花等。三诊热毒渐退，去大青叶、竹叶，加黄连、玄参清热凉血，泻火解毒。四诊、五诊分别凉血清解余毒，六诊以利湿清热法收功。

【临证撷要】

丹毒根据典型的临床表现，结合全身症状及实验室检查不难确诊。应注意早期、足量、高效的抗生素治疗。要避免过度劳累，积极治疗足癣、鼻炎等病灶，祛除复发因素。

中医认为丹毒多因素体血分有热，加之皮肤破损，火毒之邪乘隙而入，内外之邪相搏于肌肤而发。发于头面者多夹风热，要着重清热解毒凉血，慎重选用风药以免风助火势，加重病情；发于下肢者多夹湿热，在化火的同时要辨别湿热轻重，根据辨证情况选择方药。

（刘　洋）

第十节　手　足　癣

手足癣是致病性皮肤癣菌在手足部位引起的皮肤病。手癣（tinea manus）是由于皮肤癣菌感染手部皮肤所致，发病部位以指间、手掌侧皮肤为主；足癣（tinea pedis）是由于真菌感染足部所致，主要累及足趾间、足跖、足跟、足侧缘的皮肤。根据本病临床证候特点，手癣属于中医文献中"鹅掌风"范畴，足癣在历代文献中未见记载，俗称"脚湿气""脚气疮"等。我国南方发病率较高，多见于中青年。

【病因病机】

手足癣的病原菌主要有红色毛癣菌、须癣毛癣菌、絮状表皮癣菌、石膏样小孢子菌等，其中红色毛癣菌最为多见，占50%~90%。我国南方地区较北方地区多发。夏季气候炎热、潮湿、易出汗有利于真菌繁殖，故夏季发病率升高；或夏季较重，冬季减轻。患病个体往往较其他人有易感性，其中部分手癣是由足癣传染而致。近些年来，由于系统广谱抗生素、外用糖皮质激素制剂、针对皮肤癣菌敏感的抗真菌药物使用增加，以及糖尿病、肿瘤以及免疫缺陷类疾病患者数量的增加，都导致了白念珠菌以及其他念珠菌感染数量的上升。

中医认为此病多为脾胃湿热下注而成。患者常因久居湿地，或被水浆浸渍，或脚汗淋漓，湿邪外侵，湿热生虫或疫行相染所致。多由外受风湿，凝聚肌肤，气血不能荣润，皮肤失养。本病属癣病之列，而癣病皆由虫毒引起，可沾染而传他人。人体气血不足，使虫邪有致病之机。

【临床表现】

手足癣在浅部真菌病中最为常见,皮损多由一侧传播至对侧。手癣常见于单侧,而足癣多累及双侧。根据临床表现与特点的不同,手足癣可分为三种类型:

1. 浸渍糜烂型　又称间擦型。指(趾)间多发,也可累及跖屈侧。临床特征为皮损处瘙痒、异臭味,指(趾)间皮肤湿润浸渍松软,可见渗液,去除浸渍发白的角质层可见其下潮红糜烂面,表面可出现裂隙。多见于手足多汗、长期浸水,夏季多发。

2. 水疱鳞屑型　好发于指(趾)间、掌心、足跖及足侧缘。发病初期为散在或群集的针尖大小的深在性水疱,水疱数天后可干涸,出现领圈状脱屑,皮损可持续向周围蔓延,界线清晰,瘙痒显著(图7-14)。

3. 角化过度型　以糠状鳞屑、伴有角化过度为主要特点,常伴发甲癣。皮损多累及掌跖部及足跟、足侧缘。皮损处皮肤呈明显粗糙、角质增厚、干燥、脱屑,冬季皮损处易发生皲裂、出血,疼痛,皮损还可向足背蔓延。病程呈慢性经过,自觉症状轻微(图7-15)。

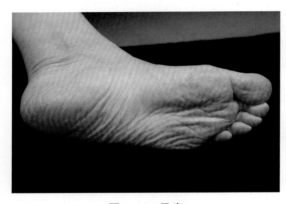

图7-14　足癣

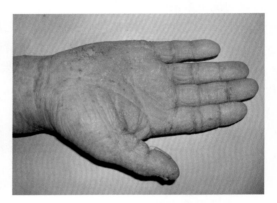

图7-15　手癣

足癣(尤其趾间浸渍糜烂型)如不及时治疗,易继发细菌感染,主要为金黄色葡萄球菌、溶血性链球菌等,出现脓疱、溃疡、脓性渗液,并继发丹毒、急性淋巴管炎、淋巴结炎和蜂窝织炎,炎症反应明显时还可引发局部湿疹样改变和癣菌疹。

【实验室检查】

真菌镜检或培养阳性。

【诊断要点】

1. 手足部皮肤脱屑、干燥,或起小水疱,或指(趾)间糜烂,常不对称,瘙痒。
2. 真菌检查阳性。

【鉴别诊断】

1. 手足湿疹　常对称发生,有丘疹、糜烂、结痂、脱屑、角化肥厚等多形性损害,瘙痒,无传染性。**鉴别要点**:对称性发病,多形性皮损,真菌镜检阴性。

2. 接触性皮炎　足部皮损多发生于接触拖鞋、凉鞋的部位,为境界清楚的红斑、脱屑,真菌检查阴性。**鉴别要点**:皮损境界清楚,过敏原接触史,真菌检查阴性。

3. 掌跖脓疱病　双手掌、足跖红斑基础上小脓疱,疱干后呈点状结痂、脱屑,瘙痒不明显,真菌检查阴性。**鉴别要点**:基本损害为脓疱,真菌检查阴性。

【治疗】

一、中医治疗

1. 内治法　一般无需内治。若外治效果不显,可用内治。

(1)风湿证

主症:水疱与落屑。初起水疱成片,干后脱屑,瘙痒无常,夏发冬退,舌红苔薄,脉弦。

治法:清热燥湿。

方药:三妙丸加减。苍术 9g,黄柏 9g,薏苡仁 15g,甘草 9g。

(2)湿热证

主症:糜烂渗水。此型于夏日在南方潮湿地区尤为多见。趾间湿润,糜烂浸淫,瘙痒臭秽,红烂脱皮,赤肿不退,重者可致丹毒。舌红苔黄,脉滑。

治法:清热利湿解毒。

方药:萆薢渗湿汤合五神汤加减。萆薢 9g,茯苓 9g,泽泻 6g,白鲜皮 10g,金银花 9g,连翘 9g,黄芩 9g,黄连 6g,黄柏 6g,赤小豆 9g,车前子 12g,六一散 9g。

加减:足部红肿湿烂严重,加蒲公英、紫花地丁。

(3)血燥证

主症:干枯皲裂。多见于慢性期,表现为手足肥厚脱屑及皲裂,少痒多痛。秋冬时节加重。舌燥少津,脉细。

治法:养血祛风。

方药:祛风地黄丸。生地 12g,熟地 12g,白蒺藜 9g,川牛膝 9g,知母 6g,黄柏 6g,枸杞子 6g,菟丝子 10g,独活 6g。

2. 外治法　本病以外治为主。外用药则着重燥湿杀虫,止痒收敛,常用苦参、蛇床子、黄柏、百部、地肤子、土槿皮、白矾、半边莲等。反复发作者皮肤脱屑、皲裂、角化过度显著时,可在外用药中加入滋阴润燥之品,如黄精、杏仁、桃仁、大枫子等。

二、西医治疗

首先要注意个人卫生,穿透气性良好的鞋袜,保持足部干燥清洁;不共用鞋袜、浴盆、脚盆等生活用品;日常生活中应避免刺激性物质对手足部皮肤的损伤;伴甲真菌病者应同时治疗,以免互相感染。以外用药物治疗为主,治愈的关键在于坚持用药,疗程一般需要 2~4 周,如不长期规范用药,极易复发;角化过度型手足癣或单用外用药疗效不佳者应考虑系统用药。

1. 外用药物治疗　目前主要为唑类和丙烯胺类,根据不同临床类型和外用药的使用原则,选择不同的处理方法,急性损害如浸渍糜烂型或伴有水疱时,给予 3% 硼酸溶液、0.1% 利凡诺等湿敷,渗出减少消退后再给予粉剂(如枯矾粉、咪康唑粉等)、抗真菌制剂。

2. **系统治疗** 浸渍糜烂严重,外用药物疗效欠佳,反复发作者,可给予伊曲康唑（200mg/d,餐后即服,疗程1~2周）或特比萘芬（250mg/d,口服,疗程2~4周）。足癣继发细菌感染时应联合应用抗生素,同时可局部用1∶5 000高锰酸钾溶液或0.1%利凡诺湿敷;引发癣菌疹时,应在积极治疗原发病灶的同时给予抗过敏治疗。

【临证撷要】

引发手癣和足癣的真菌种类虽然较多,但绝大多数为皮肤癣菌所致,在治疗的同时,应嘱患者保持局部通风透气、鞋袜清洁等。本病可继发皮肤的细菌感染,尤其下肢丹毒常由足癣引起。浸渍糜烂严重,外用药物疗效欠佳,反复发作者,必要时可考虑系统使用抗真菌治疗。

（王煜明　魏璠）

第十一节　体　股　癣

体癣（tinea corporis）是指发生在除头皮、掌跖和甲以外体表部位的皮肤癣菌感染;股癣（tinea cruris）是指臀部、腹股沟、会阴及肛周的皮肤癣菌感染。据本病临床证候特点,属于中医文献中"圆癣""钱癣""阴癣"等范畴。本病夏秋季节多见,肥胖多汗、糖尿病、慢性消耗性疾病、长期应用类固醇皮质激素或免疫抑制剂者,为易感人群。

【病因病机】

本病主要由各种皮肤癣菌感染引起,以红色毛癣菌最为多见,其他如须癣毛癣菌、疣状毛癣菌、犬小孢子菌等也可引起本病。体股癣可通过直接或间接接触传播,也可通过手、足、甲癣的自身接种感染。

中医学认为本病的致病原因有二。

1. 湿热浸渍,蕴于皮肤,久而生虫;或由生活起居不慎,触染虫毒,郁于皮肤而致。
2. 湿热虫毒蕴阻,缠绵不去而病情反复发作,迁延不愈。

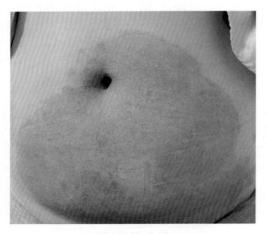

图 7-16　体癣

【临床表现】

体癣发于面、颈、躯干、四肢（图7-16）;股癣发于股内侧及臀部（图7-17）。皮损初起为红色丘疹、丘疱疹、小水疱,渐扩大成有鳞屑的红色斑片,环状或多环状,鳞屑细薄,边界清楚。皮损不断向外扩展,中央趋于消退、脱屑、色素沉着,边缘有小红丘疹、丘疱疹、小水疱。瘙痒明显。易反复发作,夏季加重,冬季减轻。

【实验室检查】

真菌镜检阳性。

【诊断要点】

1. 环形皮损,边缘丘疹、丘疱疹、小水疱,中心消退,边界清楚,瘙痒。

2. 真菌镜检阳性。

【鉴别诊断】

1. 湿疹 多对称发病,皮损多形态,有丘疹、糜烂、结痂、脱屑、角化肥厚等多形性损害,边界不清楚,无传染性,真菌检查阴性。**鉴别要点**:对称性发病,多形性皮损,边界不清,真菌镜检阴性。

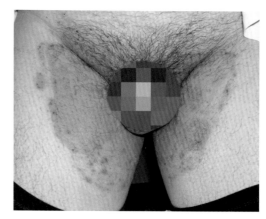

图 7-17 股癣

2. 玫瑰糠疹 初起的母斑应与圆癣相鉴别,好发于躯干或四肢近端,为一个淡红色或玫瑰红色的圆形斑片,上覆糠秕样鳞屑,真菌检查阴性。**鉴别要点**:发病时间短,皮损多发,真菌检查阴性。

3. 红癣 由微细棒状杆菌引起。最多见于腹股沟、阴阜、腋下、乳房下、臀沟等皮肤皱褶部位,皮损为红色、红褐色斑片,境界清楚,可有糠秕样鳞屑。真菌镜检阴性,滤过紫外线灯下见红珊瑚色荧光。**鉴别要点**:斑片内外均匀,无中心皮损消退,真菌镜检阴性,滤过紫外线灯下见红珊瑚色荧光。

【治疗】

一、中医治疗

本病以外治为主,极少内治。常用苦参、黄柏、百部、地肤子、土槿皮、白矾等煎汤,待凉后湿敷外洗,每日 2 次。

二、西医治疗

本病治疗以外用药物为主,皮损泛发、较严重者以及外用药疗效不佳者,应考虑系统给予内服抗真菌药物治疗。

1. 外用药物治疗 有多种抗真菌外用药物供选择,如唑类、丙烯胺类、吗啉类、环吡酮类等。应坚持用药 2 周以上或皮损消退后继续用药 1~2 周,以防止复发。应注意剂型的合理选择,需特别注意皮损的炎症较重或特殊部位的感染,防止产生刺激反应,加重病情。婴幼儿股癣患者应选择作用温和、刺激性小、浓度较低的外用药,并保持局部清洁干燥。

2. 内服药物治疗 对顽固性的泛发型体癣可选用系统抗真菌药物治疗,如伊曲康唑(200mg/d,餐后即服,疗程 1~2 周),或特比萘芬(250mg/d 口服,疗程 1~2 周),与外用药物联合使用可增加疗效,缩短病程。

（王煜明　魏　璠）

参 考 文 献

1. TORRELO A, GRIMALT R, MASRAMON X, et al. Ozenoxacin, a new effective and safe topical treatment for impetigo in children and adolescents [J]. Dermatology, 2020, 236 (3): 199-207.
2. HEBERT A A, ROSEN T, N A LOPEZ, et al. Safety and efficacy profile of ozenoxacin 1% cream in pediatric patients with impetigo [J]. Int J Women's Dermatol, 2019, 6 (2): 109-115.
3. SHARON J, PEACOCK, GAVIN K, et al. Mechanisms of methicillin resistance in staphylococcus aureus [J]. Annu Rev Biochem, 2015, 84: 577-601.

第八章 皮炎湿疹及荨麻疹性疾病

第一节 湿 疹

湿疹（eczema）是由多种内外因素引起的一种具有明显渗出倾向的炎症性皮肤病。湿疹以皮疹多形性、有渗出倾向、瘙痒、反复发作为临床特征。根据临床特点，属于中医古籍记载的"湿疮""浸淫疮"范畴，又根据发病部位来命名，如耳部湿疹为"旋耳疮"，下肢湿疹为"湿毒疮"，阴囊湿疹为"肾囊风""胞漏疮"等。

【病因病机】

湿疹的发病原因很复杂，由多种内在因素、外界因素相互作用而致，外在因素如生活环境、气候条件等，内在因素如感染、情绪变化、消化功能障碍等均可影响湿疹的发生。湿疹主要是由复杂的内外激发因子引起的一种迟发型变态反应。患者一般都有易过敏的体质，这与遗传因素相关，所以湿疹往往会在特定的人群中发生，还受到健康情况和生活环境的影响。

中医学认为本病的主要病因不外湿、热、风三者。湿偏盛者则渗液、糜烂；热偏盛者则弥漫潮红；风偏盛者则瘙痒难忍。临床上往往诸因相间，诸证交杂，应审证求因，抓住疾病的主要矛盾。

1. 血热风盛 "诸痛痒疮，皆属于心"，心主火主血，由于心绪烦扰，心火内炽，以致血热生风而成。

2. 湿热内蕴 脾为湿土，常因饮食失节、多饮生冷，脾阳不足失于健运，湿从内生，日久郁而化热；或多食膏粱厚味、辛发之品，嗜食茶酒等酿成湿热。

3. 血虚风燥 病久渗出多，或过食辛辣香燥之物，或过饮苦寒燥湿、淡渗利湿之剂，均可伤阴耗血；脾胃为后天之本，气血生化之源，脾虚气血生化无源，肌肤失养，皆可导致血虚生风。

【临床表现】

根据皮损表现分为急性、亚急性和慢性湿疹。

1. 急性湿疹 皮损以小丘疹、丘疱疹、小水疱为主，密集成片，基底潮红，有渗出，搔抓后渗出更明显，病变中心往往较重，糜烂渗出结痂同时存在，逐渐向周边蔓延，外围又有丘疹、丘疱疹,境界不清(图 8-1)。急性湿疹可以发生在身体任何部位,多对称分布。

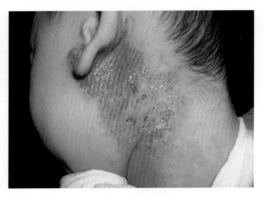

图 8-1　急性湿疹

2. 亚急性湿疹　当急性湿疹炎症减轻之后,或急性期未及时处理,拖延较久而致亚急性湿疹。皮损以小丘疹、鳞屑和结痂为主,仅有少数丘疹、丘疱疹及糜烂,可有轻度浸润,自觉仍有剧烈瘙痒。

3. 慢性湿疹　可因急性、亚急性湿疹反复发作不愈,转为慢性湿疹,也可一开始即出现慢性湿疹。皮损为肥厚性斑片,表面粗糙,上覆有少许干燥性鳞屑,日久可呈苔藓样变,边界尚清,周边可有散在的小丘疹、丘疱疹,急性发作时可有明显渗出(图 8-2)。

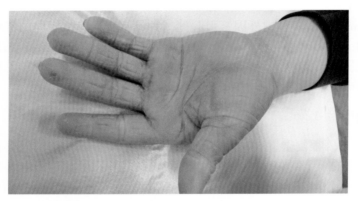

图 8-2　慢性湿疹

这三型可相互转换,病程不定。根据皮损的分布也可分为局限性和泛发性湿疹。局限性湿疹主要发生在特定的部位,多发于手部、女阴、阴囊、耳部、乳房、小腿等处。泛发性湿疹皮损多泛发或散在于全身各部位,如钱币状湿疹、乏脂性湿疹。

【组织病理】

表皮海绵水肿是湿疹的病理特点,急性、亚急性期及慢性期均可见海绵水肿的形成,亚急性期及慢性期棘层肥厚,常伴有角化过度及角化不全。真皮可见水肿,浅层血管周围可见混合炎细胞浸润,主要为淋巴细胞、组织细胞,亦可见嗜酸性粒细胞或中性粒细胞(图 8-3、图 8-4)。

【诊断要点】

1. 皮损多形性,有渗出倾向,以丘疱疹为典型皮疹,慢性湿疹可肥厚、苔藓样变,一般境界不清。

2. 瘙痒明显,容易反复发作。

3. 病因复杂,不容易找到病因。

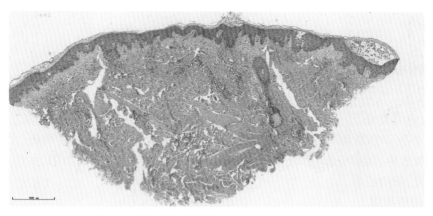

图 8-3 亚急性湿疹组织病理 1（HE 染色，×30）

表皮角化不全，棘层轻度肥厚，棘细胞间海绵水肿，局部海绵水肿性疱形成，真皮乳头血管扩张充血，浅层血管周围可见少量以淋巴细胞及嗜酸性粒细胞为主的炎症细胞浸润

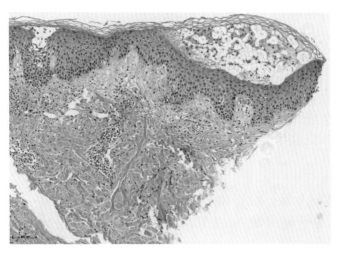

图 8-4 亚急性湿疹组织病理 2（HE 染色，×100）

海绵水肿性疱形成，真皮浅层较多嗜酸性粒细胞浸润

【鉴别诊断】

接触性皮炎：本病有明确的接触史，在接触部位突然出现界线清楚的急性皮炎，皮疹多为单一形态，主要为红斑，严重时可出现水疱，去除病因后皮损很快消退。**鉴别要点**：接触史，接触致敏原部位发病，红斑为主。与湿疹的多形性皮疹，反复发作，对称分布不同。

【辨证思路】

中医认为湿疹的病因主要是湿、热、风所致，急性期当以祛邪为主，慢性期则要以调理为主。本病的病因病机，是由于心火内炽，以致血热生风而成；或脾失健运，湿邪内生，郁而化热，热盛生风而成；或为脾虚，气血生化无源，肌肤失养，导致血虚生风。临床上可分下述几型：湿热并重证、血热风盛证、脾虚湿蕴证、血虚风燥证、阴虚湿恋证，以及风邪蕴郁、扰乱心神证。

【治疗】

一、中医治疗

1. 内治法

（1）湿热并重证

主症：多见于急性湿疹、慢性湿疹急性发作为主者。皮损初起潮红灼热，出现红斑、丘疹、丘疱疹及水疱，集簇分布，部分糜烂、渗出，瘙痒剧烈，伴身热，心烦口渴，大便干，尿短赤，舌质红，苔黄，脉滑或数。

治法：清热利湿。

方药：龙胆泻肝汤加减。龙胆草 6g，生地黄 20g，黄芩 10g，栀子 6g，通草 6g，泽泻 10g，当归 10g，柴胡 9g，生甘草 6g，车前子 12g。

（2）血热风盛证

主症：多见于湿疹急性期，周身或局部成片红色斑丘疹，或略肿胀，瘙痒无度，抓破出血，血痕累累，心烦，口干欲饮，舌红苔薄黄或黄腻，脉数。

治法：凉血消风法。

方药：凉血消风散加减。荆芥 9g，生地黄 30g，黄芩 9g，生石膏 30g，苦参 9g，蝉蜕 6g，当归 9g，白蒺藜 9g，生甘草 6g，防风 9g，知母 9g。

（3）脾虚湿蕴证

主症：多见于急性、亚急性湿疹。皮损为丘疹、丘疱疹、水疱密集成片，糜烂明显，渗出多，局部皮肤轻度潮红，瘙痒，纳差，神疲乏力，腹胀便溏或大便不成形。舌质胖有齿痕，苔白滑或腻，脉弦缓。

治法：健脾祛湿。

方药：除湿胃苓汤加减。苍术 10g，厚朴 10g，陈皮 12g，猪苓 10g，泽泻 10g，赤茯苓 10g，白术 10g，滑石 10g，栀子 6g，木通 3g，生甘草 6g，桂枝 9g。

（4）血虚风燥证

主症：主要见于慢性湿疹。病程日久，皮肤肥厚粗糙，鳞屑痂皮多，或苔藓样变，色暗或色素沉着，阵发性瘙痒。舌淡苔白，脉细弦。

治法：养血润肤，祛风止痒。

方药：当归饮子加减。当归 10g，白芍 10g，川芎 6g，白蒺藜 9g，荆芥 9g，防风 9g，鸡血藤 12g，紫草 9g，黄芪 15g，生地黄 15g，炙甘草 6g，首乌 9g，乌梢蛇 9g。

（5）阴虚湿恋证

主症：主要见于慢性湿疹。皮损表现为丘疹散在或集簇，渗水不多而旷日持久，皮肤干燥或有脱屑，瘙痒不休，兼见口渴不思饮，舌红绛少津，苔净或根部稍腻，脉弦细。

治法：滋阴除湿。

方药：滋阴除湿汤加减。生地黄 20g，丹参 15g，玄参 10g，茯苓 10g，泽泻 9g，蛇床子 6g，白鲜皮 15g，当归 10g。

（6）风邪蕴郁，扰乱心神证

主症：主要见于慢性湿疹。皮损表现为丘疹散在或集簇，皮肤干燥或脱屑，瘙痒剧烈，兼见烦躁易怒,焦虑不安,失眠,舌质红苔白,脉弦滑。

治法:重镇搜风止痒。

方药:重镇活血汤加减。代赭石 30g,生龙骨 30g,生牡蛎 30g,珍珠母 30g,石决明 30g,三棱 9g,莪术 9g,丹参 15g,赤芍 10g,乌梢蛇 10g,银花 15g,连翘 9g,秦艽 9g,漏芦 9g。

2. 外治法

(1)急性湿疹:糜烂渗液明显者,以中药湿敷,常用马齿苋或黄柏或生地榆,选用 1 种,30g 水煎冷湿敷,用纱布 8 层浸汁,稍拧,然后湿敷于皮损上,每 5 分钟重复 1 次,每次约 30 分钟,每日 3~4 次。可达到收敛、清热、解毒之效。皮损经湿敷后渗出减少,易出现皲裂、疼痛等症状,此时应给予药油清热敛湿、生肌长肉,可将二妙散或青白散用香油调成糊状,敷于疮面,或用湿疹膏、黄连油、紫草油外用。

(2)亚急性湿疹:以红斑、丘疹、丘疱疹为主时,外用水包油霜剂,这既便于药物的吸收,又能使邪热透达肌表。常用止痒润肤霜外涂。

(3)慢性湿疹:皮损干燥瘙痒者,治以养血润肤、疏通腠理,常用药物艾叶、透骨草、红花、丹参、荆芥、防风;皮损角化肥厚或鳞屑多者,治以养血疏风通络,常用药物王不留行、透骨草、五倍子、荷叶、丁香、当归、红花;加水煎煮 30 分钟,放温泡洗患处。

皮损肥厚皲裂者,可加白及、黄精等;瘙痒剧烈,加苦参、白鲜皮、蛇床子等;皮损色红,加丹皮、生地;皮肤肥厚色暗,加当归、桃仁、红花;泡洗后皮肤肥厚浸润为主,可外用复方五倍子膏,皲裂者外用玉红膏。

二、西医治疗

对于湿疹的防治,首先我们应该查找诱因,尽可能地寻找该病的发生原因,如自身的工作环境、生活习惯、饮食嗜好及情绪等因素,并检查身体有无慢性感染灶或内脏器官疾病。

湿疹治疗的主要目的是控制症状、减少复发、提高患者生活质量,尤其要整体考虑,兼顾近期疗效和远期疗效及安全性。

1. 系统治疗　主要应用于局部治疗无法控制病情的患者,可口服抗组胺药、抗生素、维生素 C、葡萄糖酸钙、糖皮质激素等。

选用抗组胺药物止痒,必要时可用两种交替或配合使用,或配服镇静剂;急性或亚急性泛发性湿疹,可静脉注射 10% 葡萄糖酸钙或 10% 硫代硫酸钠溶液,每日 1 次,每次 10ml,10 天为一疗程;对有广泛继发感染者,配合应用有效的抗生素治疗。口服或注射糖皮质激素需慎重,停药后易复发,长期应用可引起严重不良反应。

2. 局部治疗　一般根据皮损分期,来选择合适的药物剂型。急性期水疱、丘疹,可每日 4~6 次外用炉甘石洗剂;大量渗出时应选择冷湿敷,如 3% 硼酸溶液、0.1% 盐酸小檗碱溶液、0.1% 依沙吖啶溶液等;有糜烂但渗出不多时用氧化锌油;亚急性期渗出少,可选用氧化锌糊剂或糖皮质激素乳膏剂;慢性期皮损可选用糖皮质激素软膏、硬膏、乳膏剂或酊剂,可合用保湿剂及角质松解剂,如 20%~40% 尿素软膏、5%~10% 水杨酸软膏等。

【临证撷要】

湿疹的治疗难点是容易复发,这与其诱发因素较多有关,但更主要的是湿疹患者机体的敏感性增高了。通过加强锻炼、改变环境等，可使机体的敏感性发生变化，不易再发湿疹。中医可以调理患者体质，调整患者机体的敏感性，使湿疹在较长一段时间内不再复发，甚至痊愈。所以在湿疹的治疗中，要中西医结合，发挥中医辨证论治的优势。

（沈 冬 王俊慧）

第二节 特应性皮炎

特应性皮炎（atopic dermatitis，AD）是一种慢性、复发性、炎症性皮肤病。由于患者常合并过敏性鼻炎、哮喘等其他特应性疾病，故被认为是一种系统性疾病。本病通常初发于婴儿期，1岁前发病者约占全部患者的50%，但晚发患者也并不少见。本病临床表现多种多样，最基本的特征是皮肤干燥、慢性湿疹样皮损和明显瘙痒。中医古籍中并未出现"特应性皮炎"的病名，"奶癣""血风疮""四弯风"等疾病的表现与特应性皮炎相似。西方国家儿童AD患病率较高，达10%~20%，我国AD患病率低于西方国家，但近年增长迅速。

【病因病机】

西医学目前认为该病确切发病机制尚不清楚，但研究认为，免疫异常、皮肤屏障功能障碍、皮肤菌群紊乱等因素是影响本病的重要环节。发病与遗传和环境等因素关系密切，父母亲等家族成员有过敏性疾病史是本病的最强风险因素；环境因素包括气候变化、生活方式改变、不正确的洗浴、感染原和变应原刺激等，也都可能引起皮肤屏障功能障碍、皮肤微生物失调、免疫失常等，从而启动炎症状态的产生，产生临床症状。Th2型炎症是AD的基本特征，IL-4和IL-13是介导AD发病的重要细胞因子。以上致病因素及环节之间亦存在交互作用。此外，非免疫性因素，如神经-内分泌因素也可参与皮肤炎症的发生和发展。

中医学认为该病发生与先天不足关系密切，如《外科正宗》记载："奶癣，儿在胎中，母食五辛，父餐炙煿，遗热与儿，生后头面遍身发为奶癣，流脂成片，睡卧不安，瘙痒不绝。"《医宗金鉴》亦指出："此证生婴儿头项，或生眉端，又名奶癣。痒起白屑，形如癣疥，由胎中血热，落草受风缠绵，此系干癥；有误用烫洗，皮肤起粟，搔痒无度，黄水浸淫，延及遍身，即成湿癥。"因此，该病多由先天禀赋不足，胎儿素体偏热，后天喂养不当，饮食失调，脾虚湿从内生，复外感风湿热等邪，郁于皮肤腠理而发病，疾病反复发作，缠绵不愈，久而导致脾虚血燥或血虚风燥，肌肤失养。

【临床表现】

本病通常呈慢性经过，临床表现多种多样，最基本的特征是皮肤干燥、慢性湿疹样皮损和明显瘙痒。

根据不同年龄段的表现，分为婴儿期（出生至2岁）、儿童期（2~12岁）、青少年与成人期（12~60岁）和老年期（>60岁）四个阶段。婴儿期：皮损多分布于两颊、额部和头皮，皮疹以急性湿疹表现为主，后逐渐蔓延至四肢伸侧；儿童期：多由婴儿期演变而来，也可不经过婴儿期而发生，多发生于面颈、肘窝、腘窝和小腿伸侧，以亚急性和慢性皮损为主要表现，皮疹往往干燥肥厚,有明显苔藓样变(图 8-5);青少年与成人期:皮损与儿童期类似,也以亚急性和慢性皮炎为主,主要发生在肘窝、腘窝、颈前等部位,也可发生于躯干、四肢、面部、手部,大部分呈干燥、肥厚性皮炎损害,部分患者也可表现为痒疹样;老年期是近几年来逐渐被重视的一个特殊类型,男性多于女性,皮疹通常严重而泛发,甚至出现红皮病。

患者可同时患有哮喘、过敏性鼻炎、结膜炎等,这些皮肤以外过敏性疾病的发病率随着年龄的增加而增长。由于长期慢性炎症反应,慢性病程患者合并发生精神神经系统疾病、炎性肠病、类风湿关节炎、心血管疾病和淋巴瘤风险明显增高。

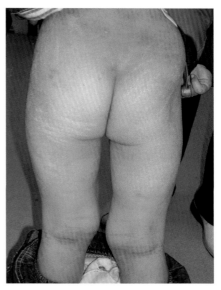

图 8-5　特应性皮炎

【实验室检查】

外周血嗜酸性粒细胞计数、血清总 IgE、过敏原特异性 IgE、嗜酸性粒细胞阳离子蛋白均可升高,斑贴试验有助于寻找可疑致病过敏原。

【组织病理】

AD 的组织病理表现无特异性,在急性期与慢性期的病理表现有所不同,急性期病理主要表现为伴有海绵水肿的浅层血管周围炎症,网篮状角化过度,表皮大致正常厚度,真皮乳头水肿;慢性期主要表现为表皮银屑病样增生,真皮乳头增宽,真皮胶原增粗并与表皮垂直走行。

【诊断要点】

目前国外常用的诊断标准包括 Hanifin-Rajka 标准和 Williams 标准。主要标准:皮肤瘙痒。次要标准:①屈侧受累史,包括肘窝、腘窝、踝前、颈部(10 岁以下儿童包括颊部皮疹);②哮喘或过敏性鼻炎史(或在 4 岁以下儿童的一级亲属中有特应性疾病史);③近年来全身皮肤干燥史;④有屈侧湿疹(4 岁以下儿童面颊部 / 前额和四肢伸侧湿疹);⑤2 岁前发病(适用于 >4 岁患者)。确定诊断:主要标准 +3 条或 3 条以上次要标准。

我国张建中等提出的中国 AD 诊断标准:①病程超过 6 个月的对称性湿疹;②特应性个人史和 / 或家族史(包括湿疹、过敏性鼻炎、哮喘、过敏性结膜炎等);③血清总 IgE 升高和 / 或外周血嗜酸性粒细胞升高和 / 或过敏原特异性 IgE 阳性(过敏原特异性 IgE 检测 2 级或 2 级以上阳性)。符合第 1 条,另外加第 2 条或第 3 条中的任何 1 条即可诊断 AD。此标准在诊断青少年和成人 AD 方面敏感性高于 Hanifin-Rajka 标准和 Williams 标准。

姚志荣等提出的中国儿童 AD 临床诊断标准:①瘙痒;②典型的形态和部位(屈侧皮炎),或非典型的形态和部位同时伴发干皮症;③慢性或慢性复发性病程。同时具备以上 3 条即可诊断 AD。典型的形态和部位(屈侧皮炎)包括儿童面部和肢端受累。非典型的形态和部位包括:①典型湿疹样皮疹,发生在非屈侧部位(头皮皮炎、眼睑湿疹、乳头湿疹、外阴湿疹、钱币状湿疹、指尖湿疹、非特异性手部或足部皮炎 / 特应性冬季足、甲或甲周湿疹和身体其他部位的湿疹样皮疹）；②非典型湿疹样皮疹，单纯糠疹、唇炎、耳下和耳后 / 鼻下裂隙、痒疹、汗疱疹、丘疹性苔藓样变异。此标准的敏感性也高于 Hanifin-Rajka 标准和 Williams 标准。

【鉴别诊断】

AD 的鉴别诊断包括脂溢性皮炎、接触性皮炎、银屑病、鱼鳞病、疥疮、副银屑病、嗜酸性粒细胞增多性皮炎、皮肤 T 细胞淋巴瘤、Netherton 综合征、高 IgE 综合征、朗格汉斯细胞组织细胞增生症、AD 样移植物抗宿主病（GVHD）等。**鉴别要点**：一级亲属中特应性疾病史；典型的形态和部位（屈侧皮炎）；婴儿时期发病，慢性病程、反复发作；血清总 IgE、过敏原特异性 IgE、嗜酸性粒细胞阳离子蛋白等升高。

【辨证思路】

目前中医药多从内外二因辨证治疗特应性皮炎，内以心、脾、肺、肾四脏为主，外从风、湿、热、瘀四邪出发。由于病程的迁延性，部分医家亦分阶段论治：婴儿期，风湿热蕴证为主；儿童期，血热夹湿和脾虚湿蕴证为主；成人期，血虚风燥夹血瘀为主。分阶段辨证论治为特应性皮炎中医药治疗拓展了新的思路。

【治疗】

一、中医治疗

1. 内治法

（1）湿热蕴结证

主症：多见于肥胖的儿童及部分成人。表现为面颊及四肢潮红，起粟粒至米粒大小丘疹，破溃后有渗出，结淡黄色痂，大便干，小便黄，舌红苔黄腻，脉滑数。

治法：清热除湿，消疹止痒。

方药：龙胆泻肝汤加减。龙胆草 6g，黄芩 9g，栀子 9g，泽泻 10g，川木通 6g，车前子 10g，当归 12g，生地黄 20g，柴胡 9g，生甘草 6g。

加减：婴幼儿可选择导赤散加减，痒感明显者，加白鲜皮、地肤子以消风止痒；若湿滞、食滞重者，加焦三仙、炒枳实、姜厚朴等以消食导滞，皮损色红者可加生地黄、丹皮、赤芍以清热。

（2）脾虚湿盛证

主症：多见于儿童及青少年。表现为皮肤内有大量密集水疱，或肤色暗红，搔抓后渗水，后期皮肤干燥脱屑，伴面色无华、纳差、便溏等脾胃虚弱症状，舌淡胖苔白滑，舌边有齿痕，脉滑。

治法：健脾益气，除湿止痒。

方药：除湿胃苓汤加减。炒苍术 12g，姜厚朴 9g，陈皮 10g，猪苓 10g，泽泻 9g，赤茯苓 10g，炒白术 12g，滑石 9g，防风 6g，栀子 6g，木通 6g，肉桂 3g，生甘草 6g。

加减：儿童及婴幼儿可选择小儿化湿汤加减（苍术、陈皮、茯苓、泽泻、炒麦芽、六一散），脾虚症状明显者，加白扁豆、山药、木香以行气化湿醒脾；阴伤者，加生地、玄参、知母、玉竹以滋阴除湿。

（3）血虚风燥证

主症：多见于青少年或成人。症见颜面、躯干、四肢部位皮肤干燥脱屑，部分皮肤苔藓化、肥厚，伴抓痕、血痂、皲裂，舌红无苔或舌淡苔光，脉沉细。

治法：滋阴降火，清热凉血。

方药：四物消风饮加减。荆芥 10g，防风 10g，生地黄 30g，当归 10g，赤芍 15g，川芎 12g，白鲜皮 15g，蝉蜕 6g，独活 6g，柴胡 9g，大枣 6g，薄荷 6g，甘草 6g。

加减：病程日久，兼有血瘀者，加丹参、桃仁、鸡血藤等以活血化瘀；心神浮越，夜间瘙痒难眠者，加煅赭石、珍珠母、煅牡蛎、煅龙骨、煅磁石等以潜神止痒；脾虚便溏者，加炒苍白术、茯苓、党参等以健脾止泻。

2. 外治法

（1）中药药浴治疗：①煎药：用无纺布将中药包好后用冷水浸泡 0.5 小时，先用武火烧开，再用文火煎煮 20~30 分钟，将第 1 次煮好的药汁倒出，再用同样的方法煎煮第 2 次；②洗浴准备：室温宜在 22~28℃，洗浴木桶内套置一次性的塑料袋，药桶内加温水，再将中药汁和中药无纺布包倒进药桶里，根据患者身高设置水位，水位不得超过两乳头连线水平；③洗浴：药浴温度以 36~42℃ 为适宜，药浴时间为 20~30 分钟，推荐频次为每周 3~6 次，每次 1 剂；④洗浴结束后，可配合保湿霜或外用软膏使用。

根据患者皮损特点，辨证选择合适的洗浴药物。若皮损色红、渗出，湿热蕴结者，可选用丹皮、蒲公英、败酱草、土茯苓、苦参、黄柏等；皮损干燥、脱屑，血虚风燥者可选用鸡血藤、当归、白鲜皮、川椒、徐长卿、透骨草等；皮损肥厚、苔藓化，血瘀明显者可选用当归、桃仁、红花、丹参、三棱、王不留行等。

（2）湿敷治疗：药液煎好后放凉，将灭菌纱布叠至 6~8 层厚度后浸于中药洗液中，使用时将其拧至不滴水为度，将其溻渍于皮损处，每日 2 次，每次 20 分钟。药物选择可同药浴治疗。

（3）中药涂擦治疗：中药软膏主要适用于特应性皮炎的干燥、脱屑、苔藓样变等亚急性期或慢性期无明显渗出的皮损。

（4）针灸治疗：包括针刺和灸法。临床常选曲池、血海二穴合用治疗特应性皮炎，可根据患者病情进行辨证配穴。此外还可穴位注射、拔罐刺血、埋线治疗。

二、西医治疗

需要结合患者的病情，进行阶梯治疗。

1. 基础治疗　健康教育，合理洗浴，使用保湿润肤剂，寻找并避免或回避诱发因素（非特异因素、过敏原回避等）。

2. 轻度患者　根据患者的年龄、皮损性质、部位及病情程度选择不同的外用糖皮质激素（一线治疗）、钙调磷酸酶抑制剂对症治疗。必要时口服抗组胺药治疗合并过敏症（荨麻疹、过敏性鼻炎）或止痒，推荐使用第二代非镇静抗组胺药治疗，可以联合第一代抗组胺药，但不推荐长期应用第一代抗组胺药，尤其是儿童。若继发感染可予对症抗感染治疗。

3. 中度患者　外用及系统口服药物同轻度患者，可联合紫外线治疗（NB-UVB 或 UVA1 治疗），但日光暴露后皮损加重的患者应避免使用，且 NB-UVB 不适用于急性期 AD。

4. 重度患者　以系统治疗联合外用治疗为主，系统治疗可选用免疫抑制剂如环孢素、甲氨蝶呤、硫唑嘌呤等,短期用糖皮质激素控制急性严重顽固性皮损,亦可使用生物制剂进行治疗。

【最新进展】

生物制剂及小分子靶向抑制剂在特应性皮炎中的应用:

目前已开发多种针对特定细胞因子（IL-4、IL-13、IL-22、IL-31、IL-33 等）来治疗特应性皮炎的单克隆抗体。其中大多数生物制剂的疗效确切,经报道的不良反应主要表现为注射部分局部反应、上呼吸道感染、皮肤感染等,这可能与药物刺激、抑制免疫反应有关。

度普利尤单抗（抗 IL-4/IL-13）相较于其他研究中的单克隆抗体,作用路径更广,研究数据更充足,成为一些国家唯一批准用于 AD 的生物制剂,该药已在我国上市使用。度普利尤单抗适用于中至重度 AD 患者,由皮下注射给药,推荐剂量为初始 600mg（在不同注射部位两次 300mg 注射）,每隔周给予 300mg。可单独或联合局部外用糖皮质激素使用。迄今为止,在该领域进行的临床研究中,度普利尤单抗显示出了良好的安全性,使用该药最常见的不良反应包括鼻咽炎、结膜炎、注射部位反应和单纯疱疹感染。因应用时间年限较短,其长期安全的数据有限。

小分子靶向药物主要为磷酸二酯酶Ⅳ（phosphodiesterase-4, PDE-4）抑制剂、JAK-STAT抑制剂、芳香烃受体调节剂等。其中 PDE-4 抑制剂的外用制剂克立硼罗（crisaborole）已由FDA 批准上市,用于治疗 2 岁及以上轻中度 AD 患儿。该药物能改善 AD 患者整体疾病严重程度,且安全性良好。各临床研究中的不良反应多为用药部位局部疼痛、烧灼感或针刺感,出现的不良事件均为轻至中度,多数与治疗无关,且治疗组与对照组间不良反应发生率相似。

（沈 冬 王俊慧）

第三节 激素依赖性皮炎

激素依赖性皮炎（steroid-dependent dermatitis）,指外用糖皮质激素后,原发皮肤疾患消失,但停用糖皮质激素后又出现炎性皮损,需反复使用糖皮质激素以控制症状,而症状逐渐加重的一种皮炎。属于中医文献中"风毒肿""药毒"等范畴。

【病因病机】

皮肤局部外用糖皮质激素可抑制角质形成细胞的增殖和成熟,使蛋白、脂类合成和角化颗粒减少,从而导致表皮变薄,以及毛细血管扩张。角质变薄、板层小体数量和脂质的减少,可使表皮的屏障功能受损而导致经皮水分丢失增加。表皮完整性的破坏可致皮肤对外界刺激的敏感性增加,糖皮质激素还使局部毛囊蠕形螨的密度增加而引起炎症反应,临床可表现为酒渣鼻样皮损;激素不仅使皮脂腺增生,又可使毛囊上皮退化变性而堵塞毛囊口,临床表现为痤疮样皮损,毛细血管扩张,在外界环境刺激下易于充血,使皮肤发红。

凡经内服、注射、外用、滴入、插入等途径给药后引起的皮肤炎症反应,均属于药物性皮炎,中医称为"风毒肿",因其来势暴速,如风暴之突然而起,或外受风毒而肿而得名。由于人禀赋不耐,内服或外涂某些药物,中其药毒,毒入营血,外走肌腠,内传于脏腑而发病,本病多发于面部,故又有面游风毒之称。如《证治准绳·疡医》说:"面游风毒……此积热在内,或多食辛辣厚味,或服金石刚剂太过,以致热壅上焦,气血沸腾而作……"

【临床表现】

本病易发于面颈部、外阴及皮肤褶皱部。在长期外用糖皮质激素后,原治疗部位皮肤变薄、表面光滑,皮纹消失,外观皮肤呈透明状,可见毛细血管扩张;有时可见痤疮样皮炎,表现为粉刺、丘疹及脓疱;受累皮肤干燥、脱屑,甚至出现皲裂、结痂、色素沉着以及毳毛增粗变长的症状;患者可自觉烧灼、刺痛或肿胀感(图8-6)。

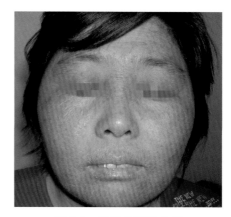

图8-6　激素依赖性皮炎

【诊断要点】

1. 有明确的糖皮质激素使用史,皮损反复发作。
2. 皮肤出现明显鲜红色斑,表面光滑,皮纹消失,脱屑,毛细血管扩张。
3. 自觉刺痛、烧灼,而少瘙痒。
4. 多发生于面部、阴囊、女阴或褶皱部。

【鉴别诊断】

需与原发性皮肤病停药后的再发与恶化的"反跳现象",以及酒渣鼻、脂溢性皮炎、痤疮、湿疹、颜面播散性粟粒型狼疮、多形性日光疹、面癣等疾病鉴别。**鉴别要点**:存在长期糖皮质激素药膏外用史,停药后原皮损消失,但出现潮红,痒痛,皮肤变薄,皮纹消失,毛细血管扩张等症状。

【辨证思路】

中医认为本病系禀赋不耐,外中药毒,毒入营血,外走肌腠,内传于脏腑而发病,病属本虚标实;初起多因邪入腠理,遂见皮损潮红肿胀;日久内陷营血,传于脏腑,症见皮损鲜红水肿;病久不愈则伤阴耗血,症见肌肤菲薄,血管显露。在临床中需结合患者年龄、用药时间、病程、皮疹特点及伴随症状进行辨证分型。

【治疗】

一、中医治疗

1. 内治法
(1)血热证
主症:面部红斑、丘疹或弥漫性潮红,轻度肿胀,瘙痒,心烦,咽干或口干舌燥,大便干或正常,小便微黄;舌红,苔薄黄,脉细滑带数。
治法:凉血清热解毒。
方药:皮炎汤加减。生地30g,牡丹皮9g,赤芍9g,知母9g,生石膏30g,淡竹叶9g,金银花 9g,连翘 9g,生甘草 6g。

加减:瘙痒明显可加白鲜皮、防风、荆芥。

（2）毒热证

主症:面部红斑或紫红斑,肿胀,可见丘疹、脓疱,瘙痒、灼热或疼痛,烦躁易怒,口干口苦,大便干,小便黄;舌红苔黄燥,脉数。

治法:清营败毒。

方药:清瘟败毒饮加减。水牛角粉 30g,生地黄 30g,牡丹皮 9g,赤芍 9g,黄连 6g,黄芩 9g,知母 9g,生石膏 30g,淡竹叶 9g,金银花 10g,连翘 9g,生甘草 6g。

加减:皮损鲜红可加紫草;肿胀明显可加生槐花;水肿明显可加冬瓜皮、茯苓皮;脓疱较多可加野菊花、蒲公英。

（3）阴伤证

主症:面部红斑不鲜,皮肤干燥,反复脱屑,毛细血管扩张,或色素沉着,或色素减退,瘙痒,紧绷感,心烦,头晕,失眠多梦,口干,手足心热;舌绛,苔光剥,脉细数。

治法:滋阴增液,清热解毒。

方剂:增液解毒汤加减。生地黄 30g,丹参 15g,赤芍 15g,玄参 12g,麦冬 9g,沙参 12g,石斛 12g,天花粉 9g,金银花 12g,连翘 9g,生甘草 6g。

加减:表皮菲薄明显可加玉竹、天冬、五味子;毛细血管扩张、色红可加牡丹皮。

2. 外治法

（1）皮损弥漫潮红伴瘙痒,可用凉血止痒汤（大青叶、荷叶、马齿苋等）外敷,煎水 300~500ml 待凉,用纱布叠成 5~6 层,沾上液湿敷患处 1~2 次,一次敷 15~20 分钟。

（2）皮损干燥紧绷伴灼热者,可外用五石膏。

二、西医治疗

病程及用药时间较短、停药后反跳较轻者,可停止使用糖皮质激素制剂;如病程长、停药后反应剧烈者,可采用糖皮质激素递减使用,直至停用,由强效制剂改用弱效制剂,由高浓度改为低浓度制剂,可逐渐减少用药次数,延长使用间隔时间。

糖皮质激素替代治疗,可选用钙调神经磷酸酶抑制剂如他克莫司软膏、吡美莫司乳膏,以及非甾体类制剂如丁苯羟酸乳膏等。伴有皮肤感染者可应用盐酸米诺环素等抗生素;伴色素沉着者可口服维生素 C 片、维生素 E 胶丸。本病可酌情选用强脉冲激光技术、红光、黄光及长脉冲 Nd:YAG 激光。

【临证撷要】

激素依赖性皮炎因药毒蓄积,致脏腑功能失调,诸症丛生。因此对于疾病的预防尤为重要,应严格掌握激素类药物的使用指征及用药时间,同时加强科普,防止滥用激素类制剂,以及成分不明的化妆品。治疗应标本兼顾,内外并治,注意局部与整体的关系。灵活运用中西药手段控制疾病,重视护肤在疾病恢复过程中的重要作用,指导患者使用能恢复皮肤屏障功能的防敏、保湿医学护肤品;避免接触可能对皮肤造成损伤的各种理化刺激,如日晒、暴露在过冷或过热的环境中、进食刺激性食物等。

（闫雨荷）

第四节 口 周 皮 炎

口周皮炎（perioral dermatitis）是发生在上唇、颏、鼻唇沟、鼻等处的炎症性皮肤病。根据本病临床证候特点，属于中医文献中"嘴边疮"，临床上易反复发作，迁延不愈。

【病因病机】

病因不明。感染、接触过敏、内分泌改变、糖皮质激素等均可引起本病；避孕药、含氟及含酒石酸的牙膏、保湿霜，以及其他可引起皮肤菌群孳生的封闭性护肤品及含汞化妆品等，均可诱发本病。部分患者可在月经期或妊娠期发病。

中医学认为口周是手阳明大肠经、足阳明胃经和任脉循行经过部位，脾胃伏火夹湿为基本病机。

【临床表现】

本病多发于女性，年龄一般在 23~35 岁；病情轻重不一，常为慢性、反复发作。多见于离口唇边缘约 5mm 之处，呈红斑、丘疹、脓疱性损害，表面脱屑，除口周外，皮损也可见于两侧颊部、下颌、上唇、鼻唇沟，甚至眼眶周围，称为眶周皮炎；发病过程中可伴有轻到中度瘙痒和烧灼感（图 8-7）。

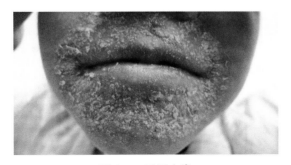

图 8-7 口周皮炎

【组织病理】

轻度棘层增厚、灶状海绵形成，角化过度伴角化不全，真皮内血管及附属器周围淋巴组织细胞浸润。偶可见毛囊破裂伴微脓肿形成及结节病样肉芽肿形成。

【诊断要点】

1. 发生于口周的红斑、丘疹、脓疱。
2. 周期性发作。

【鉴别诊断】

1. 痤疮 多发于青年男女,皮损好发于面颊、额头、胸背部。皮损包括毛囊口处的粉刺、炎性丘疹、脓疱,以及结节、囊肿及瘢痕。**鉴别要点**:皮损好发于皮脂腺密集部位,不仅限于口周;皮损表现多样。

2. 接触性皮炎 接触某些外源性物质后在皮肤黏膜接触部位发生的急、慢性炎症反应,轻者可产生红斑、水肿、丘疹等表现,重者皮损处可有糜烂、渗出、甚至坏死,多伴有瘙痒。**鉴别要点**:接触致敏物质后发生,停止接触不复发。

【治疗】

一、中医治疗

1. 内治法

（1）脾胃积热证

主症:口周淡红色斑片,其上可见针尖大小丘疹,表面可见脱屑,可伴口干,大便不畅,小便短黄;舌红,苔薄黄,脉数。

治法:清泻脾胃积热。

方药:泻黄散加减。藿香 15g,炒栀子 15g,生石膏 30g,甘草 9g,防风 6g。

加减:口干明显可加北沙参、天花粉;大便秘结可加酒大黄、虎杖;燥热心烦者可加黄芩、淡竹叶。

（2）湿热蕴毒证

主症:口周红斑,其上可见脓疱,灼热疼痛,口干欲冷饮,便秘溲赤;舌鲜红,苔黄腻,脉滑数。

治法:清热解毒,淡渗利湿。

方药:黄连解毒汤合萆薢渗湿汤加减。黄连 9g,黄芩 6g,炒栀子 9g,萆薢 9g,生薏苡仁 9g,牡丹皮 9g,黄柏 9g,赤苓 9g,泽泻 9g,通草 3g,滑石 9g。

加减:腹胀呃逆者加莱菔子、焦神曲、枳壳;脓疱密布者可加蒲公英、连翘。

（3）湿热伤阴证

主症:日久证见口周呈淡暗褐色,干燥肥厚脱屑,病情时轻时重,瘙痒,抓破后渗液结痂,大便不畅;舌小色红,苔薄黄,脉濡数。

治法:滋阴清热除湿。

方药:滋阴除湿汤加减。生地黄 30g,玄参 12g,当归 12g,丹参 15g,茯苓 9g,泽泻 9g,白鲜皮 9g,蛇床子 9g。

加减:脘腹胀满者,加砂仁、豆蔻;颜面脱屑瘙痒者,加防风、炒蒺藜。

2. 外治法

（1）脾胃积热者可用凉血止痒汤外敷。

（2）湿热蕴毒者可外用四黄膏。

（3）湿热伤阴者可用润燥止痒汤外敷。

二、西医治疗

应尽量避免糖皮质激素外用。治疗上口服四环素常有效,也可用多西环素或米诺环素;对于不宜使用四环素治疗的儿童及孕妇,可选用红霉素。皮损处可用 1.5%~2.0% 的红霉素溶液外擦;也可外用甲硝唑凝胶。肉芽肿性口周皮炎还可口服异维 A 酸。

(闫雨荷)

第五节　汗疱疹

汗疱疹(pompholyx),又称为出汗不良性湿疹,为一种手掌、足跖部的水疱性疾患。根据本病临床证候特点,属于中医文献中"蚂蚁窝"范畴。

【病因病机】

本病的发病原因尚未完全清楚。一般研究倾向于由汗腺功能异常引发;另外,精神因素、病灶感染、局部过敏或刺激、过敏体质及神经系统功能失调可能与本病发生有关。

清代《疡医大全》中记载:"马蚁窝……或风湿结成,多生手足,形似蚁窝,俨如针眼,奇痒入心,破流脂水。"中医认为本病与湿热之邪密切相关。饮食不节、过食寒凉肥甘厚味,损伤脾胃,而使得湿热内蕴,加之外感风邪,内外两邪相搏,郁于肌肤而发。

【临床表现】

典型损害为位于表皮深处的小水疱,米粒大小,呈半球形,略高出皮面,无炎症反应,分散或成群发生于手掌、手指侧面及指端,少见于手背、足底,常对称分布。水疱内含清澈浆液,发亮,偶尔可变混浊(图8-8)。水疱一般不自行破裂,干涸后形成衣领状脱皮,自觉不同程度的瘙痒或烧灼感。病程慢性,春秋季易复发。

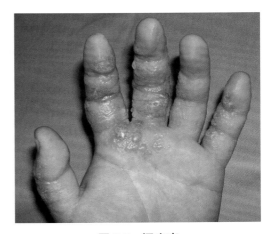

图 8-8　汗疱疹

【诊断要点】

1. 掌跖和指(趾)侧缘深在的针尖至粟粒大小水疱。
2. 自觉不同程度的瘙痒或烧灼感。
3. 皮损对称发生,可反复发作。
4. 真菌检查为阴性。

【鉴别诊断】

1. 水疱型手癣　手掌部水疱,瘙痒,多为单侧性,一般不对称,可侵犯指甲引起甲癣,真菌检查阳性。**鉴别要点**:单侧非对称发病,真菌检查可鉴别。
2. 剥脱性角质松解症　皮损表现主要是表皮剥脱,与汗疱疹十分相似,有时很难鉴别。

但剥脱性角质松解症无明显的深在性小水疱。**鉴别要点**：汗疱疹原发皮损为水疱，而剥脱性角质松解症不出现水疱。

【治疗】

一、中医治疗

1. 内治法

（1）风湿热证

主症：手足指、趾侧表皮深处小水疱，成群发生，局部瘙痒，干后脱屑；舌红，苔薄黄，脉浮滑。

治法：清热利湿散风。

方药：祛风胜湿汤加减。荆芥 9g，防风 9g，羌活 9g，蝉蜕 6g，茯苓皮 9g，陈皮 6g，金银花 9g，甘草 6g。

加减：好发于手部加桑枝、姜黄；好发于足部加牛膝。

（2）湿热毒聚证

主症：手足指、趾侧表皮深处小水疱，疱内容物清澈或稍显混浊，局部烧灼痒痛，可融合成大疱；舌红，苔黄稍腻，脉滑。

治法：利湿清热解毒。

方药：龙胆泻肝汤加减。龙胆草 9g，黄芩 9g，炒山栀 9g，生地黄 30g，车前子 9g，通草 3g，六一散 9g。

加减：灼痛明显者，可加金银花、蒲公英；水疱较大者可加萆薢、冬瓜皮。

2. 外治法

（1）止痒洗方 豨莶草 30g，苦参 30g，地肤子 15g，明矾 6g，煎水 300~500ml 待凉，用纱布叠成 5~6 层，沾上液湿敷患处，每日 1~2 次，一次敷 15~20 分钟。

（2）湿疹粉 煅石膏末 310g，枯矾末 150g，白芷末 60g，冰片 15g，先将冰片及白芷末研细，后加煅石膏末、枯矾同研极细；渗水多时用药末外掺，渗水少时用植物油研调如糊外搽，亦可加入其他药膏外用。

二、西医治疗

以外用治疗为主。早期水疱性损害的治疗以干燥止痒为主，可用 1% 薄荷酚炉甘石洗剂外涂；开始脱皮时可用糖皮质激素霜剂或软膏、曲安奈德尿素软膏；局部反复脱皮、干燥疼痛者，可外用 2%~5% 水杨酸软膏、10% 尿素脂等。

【临证撷要】

本病与患者体质尤其是汗腺功能异常密切相关，所以临床容易反复发作，季节和环境因素可诱发，治疗上一般以外用药为主。另外，需嘱患者尽量避免碱性洗涤用品的使用。

（闫雨荷）

第六节 虫咬皮炎

虫咬皮炎（insect dermatitis）是指被某些虫类叮咬，或接触其毒液及虫体的毒毛而引起的一种皮肤炎症反应。其特点是风团样丘疹，上有针头大瘀点、丘疹或水疱，自觉奇痒、烧灼或疼痛，好发于暴露部位。一般无全身不适，严重者可有畏寒发热，头痛恶心，胸闷，呼吸困难等全身中毒症状。许多昆虫的唾液或毒腺含有多种抗原成分，故刺吮后易发生变应性炎症。本病多见于昆虫孳生的夏秋季节，儿童与青壮年多见。

本病中医历代文献多有记载，如"射工伤""蜂叮疮""恶虫叮咬""虫毒病"等。《外科正宗·恶虫叮咬》记载："恶虫乃各禀阴阳毒种而生。见之者勿触其恶，且如蜈蚣用钳，蝎蜂用尾，恶蛇以舌螫人……凡有所伤，各寻类而推治。"《医宗金鉴·外科心法要诀》有："射工伤……射工，即树间杂毛虫也，又名瓦刺虫。人触着，则能放毛射人，初痒次痛，势如火燎，久则外痒内痛，骨肉皆烂，诸药罔效。用豆豉清油捣敷痛痒之处，少时则毛出可见，去豆豉用白芷煎汤洗之。如肉已烂，用海螵蛸末掺之即愈。"

【病因病机】

虫咬皮炎是因虫类叮咬，昆虫将口器刺入皮肤吸血，或将毒汁注入体内，或接触其毒液及虫体的毒毛所致。常见致病的虫类有蚊子、臭虫、虱子、跳蚤、蠓、螨虫、蜱、隐翅虫、刺毛虫、松毛虫、蜂等。

如螨皮炎，西医认为是因螨叮咬或接触其分泌物而引起的一种急性皮炎。螨的种类有几十万种之多，广泛存在于自然界，可引起本病的有寄生于植物的蒲螨（也称袋形虱螨）、沙螨（恙螨）、禽螨、鼠螨以及粉螨等。蒲螨常栖在谷物，其头部针头刺器叮咬谷类收割者皮肤时可引起皮炎，故又称谷痒症；沙螨能分泌含消化酶的唾液消化浅表皮肤，吸收营养，叮咬皮肤时也可引起皮炎，并可通过唾液使人感染恙虫病、流行性出血热、回归热、弓形虫病等；禽螨、鼠螨在春秋繁殖高峰期会离开宿主，叮咬人类引起皮炎。一般认为本病的发生与皮肤对螨分泌物的过敏反应有关。

而毛虫皮炎是指毛虫的毒毛或毒刺刺伤皮肤后，其上毒液引起的瘙痒性、炎症性皮肤病。毛虫的种类很多，常见的有寄生于松树的松毛虫、寄生于桑树和果树的桑毛虫、寄生于茶树的茶毛虫和寄生于树林、草地的刺毛虫。

毛虫身体表面都有几万至数百万根毒毛或刺毛，其中央为空心管道，内含激肽、脂酶及其他肽类物质的毒液，刺毛虫的毒液含斑蝥素。当毒毛接触并刺伤皮肤时便释放出毒液，引起刺激性皮炎，皮肤接触被毒毛或毒液污染的物品时也可引起皮炎改变。

隐翅虫皮炎则是由于皮肤接触隐翅虫毒液引起的皮肤炎症。隐翅虫属昆虫纲、鞘翅目、隐翅虫科，是一种蚁形小飞虫，种类很多，其中有致病作用的是毒隐翅虫。后者白天栖居于阴暗潮湿处，夜间在有灯光处飞行。隐翅虫身体各段均含有毒素，当其停留于皮肤上受压或被拍打、压碎时，即释放强酸性毒液（pH 1~2）灼伤皮肤，数小时后可出现皮肤损害。

虫咬伤和虫螫伤则是一组由蚊、蠓、蜂、蝎等咬螫引起的虫咬皮炎。蚊有刺吸型口器，雌蚊吸血时以口刺器刺入皮肤，吸血的同时分泌唾液，后者所含的抗凝物质防止血液凝固并可使局部皮肤过敏。蠓比蚊小,呈黑褐色,夏秋季节最常见,成群飞舞于草丛、树林及农舍附近。常见蜇人的蜂类有蜜蜂、胡蜂、蚁蜂、细腰蜂和丸蜂等,蜂尾均有毒刺与体内的毒腺相通,蜂蜇人时毒刺刺入皮肤并将毒汁注入皮肤内,多数蜂毒汁为酸性,主要成分为蚁酸、盐酸、正磷酸,而胡蜂毒汁为碱性,含有组胺、5- 羟色胺、缓激肽、磷脂酶 A、透明质酸酶、神经毒素等物质。蝎尾部最后一节是锐利的弯钩即刺螫器,与腹部毒腺相通。螫人时将强酸性毒液注入皮肤内。毒液中含神经性毒素、溶血毒素、抗凝素等,可引起皮炎或全身中毒症状。

　　中医认为人体皮肤被毒虫叮咬,毒液侵入体内;或接触虫体的毒液及有毒毛刺,虫毒侵入肌肤,与气血相搏而发病。或内蕴湿热,湿热与虫毒蕴阻肌肤而发病。加之禀性不耐,高度敏感者,感染虫毒后正邪交争剧烈,毒邪入于营血,或侵蚀筋脉,或累及脏腑,则皮损严重,并有全身中毒反应。

【临床表现】

　　好发于皮肤暴露部位。若躯干部皮损多发,则应检查衣服、卧具上是否有致病的虫类,如跳蚤、虱子、臭虫、螨虫等。皮损表现为以红色风团样丘疹为主,或为风团样红斑块,中心有小丘疹、小水疱、瘀点,甚至出现豆大水疱,搔抓后可引起糜烂,继发感染(图 8-9)。皮损散在分布,常不对称。剧烈瘙痒,可伴灼热疼痛。一般无全身症状,严重者可有发热恶寒、胸闷、呼吸困难等全身中毒症状。特殊类型的虫咬皮炎有:

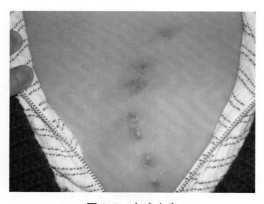

图 8-9　虫咬皮炎

　　1. 蚊、臭虫、跳蚤咬皮炎　皮肤局部发生红斑或风团样丘疹。疹中心为小瘀点,伴有瘙痒或微痛。

　　2. 蠓虫皮炎　蠓叮咬部位出现小瘀点、风团样丘疹或水疱,奇痒。

　　3. 螨虫皮炎　为粟粒到黄豆大小的红色丘疱疹、风团样丘疹或肿块,皮损顶端可有虫咬痕迹,剧烈瘙痒。

　　4. 隐翅虫皮炎　虫体受压分泌的毒液沾染皮肤而致。皮损多呈线状或条索状红肿,上有密集的小丘疹、水疱或脓疱,自觉灼热、疼痛。重者可有剧痛及发热、恶心、呕吐等全身症状。

　　5. 桑毛虫皮炎　毒毛随风飘扬,侵袭人体暴露部位。皮肤多发绿豆到黄豆大小的红色斑丘疹、丘疱疹、风团,剧烈瘙痒。

　　6. 松毛虫皮炎　皮肤直接接触虫体、蜕皮及虫茧上的毒毛而致。局部皮肤出现红色斑疹、风团样肿块,间有水疱、脓疱、皮下结节,剧痒。常伴有关节红肿疼痛,甚至化脓。

　　7. 刺毛虫皮炎　可引起皮肤瘙痒,刺痛,灼热,内痛外痒,刺入部位出现米粒大小荨麻疹样丘疹,有的表现为荨麻疹,重者可发生水疱甚至坏死。

　　8. 蜱咬皮炎　为红色丘疹、丘疱疹或小结节,严重的为大片红肿或瘀斑,有瘙痒及疼痛。蜱叮咬皮肤时,将唾液中能麻痹神经的毒素注入人体,可引起"蜱瘫痪症",可因呼吸麻痹而死亡。在蜱吸血后数日还可出现畏寒、发热、头痛、腹痛、恶心、呕吐等症状,引起莱姆病。

9. 蜂蜇伤 蜇伤后立即有刺痛和灼痒感,很快局部出现红肿,中央有一瘀点,可出现水疱、大疱,眼周或口唇被蜇则出现高度水肿。严重者除局部症状外,还可出现畏寒、发热、头痛、头晕、恶心、呕吐、心悸、烦躁等全身症状或抽搐、肺水肿、昏迷、休克甚至死亡。蜇伤后7~14天可发生血清病样迟发超敏反应,出现发热、荨麻疹、关节痛等表现,毒蜂蜇伤者还可发生急性肾衰竭和肝损害等。

10. 蝎蜇伤 蜇伤后局部即刻产生剧烈疼痛,并出现明显的水肿性红斑、水疱或瘀斑、坏死,甚至引起淋巴管炎或淋巴结炎,这是溶血性毒素所致。患者往往伴有不同程度的全身症状如头痛、头晕、恶心、呕吐、流泪、流涎、心悸、嗜睡、喉头水肿、血压下降、精神错乱,甚至呼吸麻痹导致死亡,这是神经性毒素作用于中枢神经系统和血管系统引起。幼儿如被野生蝎蜇伤可在数小时内死亡。

【实验室检查】

虫咬皮炎本身没有特异的实验室检查,但如果发生某些并发症,则需根据临床表现做必要的化验检查。

【组织病理】

真皮浅层及深层血管周围及胶原纤维间淋巴细胞、组织细胞及嗜酸性粒细胞浸润,炎症细胞浸润大致呈楔形分布,上宽下窄。可见局限性表皮棘细胞水肿及真皮乳头水肿,重者可形成表皮内疱或表皮下疱。

【诊断要点】

1. 风团样丘疹,中心有小水疱或瘀点,剧烈瘙痒。
2. 夏季好发,生活工作环境及昆虫叮咬、暴露史。

【鉴别诊断】

1. 荨麻疹 发病突然,皮肤出现红色或苍白色风团,时隐时现,消退迅速,不留痕迹,以后又成批发生。**鉴别要点**:风团24小时内可消退。
2. 其他 隐翅虫皮炎需与湿疹、接触性皮炎鉴别,合并关节表现的毛虫皮炎应与风湿、类风湿等其他原因引起的关节炎进行鉴别;螨皮炎需与疥疮、水痘等进行鉴别。

【辨证思路】

虫毒虽为外邪,但以内因为主,辨证重点在于湿、热、毒等邪的轻重缓急,同时区分卫气营血,予以对应施治。

【治疗】

一、中医治疗

1. 内治法
（1）热毒蕴结证
主症:多见皮肤大片红色风团、肿块,或有水疱、瘀斑,灼热疼痛;伴恶寒发热、头痛、胸闷、恶心、呼吸困难等;舌质红,苔黄,脉数。

治法:清热解毒,消肿杀虫。

方药:五味消毒饮合黄连解毒汤加减。银花 10g,连翘 10g,地丁 10g,黄连 10g,大黄 10g,玄参 10g,丹皮 10g,赤芍 10g,生地 10g。

加减:瘙痒剧烈者,加白鲜皮、地肤子;恶寒发热重者,加荆芥、柴胡;关节肿痛者,加络石藤、豨莶草、半边莲等。

（2）湿热虫毒证

主症:多见皮疹为泛发的鲜红色丘疹、丘疱疹、小风团或片状肿胀,潮红,皮疹灼热,痒痛,伴口干饮少,纳差腹胀,舌质红苔黄腻,脉濡数。

治法:清热除湿解毒。

方药:龙胆泻肝汤加减。黄芩 10g,胆草 5g,栀子 5g,薏苡仁 10g,生地 10g,赤芍 10g,白鲜皮 10g,地肤子 10g。

加减:伴有脓疱者加地丁、蒲公英。

2. 中成药

（1）季德胜蛇药片:清热解毒,消肿止痛。用于恶虫叮咬之热毒证。

（2）连翘败毒丸:清热解毒,消风散肿。用于恶虫叮咬之热毒证。

（3）龙胆泻肝丸:清热利湿。用于恶虫叮咬之湿热证。

3. 外治法

（1）有红斑、丘疹、风团等皮损,用 1% 薄荷三黄洗剂外搽,或用紫金锭磨水外涂,或用市售的风油精、绿药膏、清凉油外涂。

（2）发生于毛发部位,用 50% 百部酊外涂。

（3）出现大片红肿斑块、水疱破溃糜烂,可用新鲜马齿苋、七叶一枝花、蒲公英、紫花地丁,任选一种,捣烂外敷患处;或煎汤湿敷患处。

（4）季德胜蛇药用冷开水化成糊状,外涂患处。

（5）桑毛虫皮炎、松毛虫皮炎先用橡皮膏粘去患处毒毛,再用上述疗法。

（6）蜂蜇伤后应首先检查是否有毒刺残留在皮肤内,若有则用镊子拔出,再用吸引器将毒汁吸出,随后局部外用 10% 氨水或 5%~10% 碳酸氢钠溶液冷湿敷,胡蜂蜇伤后应用弱酸性溶液外敷。

（7）蝎蜇伤后应立即用止血带扎紧被蜇部位的近心端或放置冰袋,并尽量将毒汁吸出,用肥皂水、稀氨水冲洗,再用碳酸氢钠溶液冷湿敷以中和酸性毒汁;疼痛难忍时可取 1% 盐酸依米丁水溶液 3ml,加 2% 利多卡因于蜇伤部位的近心端及伤口周围作皮下注射,可迅速止痛消肿。

二、西医治疗

1. 蜂、蝎蜇伤全身症状严重者,可口服糖皮质激素及抗组胺药治疗。

2. 出现过敏性休克及严重中毒反应者,应迅速抢救,成人皮下注射 0.1% 肾上腺素 0.5ml,必要时 15 分钟后重复此剂量,并静脉注射甲泼尼龙。

3. 出现肌肉痉挛者,可用 10% 葡萄糖酸钙 10ml 加入 25%~50% 葡萄糖溶液 20ml 内,缓慢静注,可静脉补液以促进毒物排泄,同时应注意维持水、电解质和酸碱平衡。

【临证撷要】

临床注重皮疹辨证并施治,要注意观察患者全身情况,必要时及时采取西医对症急救治疗。

（王煜明 魏璠）

第七节 荨 麻 疹

荨麻疹（urticaria）,是由于皮肤、黏膜小血管扩张或暂时性血管通透性增加而发生的局限性水肿反应,临床表现为大小不等的风团,伴有或不伴有血管性水肿。风团通常在 24 小时内能完全消退,消退后不留痕迹。中医称本病为"瘾疹""赤白游风""风瘩瘟"等。

【病因病机】

荨麻疹的病因较为复杂,摄入或接触异体蛋白、食品添加剂、药物等化学物质,冷、热、压力、摩擦、水源、震动、日光等物理因素,慢性隐匿性感染,以及慢性免疫系统疾病等均可导致荨麻疹的发生。急性荨麻疹常常可以找到病因,而慢性荨麻疹多难以明确病因。肥大细胞是荨麻疹发病的关键效应细胞,肥大细胞活化脱颗粒,释放具有炎症活性的化学介质,包括组胺、5- 羟色胺（5-HT）、肿瘤坏死因子（TNF-α）、白介素（IL-2、IL-3、IL-4、IL-13）、白三烯（C3、D3、E3）等,引起血管扩张和通透性增加、平滑肌收缩以及腺体分泌增加,导致真皮水肿,是荨麻疹发病的核心环节。

中医认为本病主要为禀赋不耐,卫外不固,风邪为患,客于肌表,致使营卫失调、腠理郁闭而致。本病的核心病机乃是风邪为患。另外,内、外因交互亦可发为本病,内因多责之禀赋不足,气血虚弱,营卫失固;外因责之虚邪贼风外袭,或饮食不当,如食用鱼虾、辛辣、膏粱厚味等化热动风;或因七情变化等而导致内热生风。标象明显时则发病快,来势急骤;本虚突出时,则反复发作,缠绵难愈。

【临床表现】

临床表现为特征性风团,及不同程度的瘙痒,通常 30 分钟至 24 小时内能完全消退（图 8-10）。血管性水肿表现为突然发生的、深在性皮肤或黏膜肿胀,眼睑、口唇及外阴生殖器部位更易受累,可持续 72 小时。累及胃肠道黏膜可有恶心、呕吐、腹痛、腹泻等;累及喉头、支气管可有呼吸困难甚至窒息。

根据皮损临床特点主要分为两类。

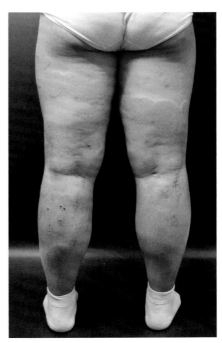

图 8-10 荨麻疹

一、自发性荨麻疹

无明显诱因出现的荨麻疹称为自发性荨麻疹。根据病程，自发性荨麻疹可分为急性或慢性自发性荨麻疹。自发性风团和/或血管性水肿发作小于6周称为急性自发性荨麻疹；自发性风团和/或血管性水肿反复发作大于6周，且每周发作至少2次称为慢性自发性荨麻疹。

二、诱发性荨麻疹

由物理因素或其他因素诱发的荨麻疹称为诱发性荨麻疹，主要包括以下几种：

1. 皮肤划痕症　亦称人工荨麻疹，表现为用手搔抓或用钝器划过皮肤数分钟后沿划痕出现条状隆起，伴或不伴瘙痒，约半小时后可自行消退。

2. 冷接触性荨麻疹　表现为接触冷水、冷风、冷物后，暴露或接触部位有瘙痒的水肿和风团。

3. 热接触性荨麻疹　表现为局部皮肤受热（43℃）后数分钟出现发红、肿胀、发硬，有烧灼刺痛感，持续1小时左右自行消退，反复发生。

4. 接触性荨麻疹　表现为皮肤直接接触变应原后出现风团和红斑。诊断接触性荨麻疹可用致敏物质开放斑贴于正常皮肤，15~30分钟后发生风团即可确定。

5. 日光性荨麻疹　表现为皮肤暴露于日光数分钟后，局部迅速出现瘙痒、红斑、风团，风团经一小时到数小时消退。

6. 延迟压力性荨麻疹　局部皮肤受压后出现深在疼痛性肿胀，症状通常持续8~12小时，常见于掌、跖、臀部、足底及系腰带等承重和持久受压部位。

7. 振动性荨麻疹（血管性水肿）　皮肤在被震动刺激后几分钟内出现局部水肿、红斑，持续30分钟左右，可同时伴有皮肤划痕症、压力性荨麻疹或胆碱能性荨麻疹。

8. 胆碱能性荨麻疹　因运动、摄入热的食物或饮料、出汗及情绪激动等诱发，表现为泛发性1~3mm小风团，周围有明显红晕，常散发于躯干上部、肢体近心端，持续30~90分钟，或达数小时之久。

9. 水源性荨麻疹　表现为在皮肤接触水的部位，立即或几分钟内出现风团、瘙痒，30~60分钟消退，好发于躯干上半部，与水温无关。汗液、泪液、唾液可激发反应。

10. 运动诱导性荨麻疹　通常在运动开始后5~30分钟出现风团，色淡，比胆碱能性荨麻疹风团大，可伴发其他过敏症状。患者常有特应性体质及对某些食物的过敏史，避免过敏原可改善症状。

【实验室检查】

急性患者可检查血常规，初步了解发病是否与感染相关。慢性患者可查血常规、粪虫卵、肝肾功能、免疫球蛋白、红细胞沉降率、C反应蛋白、相关自身抗体、补体、D-二聚体等，排除感染及风湿免疫性疾病。必要时可进行变应原筛查、自体血清皮肤实验、幽门螺杆菌感染检测、甲状腺自身抗体检测和维生素D的测定等，尽可能找出病因。

【组织病理】

组织学上，风团表现为真皮浅层、中层水肿，水肿在真皮上部最明显，不仅表现在胶原束间,胶原纤维间也见水肿而使纤维分离。胶原纤维染色变淡,胶原束间隙增宽。皮肤毛细血管及小血管扩张充血,淋巴管扩张及血管周围轻度混合炎细胞浸润,浸润的炎症细胞包括中性粒细胞,伴或不伴嗜酸性粒细胞、嗜碱性粒细胞、淋巴细胞。

【诊断要点】

荨麻疹临床表现为风团和 / 或血管性水肿。

1. 风团需具备如下 3 个特点

（1）风团表现为大小不一的中心型肿胀,边缘可绕以红晕。

（2）瘙痒,有时还会有烧灼感。

（3）风团发展迅速,但能够在 30 分钟至 24 小时内完全恢复正常,消退不留痕迹。

2. 血管性水肿则表现为以下 2 个特点

（1）突然出现的明显的红色或肤色肿胀,通常发生在深在性皮肤或黏膜部位。

（2）消退时间慢于风团,通常要达到 72 小时。

【鉴别诊断】

1. 荨麻疹性血管炎　本病是一种免疫复合物疾病,主要发生于中年女性（30~40 岁）,低补体血症荨麻疹性血管炎几乎均见于女性。躯干或四肢近端风团样皮损,伴或不伴低补体血症、关节炎、腹部不适、肾小球肾炎等。**鉴别要点**:风团常常持续 24 小时以上,有时风团内可见紫癜性损害。可有疼痛感,皮损恢复后有色素沉着或脱屑,伴发热、关节痛、红细胞沉降率增高及持久而严重的低补体血症。病理提示血管炎性改变。一般抗组胺药物无效。

2. 丘疹性荨麻疹　昆虫叮咬相关,春秋季发生较多。躯干、四肢伸侧群集或散在红色、淡红色、淡褐色或皮肤色风团样损害,顶端常有水疱,瘙痒剧烈。**鉴别要点**:本病不是单纯风团,而是风团样损害,发病与季节及个人生活环境相关,有昆虫暴露史,皮肤镜观察到被叮咬后的咬痕或靶样损害是确定诊断的直接依据。

【辨证思路】

风邪致病是本病最重要的外因,不祛风不足以平外患,亦不能安内,临床常用治风三法:疏风法、祛风法、搜风法。另外,针对内外因合而为病的慢性荨麻疹,虽属风动所致,但若外邪与营血相搏,热伤营血,或饮食失宜,脾运失健,外受于风,或心经有火,血热生风,或久病入络,瘀阻经隧,营卫不宣,临床又有不同;所以临床上仍需要结合患者病情及皮损特点分证治之,治风同时,须兼顾配伍。

【治疗】

一、中医治疗

1. 内治法

（1）风热相搏证

主症:风疹发红,大片焮红,瘙痒不绝,重则面唇俱肿。汗出受热易起,或有咽干心烦。舌红苔薄白或薄黄,脉弦滑带数。

治法:疏风清热,佐以凉血。

方药:祛风清热饮加减。荆芥 9g,防风 9g,羌活 9g,白芷 6g,浮萍 9g,蝉蜕 4.5g,赤芍 9g,生石膏 50g,知母 9g,黄芩 9g。

（2）风寒外袭证

主症:风疹块色淡红或苍白,受风着凉后,即于露出部位发病。舌淡苔薄白,脉紧或缓。

治法:温经散寒,佐以固表。

方药:固卫御风汤。黄芪 12g,防风 9g,炒白术 9g,桂枝 9g,赤芍 9g,白芍 9g,生姜 6g,生甘草 6g,大枣 7 枚。

（3）气血两虚证

主症:疹块色淡或与肤色相同,反复发作,瘙痒不甚,可迁延数月或更久,或劳累后加重,兼见头晕,精神疲惫,面色㿠白,体倦乏力,失眠等症,舌淡,苔薄,脉细而缓。

治法:益气养血。

方药:八珍汤加减。川芎 9g,白芍 9g,当归 9g,熟地黄 9g,人参 9g,白术 9g,茯苓 9g,炙甘草 6g,生姜 3 片,大枣 5 枚。

（4）脾胃不和证

主症:身发风块,胃纳不振,腹痛、腹胀或恶心、呕吐,大便溏泄。苔白或腻,脉弦缓。

治法:健脾理气,祛风散寒。

方药:健脾祛风汤。苍术 9g,陈皮 6g,茯苓 9g,泽泻 9g,荆芥 9g,防风 9g,羌活 9g,乌药 9g,木香 3g,生姜 3 片,大枣 5 枚。

（5）血热内蕴证

主症:身起风疹块,每到晚间皮肤先感灼热刺痒,搔后随手起红紫条块,越搔越多,发时心中烦躁不安。舌红苔薄黄,脉弦滑带数。

治法:凉血清热,消风止痒。

方药:凉血消风散加减。生地 30g,当归 9g,荆芥 9g,蝉蜕 6g,苦参 9g,白蒺藜 9g,知母 9g,生石膏 30g,生甘草 6g。

（6）血瘀经脉证

主症:风疹块暗红,面色晦暗,口唇色紫,或风疹块见于腰围、表带压迫等处。舌质紫暗,脉细涩。

治法:活血祛风。

方药:活血祛风汤。当归尾 9g,赤芍 9g,桃仁 9g,红花 9g,荆芥 9g,蝉蜕 6g,白蒺藜 9g,甘草 6g。

2. 外治法

（1）针刺疗法:①邻近取穴:损害以头部为主,可针刺迎香、风池、丝竹空;腹部为主,针刺中脘;腰部为主,针刺肺俞、肾俞;下肢为主,针刺伏兔、风市、足三里、委中。②循经取穴:风邪善犯阳经,针刺大椎、血海、足三里;湿邪善犯脾经,针刺脾俞、曲池、足三里;血燥生风善犯肝经,针刺三阴交、血海。③病因取穴:由风热之邪所致,取大椎、风池、百会、委中;肠胃不和,取大肠俞、中脘、合谷、足三里。④手法:宜泻法,留针 10~15 分钟,每日或隔日一次。

（2）耳针疗法:选取肾上腺、内分泌、肺区、神门、枕部、荨麻疹区等,针刺后留针 1 小时,每次选 2~3 穴。

（3）放血疗法:分别在双耳尖、中指尖、足二趾尖,常规消毒后用三棱针刺之,挤出少许血液,3 日 1 次。

二、西医治疗

治疗原则：去除病因、抗过敏及对症治疗。

1. 系统药物治疗

（1）急性自发性荨麻疹：首选第二代 H_1 受体拮抗剂；在明确并祛除病因以及口服抗组胺药不能有效控制症状时，可选用糖皮质激素。病情严重，伴有休克或严重的荨麻疹伴血管性水肿可用 1∶1 000 肾上腺素注射液 0.2~0.4ml 皮下或肌内注射。呼吸困难者则立即抢救。

（2）慢性自发性荨麻疹：首选第二代 H_1 受体拮抗剂，按常规剂量使用 1~2 周后不能有效控制症状时，可更换种类或两种抗组胺药联用或交替使用，也可根据病情联用 H_2 受体拮抗剂、白三烯受体拮抗剂、羟氯喹、雷公藤多苷等。上述常规治疗无效的难治性慢性自发性荨麻疹可选用生物制剂（如奥马珠单抗）、免疫抑制剂（如环孢素等）。

2. 局部治疗　夏季可选用止痒液、炉甘石洗剂等，冬季选苯海拉明霜等有止痒作用的乳剂；日光性荨麻疹可局部使用遮光剂。

【临证撷要】

本病不难诊断，但寻找病因较为困难。急性荨麻疹常常可以找到病因，而慢性荨麻疹多难以明确病因，很少由于变应原介导的 I 型变态反应所致。诱发性或特殊类型荨麻疹则需要依赖特异性诊断试验。诱导性荨麻疹可根据诱因不同，进行划痕试验、光敏实验、冷热临界阈值等检测。IgE 介导的食物变态反应则提示机体可能对特定食物敏感，这对明确荨麻疹发病诱因有一定参考价值，但对多数慢性荨麻疹发病诱因的提示较为有限。

慢性荨麻疹治疗更困难，系统治疗是关键。中医药可以贯穿整个治疗始终，减少第二代 H_1 受体拮抗剂的使用剂量。

【最新进展】

肥大细胞是荨麻疹发病中关键的效应细胞，活化的肥大细胞释放组胺、血小板活化因子和细胞因子等炎症介质引起风团样反应。肥大细胞活化的信号目前尚不明确，现有研究认为肥大细胞可以通过免疫和非免疫两种机制被诱导活化，免疫机制包括针对 IgE 或高亲和力 IgE 受体的自身免疫反应、IgE 依赖的 I 型变态反应、抗原抗体复合物以及补体系统活化等途径；非免疫机制包括直接作用于肥大细胞的肥大细胞释放剂、食物中小分子化合物诱导的假变应原反应，非甾体抗炎药改变花生四烯酸代谢等。与此同时，肥大细胞释放因子（血小板活化因子、白三烯、白介素等）还能进一步募集嗜碱性粒细胞、嗜酸性粒细胞、B 细胞和 T 细胞到皮损处，这些细胞的参与使荨麻疹的炎症反应更加复杂。凝血系统异常激活也被认为参与荨麻疹发病。

急性荨麻疹被认为是 IgE 介导的速发性 I 型变态反应所致，病因通常明确，变应原相关 IgE 诱导了肥大细胞活化。而慢性荨麻疹则很少由于变应原介导的 I 型变态反应所导致，肥大细胞活化程度的异质性、机体复杂的低水平炎症状态、自身免疫的存在，可能诱导了 IgE 介导的 I 型变态反应以及 IgG 介导的 II 型变态反应的平行发生，这可能是慢性荨麻疹持续存在的原因。另外，还有少数荨麻疹患者肥大细胞活化的机制并不清楚，甚至其发病可能不依赖肥大细胞。

上述原因导致慢性荨麻疹的治疗更为困难，目前国内外指南仍然推荐 2 代抗组胺药作为荨麻疹治疗的一线选择,然而临床研究显示,慢性荨麻疹治疗更为棘手,10%~50% 的慢性荨麻疹患者服用常规 2 代抗组胺药不能有效控制症状,需要提高抗组胺药物的治疗剂量,表明慢性荨麻疹存在组胺非依赖炎症反应,这也是常规抗组胺药治疗抵抗的重要因素。

因此,慢性荨麻疹的治疗需要综合管理,除了药物治疗和避免物理刺激之外,尚包括去除感染因子和治疗炎性疾病,去除胃肠幽门螺杆菌感染、鼻咽部细菌感染和肠道寄生虫等,适当治疗胃炎、反流性食管炎、胆管炎或胆囊炎等;减少身心压力;饮食管理,低组胺饮食可能会改善一些患者的临床症状;诱导耐受,适用于冷接触性荨麻疹、胆碱能性荨麻疹和日光性荨麻疹。

（曾　雪　王　宁）

参 考 文 献

1. STROWD L C , FELDMAN S R. Dupilumab for atopic dermatitis［J］. Lancet, 2017: 2265.

2. 吴承龙. 小分子靶向抑制剂及生物制剂在儿童特应性皮炎的应用前景［J］. 临床儿科杂志, 2020, 038（002）: 149-155.

3. 陈虹颖, 陈旭, 顾恒. 生物制剂治疗重度特应性皮炎研究进展［J］. 中国麻风皮肤病杂志, 2017, 33（12）: 748-751.

4. ZUBERBIER T, ABERER W, ASERO R, et al. The EAACI/GA^{2}LEN/EDF/WAO guideline for the definition, classification, diagnosis and management of urticaria［J］. Allergy, 2018, 73（7）: 1393-1414.

第九章 物理性瘙痒性及精神性皮肤病

第一节 日晒伤

日晒伤（sunburn）又称日光性皮炎（solar dermatitis），是正常皮肤接触了超耐量中波紫外线（UVB）后产生的一种急性炎症反应，临床表现为红斑、水肿、水疱和色素沉着、脱屑。根据其临床表现，属于中医文献中"日晒疮"范畴。本病一般在春末夏初多见，好发于儿童、妇女、滑雪者及水面作业者。其反应的强度与光线强弱，照射时间、个体肤色、体质、种族等有关。

【病因病机】

本病的作用光谱主要是 UVB。UVB 引起的红斑呈鲜红色，长波紫外线（UVA）引起的红斑呈深红色，短波紫外线（UVC）引起的皮肤红斑呈粉红色。本病一方面由日光过强、暴露时间过长导致，另一方面可因个体皮肤的易晒伤因素，如白、嫩、薄的皮肤。皮肤经紫外线过度照射后，细胞中的蛋白质和核酸吸收大量的紫外线，产生复杂的光生物化学反应，造成表皮细胞坏死，释放多种活性介质，引起真皮血管扩张，组织水肿，黑素合成加快等反应。

中医认为本病由日光毒邪侵伤肌肤所致。盛夏酷暑，日光曝晒形成毒热，侵入体表后蕴郁肌肤，因而发病。曝晒后局部焮红、灼热、肿胀，为毒热侵袭所致；盛夏季节反复曝晒，毒热常夹暑湿之邪，故可见红斑、水疱。

【临床表现】

春夏季节日晒数小时至十余小时后，在曝光处出现境界清楚的鲜红色弥漫性红斑，严重者可出现水疱、糜烂；随后红斑颜色逐渐变暗、脱屑，留有色素沉着或减退（图9-1）。患处自觉烧灼感或刺痛感，常影响睡眠。轻者2~3天内痊愈，严重者需1周恢复。个别患者可伴有眼结膜充血、眼睑水肿。面积大时可引起全身症状，如发热、畏寒、头痛、乏力、恶心和全身不

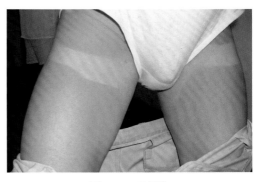

图 9-1 日晒伤

适等,严重者可出现心悸、谵妄或休克。部分患者在日晒后仅出现皮肤色素变化。

【组织病理】

本病的特征性病理改变是晒伤细胞(sunburn cell),表现为棘细胞层部分细胞胞质均匀一致,嗜酸性染色,胞质深染,核固缩甚至消失。此类变性细胞周围可出现表皮海绵形成、角质形成细胞空泡化,伴有真皮炎细胞浸润。

【诊断要点】

1. 日晒史。
2. 局部皮肤出现红斑、水肿或水疱,愈后留有色素沉着斑。
3. 自觉烧灼、疼痛。

【鉴别诊断】

1. 接触性皮炎 本病可发生于任何季节,与日晒无关,起病前有刺激物接触史,局限于接触部位的红斑、水疱等皮疹,自觉瘙痒。**鉴别要点**:接触史,皮疹部位局限于接触部位。

2. 烟酸缺乏症 皮疹不仅局限于曝光部位,还可累及非曝光部位,除皮疹外,常伴发消化系统、神经精神系统的症状。**鉴别要点**:非曝光部位亦有受累,伴消化系统、神经系统症状。

【辨证思路】

本病临床特征为曝晒部位的焮红漫肿,表面光亮紧绷,燎浆起疱,局部灼热、瘙痒、刺痛。本病系由日光毒侵伤肌肤所致,阳光曝晒形成毒热,侵入体表,蕴郁肌肤,局部皮肤焮红灼热漫肿;夏季常夹暑湿之邪,侵袭体表则见燎浆起疱,疱破脂水渗溢。临床需要根据患者病史、病程、皮疹特点及伴随症状进行辨证分型。

【治疗】

一、中医治疗

1. 内治法
（1）毒热侵袭证
主症:身体裸露皮肤处焮红漫肿,表面紧张光亮,或见红丘疹集簇,局部灼热刺痛或瘙痒。伴有身热,头痛,口渴,小便短赤,舌红,苔薄,脉滑数。
治法:清热解毒。
方药:皮炎汤加减。生地 30g,丹皮 9g,赤芍 9g,知母 9g,生石膏 30g,银花 9g,连翘 9g,竹叶 9g,生甘草 6g。
加减:若局部水肿,加泽泻、通草、冬瓜皮;身热、口渴者加桑叶、菊花、天花粉。
（2）湿毒搏结证
主症:曝晒部位出现弥漫红斑,肿胀明显,水疱集簇,疱壁紧张,破溃后淡黄色脂水流溢,局部糜烂结痂。自觉瘙痒、灼热,身热,口不渴或渴不多饮,眼睑红,眵多,舌红,苔薄黄或腻,脉滑数或濡。

治法：祛湿清热解毒。

方药：龙胆泻肝汤加减。龙胆草 9g，黄芩 9g，炒山栀 9g，生地 30g，车前子 9g，通草 6g，六一散 9g。

加减：水疱多、破裂糜烂者，加马齿苋、苍术、黄柏；口不渴或渴不多饮，加藿香、佩兰、淡竹叶。

2. 外治法

（1）皮损红肿、瘙痒者，外擦三黄洗剂，或青白散水调（或香油调）薄涂于患处。

（2）水疱集簇未破，以玉露膏薄涂患处。

（3）疱破渗出糜烂，以生地榆、马齿苋等分水煎，冷湿敷患处，每次 10~15 分钟，每日 2~3 次。

二、西医治疗

1. 预防　在日光照射强时尽量避免户外活动，或减少活动时间；避免日光曝晒，外出时应注意防护，如撑伞、戴宽边帽、穿长袖衣衫；若在户外，在日晒前至少 20 分钟的时候使用遮光剂。

2. 系统治疗　轻者可选择抗组胺药，重者或疗效欠佳者可口服小剂量糖皮质激素、阿司匹林或吲哚美辛。口服维生素 C 和维生素 E 可降低对日晒伤的反应。

3. 局部治疗　轻者选用炉甘石洗剂，重者选用冷敷、糖皮质激素霜剂或吲哚美辛溶液外搽。

【临证撷要】

日晒伤的发生与日光照射密切相关，应结合患者的既往史、个人史、皮损特点及全身症状以明确诊断，本病无明显接触史，可与接触性皮炎进行鉴别。中医认为本病多为暑湿热毒壅滞肌肤所致，应根据日晒部位的皮损表现进行辨证论治，红斑、肿胀明显者为热毒偏盛；有明显水疱、渗出及糜烂者为湿毒偏盛，皮损渗出较多可结合局部冷湿敷疗法。除药物治疗以外，本病应注重预防调护，提高皮肤对日晒的耐受能力，避免日光过度曝晒。

（崔炳南　闫雨荷）

第二节　植物日光性皮炎

植物日光性皮炎（phytophotodermatitis），是指患者过多服用或直接接触了具有光敏性的植物，经日晒后引起以光毒反应为主要表现的皮肤病变。皮疹以面部、手背等暴露部位为主，表现为局部皮肤红肿、丘疹、水疱、血疱或坏死。根据本病的证候特点，属于中医文献"红花草疮"范畴。本病常急性发作，部分患者可反复发作，夏季多见，女性多发。

【病因病机】

本病的发生与体质、食用光敏性植物和日晒同时作用有关。肝肾疾病、内分泌障碍、代谢异常、贫血或营养不良的患者在过度食用或接触某种植物后,再遭受强烈日晒则易发病。光感性的植物包括伞形科(香菜、芹菜、茴香),芸香科(柑橘、柠檬、酸橙),菊科(野菊、黄花蒿),桑科(无花果),豆科(紫云英),十字花科(野生油菜、芥菜),藜科(灰菜、甜菜),牧草,真菌类(木耳、香菇)。尚有报道的光敏性植物有胡萝卜、小白菜、萝卜叶、苋菜、菠菜、防风草、莳萝、天葵黄等。以上植物中含有呋喃香豆素,在 UVA 照射下,呋喃双香豆素与核 DNA 共价结合,导致基因突变、细胞死亡,并促使表皮细胞严重受损。

中医学认为患者素有秉性不耐,腠理不密,因多食红花草等植物后,致肠胃运化失职,蕴久化热,湿热内生,加以外感风热日晒,阳毒外燔,在相互影响之下,风热毒邪不得外泄,郁于肌肤而成。

【临床表现】

面部和手背发生显著的非凹陷性水肿,表面紧张发亮,质较坚实,皮疹对称分布。双侧眼睑肿胀,眼睑闭合不能睁开,口唇外翻,张口受限,皮肤呈现弥漫性轻度潮红或紫红色,有瘀点或瘀斑、丘疹、水疱等。水疱可相互融合成大疱,内容物澄清或呈淡黄色,或为血性。疱破裂后,出现糜烂面,或溃疡、坏死等。溃疡愈合后可遗留色素沉着、瘢痕。偶可并发远端指节坏疽。多数患者日晒后一日内即发病,短者数分钟局部皮肤即开始发痒,为自限性,轻者1周即可消退,重者往往需要 2~3 周或更长时间方能痊愈。患者自觉灼热、麻木、紧张、蚁行感、胀痛、刺痛或瘙痒。少数患者有全身症状,老年体弱者临床表现更加严。

【实验室检查】

白细胞总数、嗜酸性粒细胞计数升高。出血、凝血时间和血小板常无异常改变。尿蛋白可呈阳性,部分患者尿卟啉阳性。

【组织病理】

表皮轻度水肿,可见表皮内水疱或表皮下水疱;真皮明显水肿,毛细血管扩张或破裂,红细胞溢出或出血,血管周围炎细胞浸润明显,胶原纤维肿胀;严重者可见坏死或溃疡。

【诊断要点】

1. 曾服食过多或接触有关植物。
2. 日光曝晒史。
3. 暴露部位水肿、瘀斑。
4. 夏季多见。

【鉴别诊断】

1. 日晒伤　正常皮肤过度曝晒数小时至十余小时后,暴露部位出现鲜红色斑疹,日晒后第 2 天最严重,1 周后即恢复。**鉴别要点**:日晒史,光暴露部位,鲜红色斑疹。

2. 接触性皮炎　有明确的接触史,发病与日晒、季节无关,皮疹多局限于接触部分,避免接触后很快痊愈。**鉴别要点**：接触史,皮疹局限于接触部位,与日晒无关。

【辨证思路】

本病与过量食用红花草等光敏类蔬菜有关,且食量越大,发病机会越多,病情越重。皮疹多见于暴露部位,以脸部和手背最为常见。临床以焮红肿胀,水疱瘀斑,眼裂封闭,唇肿外翻,甚则形成溃疡坏死为主要表现。本病系患者禀赋不耐,腠理不密,过多食用红花草类植物后,肠胃运化失职,蕴久化热,湿热内生,加以外感风热光毒,阳毒外燔致风热毒邪不能外泄,郁于肌肤而成。若风毒由表入于营血,血热内蕴,邪毒炽盛,则为重证。在临床中应结合患者年龄、病史、皮疹特点及伴随症状进行辨证分型。

【治疗】

一、中医治疗

1. 内治法

（1）风热毒蕴证

主症：一般为轻症,发病较急,但病势稍缓。常先在颜面、手背等处发生轻度浮肿,按之无凹陷,手触皮热。两上睑皮肤稍肿,局部肿胀麻木,微热微痒,口干便黄,舌微红,苔腻,脉滑。

治法：消风化斑。

方药：化斑解毒汤加减。玄参12g,知母9g,生石膏30g,黄连6g,连翘9g,升麻9g,生甘草6g,竹叶10g。

（2）毒入营血证

主症：病势较快,属重证。在数小时内皮肤迅速焮红浮肿,可由头面发展至颈胸、手背、前臂、足背、胫踝等处。眼睑闭合不能启动,患处肿胀灼痛。继而出现瘀斑瘀点,甲下瘀肿,胀痛不休。伴有发热头晕,胸闷纳呆,舌质红,苔黄,脉滑数。

治法：清热凉血解毒。

方药：皮炎汤加减。生地30g,牡丹皮9g,赤芍9g,知母9g,生石膏30g,银花9g,连翘9g,竹叶9g,生甘草6g。

加减：浮肿严重,加蝉蜕、浮萍、防风;瘀斑严重者加紫草根、白茅根、侧柏炭;溃烂严重,加大青叶、蒲公英、白蔹;脾虚明显者佐以白术、薏苡仁;呼吸急促,加桑白皮、葶苈子;小便短赤加车前子、泽泻、土茯苓;高热烦躁,加安宫牛黄丸一粒化服。

2. 外治法

（1）中药外治法：未溃烂时选用蒲公英、徐长卿、野菊花、马齿苋、生甘草当中一种,煎汤冷湿敷;破溃时抹以青黛散油膏。

（2）针刺疗法：发于头面者取穴承浆、下关、颊车、太阳、攒竹、四白;发于四肢者取穴外关、劳宫、合谷、太溪、昆仑,均施泻法,留针15分钟左右。

二、西医治疗

尽可能避免强烈日光曝晒,避免服用和接触光敏性的植物、药物。病情轻者补充B族维生素、维生素C和烟酸等;重者应及时、足量应用糖皮质激素。局部治疗可参照急性皮炎或湿疹的处理原则。

【临证撷要】

本病患者均有光敏性植物的接触史,结合皮损部位及皮损表现、组织病理不难诊断,根据皮损部位和病史,可与接触性皮炎、日晒伤进行鉴别。

中医认为本病为风热毒邪郁于肌肤而成,轻症以疏风清热为法;若风毒由表入于营血,邪毒炽盛,则为重证,病势发展快,皮肤焮红浮肿,此时应加用清热解毒的药物以清除血分热毒。

发病后应避免再次接触或进食光敏性植物,尤其不能一次性大量食用,经常更换蔬菜品种,食用易导致光敏蔬菜后外出应注意避光。

(崔炳南　闫雨荷)

第三节　瘙　痒　症

瘙痒症(pruritus)是指临床上无原发性皮肤损害而以瘙痒为主的皮肤病。本病的特点是皮肤阵发性瘙痒,搔抓后常出现抓痕、血痂、色素沉着和苔藓样变等继发性损害。根据瘙痒的分布,可分为全身性瘙痒症和局限性瘙痒症。根据本病临床证候特点,属于中医文献中"痒风""阴痒""谷道痒""风瘙痒""肾囊风"等范畴。

【病因病机】

全身性皮肤瘙痒症多与工作环境、气候变化、饮食或药物等外界因素刺激,以及糖尿病、尿毒症、甲状腺功能异常、血液病、肝胆疾患、淋巴瘤等慢性疾病有关。老年性瘙痒多由皮脂分泌减少,皮肤干燥引起。局限性皮肤瘙痒多与局部摩擦刺激、多汗潮湿、细菌、真菌及寄生虫感染,以及神经官能症等有关。肛门瘙痒多与蛲虫病、前列腺炎、痔核及肛瘘等有关;女阴瘙痒多与白带、阴道滴虫病及真菌病等有关。另外,女阴瘙痒大多为绝经期前后的妇女,故也可能与内分泌失调、性激素水平低下及更年期自主神经功能紊乱等有关。

近年来神经生理学研究显示,瘙痒和疼痛可能是相互作用的两种独立的不同感觉。介导瘙痒的受体位于真皮乳头及表皮的无髓C纤维游离神经末梢上。这些感受器可以特异结合致痒因子,当被致痒因子刺激后,一种特异的C纤维将冲动传至脊髓的背侧角,然后通过脊髓丘脑束至丘脑的板层核,最后到达大脑皮质中的躯体感觉区。这种传导速度慢、分支广泛、非常细的与瘙痒相关的特异的C纤维,可能是人的痒觉感受器之一。这种C纤维与通常的C纤维不同,对胺类等致痒因子敏感,但对机械刺激无应答或低反应。胺类、脂类、蛋白质/多肽等致痒物质表达于不同的皮肤细胞中,如角质形成细胞、上皮细胞、内皮细胞,不同的痒觉感受器与来源不同的配体特异结合后,传递冲动导致瘙痒。

中医认为瘙痒的产生多与风邪有关,风邪与血气相搏,内不得疏泄,外不得透达,郁于皮肤腠理,往来于皮肤之间而引起瘙痒。风或从外感,或从内生,常与热、湿、燥、毒等邪气夹杂而为病。

1. 禀性不耐　为发病的根本原因。青壮年人,素体血热,复感风邪,风热与血气相搏,往来于肌肤之间而致瘙痒；年老体弱者，或久病体虚之人，气血亏虚，肝血不足，肝阳上亢，生风化燥，肤失濡润，风动作痒；若气血涩滞，经脉壅滞，荣卫不得畅达，则体肤难得濡煦，亦能导致皮肤瘙痒。

2. 风邪外袭　风为六淫之首，百病之长，善行而数变，有隙必乘。风邪客于腠理，往来于肌肤，则为瘙痒的重要原因。清代《外科大成》曰"风盛则痒"。其他如蚊虫叮咬，接触羽绒、皮毛等异物而致痒者，亦属风邪范畴。

3. 饮食不节　凡饮食不节，过食鱼腥海味、油腻酒酪等物，均可使湿热内蕴、化热生风，内不能疏泄，外不得透达，怫郁于皮毛腠理，而发为瘙痒。

4. 情志内伤　凡情志怫郁、烦恼焦虑、精神紧张等，皆能使脏腑气机失调，阴阳偏颇，五志化火，则血热内蕴，化热动风，乃致瘙痒。

【临床表现】

各个季节及不同人群中都可发生瘙痒。有冬季瘙痒、夏季瘙痒等；老年性瘙痒多在秋冬干燥季节发病或加重；女阴瘙痒多发生于绝经期妇女。根据瘙痒波及的范围不同，一般分为全身性瘙痒症和局限性瘙痒症两型。

1. 全身性瘙痒症　可开始即为全身性，或最初局限于一处，继而扩展至全身。本病无原发性损害，瘙痒常为阵发性，尤以夜间为重；饮酒之后、情绪变化、被褥温暖及搔抓摩擦，甚至某些暗示，都可促使瘙痒发作或加重；重者常难忍受，不停地搔抓。常继发抓痕、血痂、色素沉着，甚至出现苔藓样变、湿疹样变。老年人因皮脂腺体功能减退，皮肤萎缩、干燥，加之过度热水洗烫，易泛发全身瘙痒，称为老年瘙痒症。本病常反复发作，缠绵难愈。

2. 局限性瘙痒症　局限性瘙痒症则一般以外阴、肛门、头皮、小腿、掌跖、外耳道等处多见。肛门瘙痒症男女均可发病，多见于中年男性，儿童多见于蛲虫患儿，瘙痒多限于肛门及其周围皮肤，但有时亦可蔓延至会阴、女阴或阴囊的皮肤。阴囊瘙痒症多限于阴囊，亦可累及会阴、阴茎及肛门。女阴瘙痒症多见于停经以后，瘙痒部位主要在大阴唇和小阴唇，常常外阴与肛门均痒。因不断搔抓，可出现苔藓样变、湿疹样变或感染等继发性损害。本病常可持续数月或数年，反复发作，缠绵难愈。

【实验室检查】

根据患者机体情况可酌情进行血、尿、便等常规检查，以及血糖、肝功能、肾功能等检查。必要时可进行内分泌和病原微生物方面的检查；以及血液病、淋巴瘤方面的检查。

【诊断要点】

1. 皮肤瘙痒，无原发性皮损。
2. 常见抓痕、血痂等继发性损害。
3. 应进行必要的检查，寻找引起瘙痒的病因。

【鉴别诊断】

1. 虱病　可有全身皮肤瘙痒，但主要发生在头部、肩胛部及阴部，并可找到成虫或虱卵，有传染性。
2. 疥疮　好发于指缝、腕部、大腿内侧等皮肤薄嫩皱褶处，皮损有丘疱疹、小水疱、隧道,隧道一端可挑出疥螨。

【辨证思路】

临床以阵发性皮肤瘙痒为主要表现,本病的病因复杂,病机变化多端。究其本源,内因多与气血相关,外因常与风邪相关。凡禀性不耐,气血虚弱、卫外失固、气滞血瘀、血热内蕴等,均可成为本病的内因,其他如外界的风、寒、暑、湿侵袭,或食入辛辣腥发之品,以及皮毛、羽绒等衣物接触、摩擦,均可诱发皮肤瘙痒。其中内因为发病基础,为本;外因为发病条件,为标。外因通过内因起作用。在临床中需结合患者年龄、发病诱因、病程、皮疹特点及伴随症状进行辨证分型。

【治疗】

一、中医治疗

1. 内治法

（1）血热生风证

主症:多见于青壮年人,好发于夏季,证见皮肤瘙痒,触之灼热,搔破处呈条状血痕,遇热逢暖则剧,近寒得冷则愈,每随心绪烦躁或食入辛辣而瘙痒加重,伴心烦口渴,舌红苔薄黄,脉象弦数。

治法:凉血清热,消风止痒。

方药:止痒熄风汤加味。生地 30g,玄参 9g,当归 9g,丹参 9g,白蒺藜 9g,甘草 6g,煅龙骨 15g,煅牡蛎 15g。

加减:血热甚者,加地榆、紫草;风盛者,加全蝎、防风;夜间痒甚者,加蝉蜕、牡蛎;口渴便秘者,加生大黄、知母。

（2）血虚生风证

主症:多见于老年或体虚之人,好发于秋冬季节,夏季多减轻或自愈。皮肤干燥,遍布抓痕,夜间痒甚,经常搔抓处则皮肤顽厚,上覆细薄鳞屑,或遍布血痂。瘙痒每随劳累而加剧,可伴倦怠,面色㿠白,心悸失眠,食欲不振。舌质淡苔薄白,脉象弦细。

治法:养血消风,润燥止痒。

方药:养血润肤饮加减。当归 9g,升麻 3g,皂刺 6g,生地 12g,熟地 12g,天冬 6g,麦冬 6g,天花粉 10g,红花 6g,桃仁 10g,黄芩 10g,黄芪 12g。

加减:心悸失眠者,加枣仁、柏子仁;神疲乏力者,加人参;血虚便秘者,倍用当归身,加肉苁蓉;瘙痒甚者,加白蒺藜、蝉蜕;皮肤肥厚脱屑者,加阿胶、丹参。

（3）风盛作痒证

主症:多发于春季,周身皮肤瘙痒,痒无定处,搔破出血,破处多为干性,很少渗水。经年累月,皮肤肥厚,或状如牛领之皮,舌红苔薄黄,脉象弦数。

治法:搜风清热,败毒止痒。

方药:乌蛇驱风汤加减。乌蛇 9g,荆芥 9g,黄芩 9g,防风 9g,白芷 6g,羌活 9g,黄连 6g,连翘 9g,甘草 6g,银花 9g,蝉蜕 6g。

加减:痒无定处者,加全蝎、白僵蚕;皮肤肥厚者,加丹皮、莪术;瘙痒剧烈者,加乌梅、五味子。

（4）风湿外袭证

主症：多发于长夏之季，以青壮年为多。皮肤瘙痒剧烈，由于反复搔抓，可继发湿疹化，或继发感染。可见有水疱、丘疹、流水、湿烂等，脉象弦滑，舌苔白腻。

治法：祛风胜湿，清热止痒。

方药：全虫方加减。全蝎 6g，皂角 6g，皂刺 12g，白蒺藜 9g，槐花 15g，威灵仙 12g，苦参 6g，白鲜皮 15g，黄柏 6g。

加减：伴渗水湿烂者，加茯苓、泽泻；苔腻溲赤者，加六一散、车前子、黄芩；舌红绛者，加丹皮、赤芍。

（5）湿热下注证

主症：多见于肛周、女阴、阴囊等部位，定处不移。瘙痒为阵发性，夜间为甚，摩擦、汗出、潮湿等均可成为诱因，瘙痒多突然发作，引起剧烈搔抓，妇人可伴有带下腥臭。舌红苔黄腻，脉弦滑数。

治法：清热利湿，祛风止痒。

方药：龙胆泻肝汤加减。龙胆 6g，黄芩 9g，栀子 9g，泽泻 6g，通草 3g，车前子 12g，当归 9g，生地 15g，柴胡 6g，甘草 6g。

加减：女阴瘙痒、带下腥臭黄浊者，加土茯苓、蛇床子；肛门瘙痒者，加苦参、地肤子；阴囊瘙痒者，加浮萍、蝉蜕。

2. 外治法

（1）全身瘙痒者，可用百部酊外搽，每日 3~5 次。

（2）苦参、蛇床子、防风、地肤子、石菖蒲、艾叶等药浴，每日 1 次。

（3）皮肤干燥瘙痒者，选用润肌膏外用，每日 2~3 次。

3. 针灸疗法

（1）针刺疗法

1）血热生风证：常用穴：风池、大椎、血海。备用穴：风府、曲池、足三里。每次选 2~4 穴，用泻法，留针 15~20 分钟，每日 1 次，10 次为 1 疗程。

2）血虚生风证：常用穴：血海、三阴交、百会、风池。备用穴：阴陵泉、风府、曲池。每次选用 2~4 穴，用补法或平补平泻法，留针 10~15 分钟，每日 1 次，7 次为 1 疗程。

3）风盛作痒证：常用穴：风池、风府、百会、血海。备用穴：太冲、大椎、阳陵泉。每次取 2~4 穴，用泻法，留针 10~20 分钟，每日 1 次，10 次为 1 疗程。

4）风湿外袭证：常用穴：条口、丰隆、中脘、曲池。备用穴：风池、下脘、足三里。每次取 2~4 穴，用泻法，留针 5~10 分钟，隔日 1 次，5 次为 1 疗程。

5）湿热下注证：常用穴：太冲、三阴交、阳陵泉、足三里。备用穴：曲池、丰隆、行间、下脘。每次取 2~5 穴，用泻法，留针 10~15 分钟，每日 1 次，连用 10 次为 1 疗程。

（2）耳针疗法：取神门、交感、肾上腺、内分泌、肺区、痒点等区域，每次选用 2~3 穴，单耳埋针，双耳交替，每周轮换 1 次。

（3）耳背放血疗法：以洁净三棱针，刺破耳背静脉，放血少许，待其自止。每 5~10 日 1 次。

二、西医治疗

到目前为止，还没有满意的选择性瘙痒治疗方法。

1. **外用治疗**　低 pH 的清洁剂和润滑剂、冷却剂和局部麻醉药、外用抗组胺剂和外用糖皮质激素、免疫抑制剂、锶盐等。

2. **系统治疗**　抗组胺药物、钙剂、维生素 C 及镇静催眠等药物可根据病情选择使用；阿片受体拮抗剂用于治疗胆汁性瘙痒、尿毒性瘙痒；5- 羟色胺受体拮抗剂可用于胆汁性瘙痒；加巴喷丁可用于尿毒性瘙痒。

【临证撷要】

瘙痒症是有皮肤瘙痒症状而无原发性皮损的一种疾病，病因复杂，病机变化多端，最常见的病因是皮肤干燥。注意临床与虱病、疥疮鉴别。本病以病因治疗为主，同时对症治疗。注意皮肤保湿，减少不良刺激，保持心情愉快。

（王煜明　魏　璠）

第四节　慢性单纯性苔藓

慢性单纯性苔藓（lichen simplex chronicus）即神经性皮炎，是一种常见的以阵发性瘙痒和皮肤苔藓样变为特征的慢性皮肤病。好发于中青年。根据临床证候特点，属于中医古籍记载的"摄领疮"。

【病因病机】

病因未明。目前普遍认为与神经精神因素、胃肠道功能障碍、内分泌失调、进食刺激食物（如饮酒、辛辣、鱼虾等）、局部刺激等相关。

中医学认为本病总因外感风热，血虚风燥，以致气血运行失调，凝滞于皮肤而成。或因情志不遂，心神不宁，以致气血运行不畅，瘀血阻络，蕴于肌肤。

1. **外感风热**　外感风热之邪，凝聚不散，阻滞经络，发于肌肤。

2. **血虚风燥**　风热、血热炽盛，日久伤阴耗血，营血亏虚，血虚生风，风盛则燥，发于肌肤而致病。

3. **心神不宁，瘀血阻络**　素日瘙痒，扰乱心神，血脉不通，瘀血内生，气血运行不畅，难以濡养皮肤而致病。

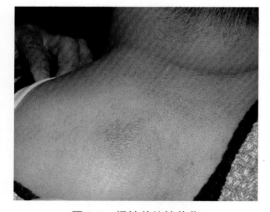

图 9-2　慢性单纯性苔藓

【临床表现】

发病之初往往只有瘙痒，经反复搔抓或摩擦后，出现散在扁平丘疹，日久丘疹融合成片，形成皮纹加深和皮嵴隆起的苔藓样变斑片，皮损上可见鳞屑、抓痕、血痂（图 9-2）。皮损多呈红色、褐色，可有色素沉着。好发于颈后、肘后、足背等部位。

【诊断要点】

1. 病程长，可持续数年至数十年，反复

发作。

2. 皮纹加深和皮嵴隆起的苔藓样变斑片,好发于颈后、肘后、足背等部位。

【鉴别诊断】

1. 扁平苔藓　表现为圆形或多角形紫红色扁平丘疹,有蜡样光泽,瘙痒,常伴口腔颊黏膜损害。**鉴别要点**:紫红色扁平丘疹,常有颊黏膜损害。

2. 瘙痒症　多见于老年人,常只有瘙痒,而无原发皮损,可见搔抓后产生的抓痕、血痂。**鉴别要点**:常无原发皮损,只可见抓痕、血痂。

【辨证思路】

本病因瘙痒剧烈,病情缠绵反复,影响起居,日久情志不畅,心火亢盛,以致心神躁扰,故在祛风同时,可施以潜阳之法,才可宁心安神、息风止痒。病久入络伤血,故治疗时可辅以活血通络之法。临床上可分下述几型:风热型,多见于本病初起;血虚风燥型、心神躁扰型,多见于本病迁延进展时。

【治疗】

一、中医治疗

1. 内治法

(1)风热证

主症:见于病之初起,皮损以丘疹为主,或发为红斑,瘙痒阵发。舌红,苔微黄,脉弦滑。

治法:祛风清热。

方药:消风散加减。当归 10g,生地 10g,防风 10g,蝉蜕 6g,知母 10g,苦参 6g,胡麻 10g,荆芥 10g,苍术 10g,牛蒡子 10g,石膏 30g,甘草 6g,通草 6g。

(2)血虚风燥证

主症:病久肌肤失养,皮损呈苔藓样变,表面干燥脱屑或有抓痕结痂,瘙痒剧烈。舌红,苔薄白,脉细。

治法:养血和营,祛风止痒。

方药:风癣汤加减。生地 30g,玄参 12g,丹参 15g,当归 9g,白芍 9g,茜草 9g,红花 9g,黄芩 9g,苦参 6g,苍耳子 6g,白鲜皮 9g,地肤子 9g,生甘草 6g。

(3)心神躁扰证

主症:皮损呈苔藓样变,表面干燥脱屑或有抓痕结痂,瘙痒剧烈。伴有情绪烦躁,夜寐不安。舌暗红,苔薄白,脉弦。

治法:重镇潜阳,搜风止痒。

方药:重镇活血汤加减。生龙骨 30g,生牡蛎 30g,代赭石 30g,石决明 30g,珍珠母 30g,灵磁石 30g,丹参 30g,秦艽 30g,漏芦 10g。

2. 外治法

(1)针刺疗法:曲池、血海、合谷、三阴交、阿是穴,每日 1 次,留针 15 分钟。

(2)耳针疗法:肺、神门、肾上腺、肝、皮质下,每日 1 次。

（3）梅花针疗法：适用于皮损呈苔藓样变者，用梅花针在患处来回移动叩刺，少量出血为度，每日或隔日 1 次。

二、西医治疗

1. 局部外用药物 可根据皮损部位或严重程度，选择外用糖皮质激素、钙调神经磷酸酶抑制剂（如他克莫司软膏）或止痒剂（如樟脑软膏）。局部比较肥厚的皮损可选择糖皮质激素封包，以达到更好的疗效。

2. 抗组胺药 根据瘙痒的严重程度可单用或联合应用，可有助于缓解瘙痒。

【案例分析】

李某，女，27 岁。初诊日期：1970 年 5 月 9 日。

患者主因"全身泛发皮癣、痒甚 2 年"就诊。患者 2 年前先在项后长癣，继之两肘伸侧亦起皮癣、剧痒，曾用多种药物，均不见效，后来有人介绍用土方，其中有斑蝥等药，外用后，局部立即起疱、糜烂，同时前胸、腰股、两侧腹股沟等处泛发皮癣，瘙痒更甚，再三求医，仍不见效。患者彻夜瘙痒，影响睡眠，精神萎靡，面色无华。大便干秘。舌质红，苔薄白，弦细。

中医诊断：摄领疮。

西医诊断：泛发性神经性皮炎。

中医辨证：风湿郁久化热，伤血化燥。

治法：凉血清热，养血润燥。

处方：生熟地各 30g，丹参 9g，茜草 9g，蛇床子 9g，金银花 9g，苍耳子 9g，苦参 6g，白鲜皮 9g，地肤子 9g，麻仁 9g，生甘草 6g。5 剂，水煎服，每日 1 剂，早晚分服。

外用皮癣膏。

二诊（5 月 14 日）：药后瘙痒有所缓解，颈后皮损趋薄，前胸红色丘疹色渐淡，两腿皮损未见改变。苔脉同前，从前方增减，上方去茜草，加乌蛇 9g、黄芩 9g，5 剂，水煎服。

三诊（5 月 20 日）：由于瘙痒减轻，已少搔抓，颈项及两腿皮损渐有减薄，前胸、腰腹部丘疹趋于消退。大便已通畅。改拟养血润燥，祛风止痒。方拟：生熟地各 30g，丹参 9g，当归 9g，红花 9g，乌蛇 9g，荆芥 9g，赤芍 9g，苦参 9g，白鲜皮 9g，地肤子 9g，麻仁 9g，枳壳 9g，甘草 9g。7 剂，水煎服。

颈部、腿部外用药同前。

四诊（5 月 28 日）：瘙痒显著减轻，前胸腹部皮损已基本消退，项后、腿部皮损亦明显转轻，大便畅通，嘱服前方去乌蛇，又经 2 周后痊愈。

按：患者病程已 2 年，病情反复，迁延不愈，久病伤阴，故以凉血清热、养血润燥为法。方用风癣汤加减，方中用生熟地、丹参养血和营；风盛则痒，故用苦参、苍耳子祛风除湿，白鲜皮、地肤子除湿止痒；久病血虚，肌肤失养，血行常不畅而成血瘀，故用茜草凉血活血；火麻仁滋阴润燥；蛇床子、金银花除湿清热；甘草调和诸药。二诊瘙痒有所改善，但双下肢皮损未变，故加乌蛇、黄芩以加大搜风清热止痒疗效。三诊患者瘙痒已明显减轻，故改以养血润燥、祛风止痒为主，祛除皮损。

【临证撷要】

本病病程长,瘙痒剧烈,容易反复,影响患者日常生活,在治疗过程中应中西医结合治疗,以提高疗效。本病的发生与搔抓密切相关,一定嘱患者尽量避免搔抓刺激,应重视止痒的对症治疗。

（颜志芳　赵　洁）

第五节　结节性痒疹

结节性痒疹(prurigo nodularis)是一种慢性炎症性皮肤病,以剧痒和结节性损害为特征。皮损好发于四肢,也可见于腰臀部,最多见于小腿伸侧。根据临床证候特点,属于中医古籍记载的"马疥"。

【病因病机】

病因未明。普遍认为病因与昆虫叮咬、胃肠功能紊乱、内分泌代谢障碍及神经、精神因素等有关。

中医学认为本病总因风湿袭表,心神不宁,瘀血阻络,蕴积肌肤所致。

1. 风湿郁毒　感受风寒湿热,壅遏肤腠,结节内生,发于肌肤。

2. 心神不宁,瘀血阻络　因通行血脉与藏神功能皆为心所主,心神不宁,导致营血运行不畅,血脉阻塞,无法濡养肌肤而致病。

【临床表现】

主要表现为半球形结节,表面粗糙,多为褐色,散在孤立,触之有坚实感。由于剧烈搔抓,结节表面常有出血及血痂,结节周围皮肤有色素沉着或增厚(图9-3)。好发于四肢,尤以小腿伸侧显著。

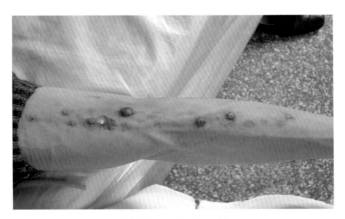

图9-3　结节性痒疹

【组织病理】

表皮角化过度,棘层肥厚,表皮嵴不规则地向真皮增生,形成假性上皮瘤状,真皮内显示非特异性炎症浸润,并可见神经组织明显增生。

【诊断要点】

1. 半球形结节,散在孤立,触之有坚实感,瘙痒明显。
2. 好发于四肢,尤以小腿伸侧显著。

【鉴别诊断】

1. 丘疹性荨麻疹　常与蚊虫叮咬相关。表现为风团中央有丘疹及小水疱形成,病程较短。**鉴别要点**:近期蚊虫叮咬史,皮损为风团基础上的丘疹及小水疱。
2. 原发性皮肤淀粉样变　好发于小腿、上臂及上背肩胛,皮损为褐色扁平小丘疹。**鉴别要点**:皮损为褐色扁平小丘疹。

【辨证思路】

结节性痒疹临床症状以剧烈瘙痒的坚实结节为特点,而风邪是瘙痒的重要病因,故在治疗本病时应疏风止痒。同时风有外风、内风之别,外风多由于感受风寒湿热等六淫邪气,壅遏肤腠所致;内风多由心肝火旺,热盛生风导致。若瘙痒同时伴有情志失调,肝失疏泄,心神浮越,因通行血脉与藏神功能皆为心所主,互相影响,血脉阻塞,营血运行不畅,势必导致心神失养,故在治疗过程中亦应加入活血化瘀之品,血脉得通,则心神得养,夜寐安宁。临床上可分下述几型:风湿郁毒型,多见于本病初起;心神躁扰,瘀血阻络型,多见于本病迁延发展期。

【治疗】

一、中医治疗

1. 内治法

（1）风湿郁毒证

主症:初起常在双小腿伸侧出现皮损,为淡红色小丘疹,自觉奇痒,抓后渗血疼痛,痒减,变为坚实结节,孤立散在。舌红,苔薄白,脉弦滑。

治法:疏风清热,除湿止痒。

方药:乌蛇驱风汤加减。乌蛇 9g,蝉蜕 6g,荆芥 9g,防风 9g,羌活 9g,白芷 6g,黄连 6g,黄芩 9g,银花 9g,连翘 9g,甘草 6g。

（2）心神躁扰,瘀血阻络证

主症:结节剧烈瘙痒,搔抓后变为坚实结节,常呈褐色,孤立散在。常伴胸闷不舒、烦躁易怒、心悸不安、失眠多梦、神疲倦怠等。舌红,苔薄白,脉弦细。

治法:重潜搜风,活血通络。

方药:重镇活血汤加减。生龙骨 30g,生牡蛎 30g,代赭石 30g,石决明 30g,珍珠母 30g,灵磁石 30g,丹参 15g,秦艽 10g,漏芦 10g。

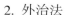

2. 外治法

（1）针刺疗法：取穴风池、天柱、内关、合谷、委中、足三里，每次取 2~3 穴，轻刺，每日1 次。

（2）耳针疗法：取肾上腺、交感穴，耳针刺后留针固定。

（3）梅花针疗法：轻弹刺脊柱旁开 2 寸处，按照胸 - 腰 - 骶顺序，每次弹刺 3 排，每日或隔日 1 次。病损处或其周围呈环形重刺至轻度溢血为宜。

（4）火针法：将火针在酒精灯上烧至发红白后，垂直快速点刺皮损，见有黄色渗液自然流出为佳，令其自凝，每周 1 次。

二、西医治疗

1. 局部外用糖皮质激素　是本病的一线治疗方法。在皮损数量较少时，也可选择糖皮质激素局部皮损内注射。在长期应用糖皮质激素过程中应注意局部皮肤萎缩、毛细血管扩张等不良反应。

2. 钙调神经磷酸酶抑制剂外用　如他克莫司软膏及吡美莫司乳膏。

3. 抗组胺药　根据瘙痒的严重程度可单用或联合应用。

4. 免疫抑制剂　如环孢素 A、硫唑嘌呤和甲氨蝶呤等在治疗顽固典型结节性痒疹时有一定疗效。

【案例分析】

康某，女，54 岁，2014 年 4 月 16 日初诊。

患者主因"四肢皮疹瘙痒 8 个月"就诊。症见四肢多处起瘙痒性结节，痒重，手掌部起角化性湿疹。曾服激素治疗，效果欠佳。血糖高。脉弦细数，舌质淡，苔薄白。

中医诊断：马疥。

西医诊断：结节性痒疹。

治法：重潜搜风，清热利湿。

处方：灵磁石 30g，代赭石 30g，生龙骨 30g，生牡蛎 30g，珍珠母 30g，羌活 10g，荆芥 10g，防风 10g，白芷 10g，北沙参 10g，茯苓 10g，陈皮 10g，炙甘草 10g，浮萍 10g，蝉蜕 6g，佩兰 6g，藿香 10g，炒白术 10g，白扁豆 10g。14 剂，水煎服，早晚分服。同时外用曲安奈德新霉素贴膏（肤疾宁贴膏）。

二诊（2014 年 4 月 30 日）：服药 14 剂后，瘙痒好转，结节较前变平。舌质红，苔净，脉细滑。继续以重潜搜风、清热利湿为法，上方加夏枯草 10g、山慈菇 6g、浙贝母 10g。14 剂，水煎服。

三诊（2014 年 5 月 14 日）：病情好转，部分皮疹变平，痒仍重，痒无定处，眠可。舌质淡，苔薄白，脉数。治以温阳补肾，软坚散结为法，处方：补骨脂 10g，仙茅 6g，白芥子 6g，肉桂 6g，干姜 10g，宣木瓜 10g，夏枯草 10g，浙贝母 10g，山慈菇 6g，海浮石 10g，蛤粉 10g，生龙骨 30g，远志 10g，夜交藤 10g。14 剂，水煎服。

四诊（2014 年 5 月 28 日）：继续好转，部分皮疹变平，痒减轻，未见新起。舌质暗，苔净，脉弦细。治以温阳补肾，养血活血为法，处方：补骨脂 10g，熟地 20g，白芥子 6g，肉桂 6g，干姜 10g，宣木瓜 10g，制何首乌 10g，丹参 10g，生地 15g，当归尾 10g，赤芍 10g，川芎 10g，夏枯草 10g，山慈菇 6g，昆布 10g，海藻 10g，海浮石 10g。14 剂，水煎服。

五诊（2014 年 6 月 10 日）：结节已基本变平，痒减，睡眠佳，舌质红，苔薄黄，脉沉细。治以温阳补肾，养血活血为法，处方：补骨脂 10g，肉桂 6g，干姜 6g，仙茅 6g，白芥子 6g，生地 20g，熟地 20g，全当归 15g，制何首乌 10g，夏枯草 10g，醋三棱 10g，醋莪术 10g，山慈菇 6g，海浮石 10g，远志 10g。14 剂，水煎服。服用 14 剂后，结节平，瘙痒亦止。

按：结节性痒疹是伴有剧烈瘙痒的心因性皮肤病，针对顽固性瘙痒患者，常规祛风之法常不能收效，所以一二诊治疗以重镇潜阳、搜风止痒为法，用重镇活血汤加减化裁。方中金石类药物质重能镇，含有铁质，金能平木，善平肝风，现代药理研究亦提示铁剂可促进血红蛋白的合成，从而补血强身、养血宁心。介壳类药物富含钙、铜、锰、锌等微量元素，可抑制自主活动、抗惊厥、降低血管壁通透性，故能多途径、多靶点缓解顽固性瘙痒。取效后，后期以温阳散结，养血活血收功，取得良好的疗效。

【临证撷要】

本病病程较长，且皮损瘙痒剧烈，常影响患者日常生活及睡眠。在治疗上，可中西医结合治疗，如中药汤剂口服，针灸外治，同时外用激素软膏，以提高疗效，缩短病程。同时提醒患者在治疗过程中避免蚊虫叮咬及搔抓皮肤，以防病情加重及继发感染。

（颜志芳 赵洁）

第六节 皮肤垢着病

皮肤垢着病（cutaneous dirt-adherent disease），是一种罕见的精神性皮肤病，好发于面部和乳房，临床表现为肥厚的疣状棕黑色污垢及痂皮，境界清楚，不易剥离，有时有臭味。本病在中医典籍中无明确记载，可归属"面垢"范畴。

【病因病机】

西医学病因不明，可能跟精神因素密切相关，导致皮肤局部长期未进行清理和擦洗，油脂与皮屑等形成污垢和痂皮，附着于皮肤。也有报道称马拉色菌可能与本病的发生有关。

《伤寒论》："三阳合病，腹满身重，难以转侧，口不仁，面垢……若自汗出者，白虎汤主之。"阳明经多气多血，易于化热生毒，蕴积肠胃，蓄留八脉。阳明经与手太阴肺经和足太阴脾经关系密切，肺主皮毛，脾主肌肉，阳明经热盛常波及脾肺二经，阳明主面，且"行贯乳中"，这与本病的好发部位相对应。阳明热邪循经上扰，发于面颊及乳中，形成黑褐色垢着样厚痂，即为"面垢"。

【临床表现】

皮损开始为斑丘疹，黑褐色，皮疹逐渐增多、扩大，可扩大为大片黑褐色斑，堆积形成污垢性结痂，质地中等，易剥离，境界清楚。部分患者其上有污垢样角化性损害，部分呈小结节，另一部分呈绒毛状（图 9-4）。好发于乳头、乳晕及其周围，或颊部、额部，尤其有痤疮、瘢痕或外伤部位，一般皮损仅限于某一部位，可有瘙痒。本病预后良好。

【诊断要点】

1. 黑褐色的污垢性结痂,易剥离,境界清楚。
2. 好发于面部、乳房,尤其有痤疮、瘢痕或外伤部位。
3. 与精神和心理因素密切相关。

【鉴别诊断】

乳头乳晕角化过度病:双侧乳晕、乳头对称性皮肤色素加深,呈暗褐色,乳晕范围扩大,边界清晰,局部浸润,表皮肥厚,粗糙呈疣状突起的暗褐色斑块。
鉴别要点:角化斑不易剥离,双侧发病,与精神心理因素无关。

【辨证思路】

此病应从肝胃论治。临床上皮肤垢着病患者多伴有思虑过多、情绪异常等精神症状表现,西医亦认为此病与精神因素相关,故临床考虑从肝论治。肝主情志,喜调达。本病始于肝失调达,疏泄失常,故治疗

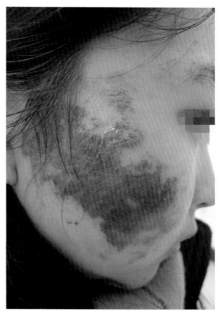

图 9-4 皮肤垢着病

时以疏解肝气,郁滞不畅为先。平素情志失调或大怒之后,肝气不舒,失于调达,病久肝木克伐脾土,则致肝郁脾虚之证,脾虚则运化失司,不能运化水谷精微,精气亏虚,肌肤失于荣养,则生“面垢”,亦可见于其他部位。另有胃经循行面部,阳明主面,热毒之邪循经上蒸于头面,亦可发为“面垢”。面部油腻结痂,而痂皮下方皮肤多色泽鲜红,则为内有血热之征象。综上所述,此病应在疏肝解郁基础上,配以清热凉血之法,以使情志调达,肝郁得解,热邪则退,垢浊不生。

【治疗】

一、中医治疗

1. 内治法

(1)肝郁脾虚证

主症:面部或身体其他部位可见厚重油腻结痂,痂皮去掉后皮肤颜色淡红或正常,伴有面色晦暗,情绪不佳,女性或有月经不调,经前乳房胀痛,大便干或便溏,舌淡,苔薄,脉弦细或弦滑。

治法:疏肝健脾。

方药:逍遥散加减。柴胡 10g,当归 10g,赤芍 10g,茯苓 10g,炒白术 15g,甘草 6g,薄荷 6g,生地黄 15g,丹皮 10g,升麻 6g。

加减:若局部水肿,加泽泻、冬瓜皮等利水消肿;口苦加栀子、龙胆草清泻肝火;失眠多梦者加合欢花、生龙骨、生牡蛎安神解郁;腹胀便溏加炒山药健脾除湿;胸闷乳胀加川楝子、

郁金行气疏肝；月经量少色暗加益母草、泽兰、红花养血活血。

（2）阳明热盛证

主症：面部油垢结痂，痂皮去掉后皮肤色红，伴有口渴喜冷饮，大便秘结，舌红，苔薄黄或黄腻，脉滑数有力。

治法：清热泻火。

方药：白虎汤加减。生石膏（先煎）30g，知母10g，甘草10g，葛根15g，熟大黄6g，赤芍10g，丹皮10g。

加减：若污垢下方皮色鲜红者，加生地，重用丹皮、赤芍以清热凉血；若身热、口渴明显，加桑叶、菊花、天花粉等清热生津；热盛伤阴者加用生地、玄参、麦冬、石斛以滋阴清热；大便干者，加大黄、枳实以通便。

2. 外治法　在给予患者相应心理辅导后，以棉签蘸清水或20%紫草油清除结痂。

二、西医治疗

可外用他扎罗汀。

【案例分析】

患者，女，36岁，2003年12月3日初诊。

患者因"右面部有斑块2年余"就诊。2年前患者右面部被抓伤，伤愈后常自觉右面部有不适感，开始出现黑褐色小丘疹，绿豆大小，皮疹逐渐增多、扩大，有触痛感，故长时间未洗脸。自诉"特别不喜欢自己右脸"。曾口服、外用中药，皮疹完全消退，其后复发。患者平素易紧张，情绪波动大，睡眠差，饮食可，二便正常。诊查：系统检查未见异常。右面部6cm×7cm大小黄褐色斑块，由直径3~6mm的油腻性污垢结痂构成，质地硬，易剥离，境界清楚。除去结痂后，见境界不清的淡红斑，间有皮色、淡白、淡红的扁平小丘疹。皮损真菌镜检阴性。

中医诊断：面垢。

西医诊断：皮肤垢着病。

辨证：肝郁脾虚。

治法：疏肝健脾。

处方：逍遥散加减。赤芍15g，当归10g，柴胡12g，茯苓10g，炒白术10g，甘草6g，薄荷9g，白茅根15g，磁石20g，泽兰10g，夏枯草15g，升麻6g。7剂，水煎服，日1剂，分早晚两次服。

二诊：患者自觉情绪明显好转，辅以心理辅导，清水去除痂皮，继服前方两周，皮损完全消退。随访3年未见复发。

按：本病以精神治疗为主。本例患者被人抓伤后因郁致病，肝气不舒，横逆犯脾，病久致肝郁脾虚之证，肌肤失于荣养，遂致面垢，并伴情绪波动、睡眠差等症状。故方选逍遥散，取其疏肝解郁、养血健脾之效。"逍遥"之意，可见此方调畅情志之功显著，故可用于治疗与精神因素有关的皮肤病。

【临证撷要】

本病可将西医的发病机制与中医的辨证论治相结合,采用辨证与辨病相结合的方法来进行治疗,还要注重患者的心理疏导。在中医辨证时,采用脏腑辨证与皮损辨证相结合的方法,既注重患者整体情况,尤其是情绪对疾病的影响,又关注局部皮损的特点,如油腻为主考虑兼有湿邪,痂皮下方皮损色鲜红考虑血热或热毒,痂皮肥厚干燥考虑血燥。

（崔炳南　杨　佼　徐晨琛）

第十章 丘疹鳞屑性皮肤病

第一节 银　屑　病

银屑病（psoriasis）是由免疫机制参与介导的一种常见的慢性炎症性皮肤病。其典型皮损为鳞屑性红斑或斑块，除可引起全身任何部位皮肤或黏膜病变外，也可累及关节等多种组织和器官。中医称之为"白疕""干癣""松皮癣"等。本病好发于青壮年。

【病因病机】

银屑病的病因涉及遗传、免疫、环境等多种因素，通过以 T 淋巴细胞介导为主，多种免疫细胞共同参与的免疫反应，引起角质形成细胞过度增殖或关节滑膜细胞的炎症反应。流行病学研究显示，银屑病是一种多基因遗传病，患者中约 30% 有家族史。其他包括感染、精神紧张、创伤等因素都可以导致银屑病的发生或加重。

中医学认为，本病初发常因内有蕴热，复感风寒或风热之邪，阻于肌肤而发；或外邪入里化热，血热生风而发。若病邪留恋，风燥日久，毒热未尽，阴血已耗，以致血燥生风，风盛则燥，肌肤失养。或病程日久，气血壅滞，经络阻隔；或热毒炽盛，气血两燔而发病。

【临床表现】

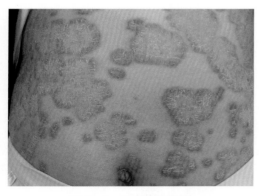

图 10-1　寻常型银屑病

根据银屑病的临床特征，分为寻常型、脓疱型、关节病型和红皮病型，其中以寻常型最常见，占全部患者的 95% 以上。

1. 寻常型银屑病　初发皮疹为红色小丘疹及斑丘疹，逐渐扩大为境界清楚的红色斑块，表面覆以银白色鳞屑（图 10-1）。皮损形态多样，呈点滴状、钱币状、地图状等，亦可因中央消退而形成环状。皮疹可发于全身各处，但以肘膝关节伸侧、骶尾部和头皮多见。有些特征性表现具有诊断意义，如刮除鳞屑后，可见透明的薄膜样表面，称薄膜现象；再刮除薄膜，可见点状出血,称 Auspitz 征;皮损外伤后,沿伤口处出现皮损,称同形反应。头皮斑块处头发集中呈束状发。甲板可增厚变脆,与甲床分离,表面点状凹陷。

寻常型银屑病初期皮损不断加重,增多,同形反应阳性,称进行期;皮损缓慢发展或基本不变,称稳定期;而后皮损逐渐消退,称消退期。一般冬季加重,夏季减轻。

2. 脓疱型银屑病　临床分为泛发性和局限性。

（1）泛发性脓疱型银屑病:以无菌性小脓疱为特征性损害。发病前常伴发热,在红斑基础上出现泛发小脓疱,常密集分布,发生于躯干和四肢,严重者脓疱可融合成脓湖（图 10-2）。随脓疱出现,原红斑不断扩大融合,甚至发展成红皮病。脓疱和发热呈周期性反复。少数患者因长期反复不愈,可出现电解质紊乱,甚至危及生命。

（2）掌跖脓疱病:皮损局限发生在手掌及足跖处,常对称分布。手掌或足跖部位多发小脓疱,约 2~4mm 大小,脓疱可在红斑

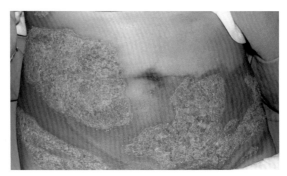

图 10-2　脓疱型银屑病

基础上出现,也可发生在正常皮肤上,周围有红晕。脓疱一般经 8~10 天干涸结痂,变成暗褐色,伴脱屑。之后新的脓疱又分批出现,迁延反复。一般无明显症状,偶有灼热、瘙痒感。

另有脓疱仅局限于手指和足趾端,脓疱消退后可见结痂、脱屑,甲床亦见脓疱,可以导致甲板脱落,称为连续性肢端皮炎。

3. 关节病型银屑病　除有典型的皮损外,还出现关节病变。好发于青壮年,多数患者表现为四肢非对称性、远端少数小关节受累,如指（趾）间关节,也可侵犯骶髂关节、踝关节、腕关节和膝关节。表现为关节肿胀疼痛,日久关节活动障碍,出现畸形（图 10-3）。类风湿因子常呈阴性。

4. 红皮病型银屑病　是银屑病的严重类型。表现为全身皮肤弥漫性潮红、浸润肿胀,为广泛融合性红斑,伴不同程度脱屑;有时可发现小面积未受累的正常“皮岛”;伴有发热、浅表淋巴结肿大等症状（图 10-4）。红皮病型银屑病可因局部治疗不当,也可从慢性斑块型皮损或泛发性脓疱型银屑病进展而成。本型银屑病多为慢性,易于复发。

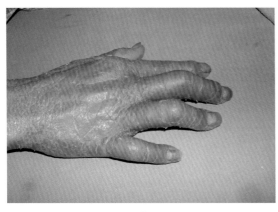

图 10-3　关节病型银屑病

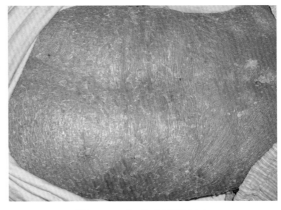

图 10-4　红皮病型银屑病

【实验室检查】

多数银屑病患者实验室检查无明显异常。但少数患者,特别是红皮病型、泛发性脓疱型等重型患者,可出现红细胞沉降率(简称血沉)增快,白细胞升高,轻度贫血,低蛋白血症,血尿酸升高,电解质紊乱等。关节病型银屑病 X 线检查,可见关节面破坏。皮肤镜检查:镜下可见红色背景上均匀分布的点状血管,并可见白色鳞屑。

【组织病理】

寻常型银屑病表现为角化过度和融合性角化不全,部分皮损表皮角化不全中有 Munro 微脓肿;颗粒层变薄或消失,棘层肥厚,皮突较规则延伸;真皮乳头上延,小血管迂曲扩张,其上表皮变薄,真皮浅层小血管周围轻度淋巴细胞浸润(图 10-5、图 10-6)。红皮病型银屑病主要为真皮浅层血管扩张,充血更为明显。脓疱型银屑病可见 Kogoj 微脓肿。

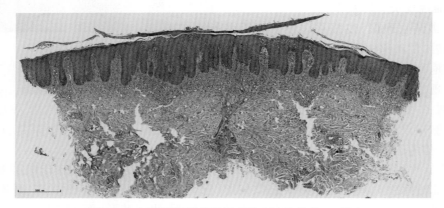

图 10-5　寻常型银屑病组织病理 1(HE 染色,×40)
表皮角化过度伴融合性角化不全,角质层可见中性粒细胞聚集形成的 Munro 微脓肿,棘层增生肥厚,颗粒层变薄,皮突成杵状下延并大致在同一水平线上

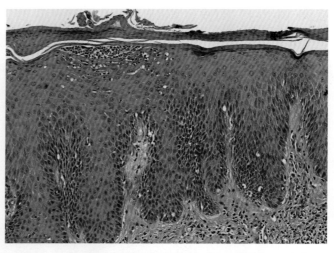

图 10-6　寻常型银屑病组织病理 2(HE 染色,×200)
真皮乳头毛细血管扩张迂曲,可见淋巴细胞及少量中性粒细胞浸润

【诊断要点】

1. 皮疹特点　红色或者暗红色斑块,表面覆以银白色鳞屑。
2. 特征　　Auspitz 征阳性,头皮束状发,顶针样甲板。
3. 病程　　慢性反复发作,冬重夏轻。
4. 组织病理　角化过度和角化不全,部分皮损表皮角化不全中有 Munro 微脓肿。

【鉴别诊断】

寻常型银屑病应与玫瑰糠疹、脂溢性皮炎、二期梅毒疹、扁平苔藓等相鉴别。

1. 玫瑰糠疹　好发于躯干、四肢近端屈侧,对称性淡红色斑丘疹、斑片,表面细糠状鳞屑。皮损呈椭圆形,长轴与皮纹一致。病程有自限性,一般在 4~8 周自愈。**鉴别要点**:皮疹鳞屑为细糠状,长轴与皮纹一致,病程有自限性。

2. 脂溢性皮炎　好发于头皮和腋窝、腹股沟等皱褶部。头皮损害为红色斑疹和斑片,一般无明显肥厚,表面有油腻性鳞屑,头发不呈束状。**鉴别要点**:皮疹表面有油腻性鳞屑,头发不呈束状。

3. 二期梅毒疹　多有不洁性生活及硬下疳史,皮疹广泛,大小一致,无厚鳞屑,掌跖处多有损害,会阴部有扁平湿疣,梅毒血清试验阳性。**鉴别要点**:皮疹鳞屑少,不洁性生活及硬下疳史,梅毒血清试验阳性。

4. 扁平苔藓　皮疹为多角形扁平紫红色丘疹,可呈片状或带状,表面有蜡样光泽,可见网状纹理(Wickham 纹),鳞屑薄而紧贴,不易刮除,常伴有剧烈瘙痒。黏膜常受累。**鉴别要点**:皮疹为多角形扁平紫红色丘疹,可见网状纹理,黏膜常受累。

关节病型银屑病应与类风湿关节炎鉴别:后者主要为近端掌指关节受累,可致外翻畸形,患者无银屑病皮损,类风湿因子阳性。

【辨证思路】

银屑病属于中医的"白疕"范畴,初发患者可因外感六淫,或过食辛辣鱼虾酒酪,或心绪烦扰,七情内伤,以及其他因素侵扰,使血热内蕴,热盛生风,郁久化毒,以致血热毒邪外壅肌肤而发病,证属"血热"。若病邪留恋,风燥日久,毒热未尽,阴血已耗,以致血燥生风,风盛则燥,肌肤失养,证属"血燥";若病久热毒留恋,血热壅滞不退,热灼营血,煎熬成块,瘀热互结,经络阻隔,证属"血瘀"。需要指出的是,此三证并不完全独立,在银屑病的整个病程中三者常相互转化、相互兼夹,临床表现各有偏重。另外,在三证之中还常可见到多种兼夹证候,如湿热、热毒、风热、肝郁、阴虚诸证均能有所体现,最终形成银屑病复杂多样的临床表现。

【治疗】

一、中医治疗

1. 内治法

(1)血热证

主症:本型多见于银屑病进行期。发病迅速,皮疹以红斑、丘疹为主,部分扩大或融合成斑块,基底鲜红,鳞屑层层,易于剥离,有点状出血,周围绕以红晕。皮损新出者不断,常波及耳孔、乳晕、脐凹、阴部,及头面、躯干、四肢伸侧,并可有同形反应。常伴有心烦燥热,咽痛口渴,便秘溲赤,手足心热,舌红苔黄,脉象弦数或滑数。

治法:清热解毒,凉血祛风。

方药:克银一方加减。土茯苓30g,忍冬藤15g,北豆根6g,草河车15g,白鲜皮15g,紫草10g,大青叶15g,蚤休15g,生槐花15g,生甘草6g。

（2）血燥证

主症:常见于静止期或消退期银屑病。皮损以斑片为主,小如钱币,大似地图,皮损干燥,呈淡红色斑块,鳞屑较薄,干燥疏松,抚之即落,甚则皲裂,瘙痒或痛,同时可伴有五心烦热、肢体倦怠、头晕少眠等症状,舌淡苔净,脉细。

治法:清热凉血,养阴消风。

方药:克银二方加减。生地15g,当归10g,玄参10g,丹参15g,大青叶15g,白鲜皮15g,天冬10g,麦冬10g,麻仁15g,甘草6g。

（3）血瘀证

主症:多见于顽固不退的肥厚斑块状银屑病。病程较长,反复发作,经年不愈,皮损紫暗或色素沉着,鳞屑较厚,有的呈蛎壳状,舌有瘀斑,苔薄,脉细涩。

治法:清热凉血,活血消斑。

方药:桃红四物汤加减。生地15g,丹皮10g,赤芍10g,川牛膝15g,当归尾10g,丹参15g,三棱10g,莪术10g,虎杖10g,茜草10g,桃仁10g,红花6g。

（4）湿热证

主症:主要为脓疱型银屑病。急性发病,周身皮肤迅速潮红肿胀,泛发小脓疱或形成脓湖,伴有糜烂,以四肢屈侧及皱襞部为甚,常伴有发热,舌红或有裂纹,苔黄或黄腻,脉数或滑数。

治法:清热利湿,凉血解毒。

方药:清瘟败毒饮与萆薢渗湿汤加减。丹皮10g,玄参10g,生石膏30g,生地15g,知母10g,金银花10g,连翘10g,栀子10g,萆薢15g,赤芍10g,土茯苓20g,蒲公英15g,生甘草6g。

（5）风湿痹阻证

主症:相当于关节病型银屑病。在鳞屑性红斑的基础上伴有关节红肿热痛,或晨僵、变形、活动功能障碍,主要为手足或肢体关节肿痛,屈伸不利,阴雨季节加重;舌质红或淡红,脉弦滑。

治法:通络活血,祛风除湿。

方药:独活寄生汤加减。秦艽10g,防风10g,桑枝10g,独活10g,威灵仙10g,白鲜皮15g,土茯苓20g,当归10g,赤芍10g,鸡血藤15g,牛膝15g。

（6）热毒炽盛证

主症:本型相当于红皮病型银屑病。初期全身皮肤潮红肿胀,大量脱屑,伴有壮热恶寒、口渴喜饮、小便黄、大便干燥等,舌质红绛,苔薄,脉洪数。后期皮损暗红干燥、脱屑。

治法:清热泻火,凉血解毒。

方药:犀角地黄汤合清瘟败毒饮加减。大青叶15g,栀子10g,白茅根15g,生地15g,玄参10g,黄芩10g,丹皮10g,赤芍10g,银花10g,紫草10g。

2. 外治法

（1）中药泡洗：又称洗疗法，是将中药煎汤后泡洗全身或浸泡局部患处的治疗方法。一般多趁药液温热时使用，个别病种亦可待药液冷却后使用。主要功能：活血化瘀、疏通经络、温通血脉、消肿止痛；祛湿止痒、收湿敛干；解毒杀虫，润肤祛癣。根据各型银屑病的不同采用相应功能的中草药外洗。

（2）中药封包疗法：即用中药软膏剂外涂皮损处，再覆以塑料薄膜局部包封的治疗方法。主要功能：使药物易于渗透，药效持久，并可节省药物；使表皮角质软化，肥厚皮损及结痂易于脱落。适用于斑块型银屑病。

二、西医治疗

按照规范、安全、个体化的原则，选择治疗方案，尽可能地控制病情，减轻皮损及瘙痒等症状。避免诱发因素，控制与银屑病相关的并发症，治疗过程中与患者沟通，并对患者病情进行评估，提高患者生活质量。

1. 局部治疗

（1）外用药物治疗：常用于轻度银屑病患者。常用外用药物包括：润肤剂、保湿剂、维生素 D_3 衍生物、维 A 酸类、糖皮质激素、钙调磷酸酶抑制剂和焦油制剂等。复方制剂可提高疗效、减轻不良反应，便于患者使用。轻度局限性银屑病，可单独采取外用药物治疗；中、重度银屑病，除外用药物外，还可联合光疗和系统疗法。

（2）光疗：包括长波紫外线（UVA，波长 320~400nm）、中波紫外线（UVB，波长 290~320nm）和短波紫外线（UVC，波长 180~290nm）。临床应用最广泛的是窄谱 UVB（NB-UVB），适用于中重度寻常型银屑病。

2. 系统治疗

（1）甲氨蝶呤（methotrexate，MTX）：对中重度斑块状、关节病型、红皮病型、泛发性脓疱型银屑病均显示较好的疗效，对甲银屑病和掌跖部位银屑病也有疗效。在光疗、光化学疗法和其他系统治疗无效时尤为适用。MTX 治疗期间须定期检测血常规、肝肾功能。

（2）环孢素：对各型银屑病均有效，推荐用于严重病例和其他疗法失败的中重度银屑病患者。对儿童和青少年患者，建议在重度银屑病且其他药物治疗无效的情况下慎重使用。肾毒性和高血压是被高度关注的不良反应。

（3）维 A 酸类：主要适用于斑块状、脓疱型和红皮病型银屑病，对关节病型银屑病疗效欠佳。育龄期妇女、老年人、儿童及青少年患者慎用，孕妇禁用。

（4）生物制剂：近年来，靶向治疗的单抗类生物制剂被相继用于对传统药物反应不佳、严重影响生活质量、伴有明显关节症状的中重度银屑病患者，疗效肯定，安全性高。目前用于银屑病治疗的生物制剂包括肿瘤坏死因子 α 拮抗剂、IL-12/23 拮抗剂和 IL-17A 拮抗剂等。

【案例分析】

患者，男，43 岁。2005 年 5 月 18 日初诊。

患者 13 年前无明显诱因头皮开始起小片红斑，脱屑，瘙痒不甚，皮疹逐渐扩大，蔓延至躯干和四肢。曾就诊于当地多家医院，采用中西医结合治疗，病情时轻时重，反复发作。半年前患者皮疹再次加重且逐渐泛发全身，瘙痒明显，遂来我院皮肤科就诊。检查：头皮及全身大片暗红色斑块,上覆银白色鳞屑,易于刮落,点状出血不明显。皮疹以躯干和双下肢为多,背部和胫前皮损浸润肥厚,部分呈苔藓样变。舌质暗红、苔薄,脉弦。

中医诊断:白疕。

西医诊断:银屑病(寻常型)。

辨证:血瘀证。

治法:活血通络,凉血解毒。

处方:生地20g,紫草10g,玄参10g,赤芍10g,莪术10g,郁金10g,鸡血藤15g,当归10g,丹参30g,土茯苓20g,草河车10g,白鲜皮10g,生甘草6g。7剂,水煎服,日1剂,分早晚2次服。

二诊:服上药7剂后皮疹鳞屑减少变薄,瘙痒减轻,头皮和双上肢皮疹好转,继服上方加三棱10g,14剂水煎服。

三诊:服上药14剂后皮疹变薄,尤以双上肢和躯干皮疹消退明显,仍时感轻度瘙痒。处方:生地20g,紫草10g,玄参10g,赤芍10g,莪术10g,郁金10g,鸡血藤15g,当归10g,丹参30g,土茯苓20g,蝉蜕10g,白鲜皮10g,生甘草6g。14剂,水煎服,日1剂,分早晚2次服。

四诊:躯干和双上肢皮疹基本消退,留有色素沉着斑;头皮和双下肢胫前仅留有数小块皮疹,嘱继用上方14剂。1个月后全身皮疹基本消退。

按:本例寻常型银屑病患者,病程较长,病情时轻时重,反复发作,毒热之邪煎灼阴血,气血运行不畅,导致经脉阻塞,气血瘀结。故中医辨证为血瘀证,方用生地、紫草、玄参、赤芍凉血解毒散结,当归、丹参、鸡血藤活血和营养血,郁金、莪术行气破血,土茯苓、草河车清热解毒消肿,白鲜皮祛风止痒,甘草调和诸药。

【临证撷要】

银屑病是顽固难治性皮肤病,目前尚无根治的方法。心理因素在银屑病的诱发、发展及治疗中也起着重要作用,因此对于本病的治疗需要医患双方的共同努力,认真做好疏导工作。无论选择中医疗法还是西医方法,其宗旨都是尽可能地有效控制病情、降低药物不良反应和提高患者依从性。

中医治疗强调个体化方案,如银屑病进行期多采用清热解毒祛风之法,使热毒从气分而解,配合使用凉血活血药,使血热得平,血瘀得防;如血瘀与风热同时相伴,则宜重用活血化瘀之品,配以清热解毒祛风之剂,此时血瘀已转为本病的主要病机,而热毒仍留恋不去,以致瘀热互结为患;血虚风燥则宜养血活血为主,佐以清热祛风,使血虚得补,余热得清,则诸证自除。如需长期服用中药者则应顾护脾胃,重视兼症。

西医治疗也应采用序贯、联合或替换疗法,针对不同的银屑病患者选择不同的治疗药物或手段。如寻常型银屑病主要以局部外用药为主,必要时可以联合药浴和光疗。对于泛发性脓疱型银屑病患者,可选维A酸类、MTX、环孢素和生物制剂等系统治疗。而关节病型银屑病则应充分评估患者的关节损害类型及严重程度,治疗包括适当休息、避免过度劳累,鼓励适度关节功能锻炼,防止关节损伤;系统治疗药物包括非甾体抗炎药、MTX和生物制剂等。对于红皮病型银屑病需要系统治疗和评估患者的整体情况,药物包括维A酸类、MTX、环孢素和生物制剂等。

【最新进展】

近年来,随着生物制剂的应用,银屑病的临床疗效有了较大提高。T细胞及其细胞因子,

如肿瘤坏死因子 -α（TNF-α）、白介素 -23（IL-23）及白介素 -17（IL-17，特别是 IL-17A），在银屑病的发病机制中起着关键作用。以上述炎症细胞因子为靶点的生物制剂，可阻断疾病的免疫 - 炎症反应进程，迅速、显著改善患者症状，适用于中、重度银屑病患者。临床试验已证实应用生物制剂 12~16 周时超过 50% 患者 PASI 评分改善程度可达 75%。目前国内外上市的生物制剂包括：TNF-α 拮抗剂（伊那西普 / 益赛普、英夫利昔单抗、阿达木单抗、赛妥珠单抗等）、IL-12/23 拮抗剂（乌司奴单抗、古塞奇尤单抗等）、IL-17 拮抗剂（司库奇尤单抗、依奇珠单抗等）。

现有临床试验也表明生物制剂同样存在一定问题，包括：疗效因种族和关键基因不同而存在一定差异；在治疗过程中因患者产生抗药抗体导致疗效衰减。生物制剂的常见副作用包括：增加感染风险、头痛、消化道症状、局部注射反应；较少见诱发加重其他免疫相关性疾病（如炎症性肠病及特应性皮炎样皮疹），罕见心脑血管事件、致死性感染等严重不良反应。目前生物制剂的长期安全性、有效性的对照数据并不充分，但相信通过今后更深入的研究，未来将出现更高效、更安全的生物制剂，或制定出更具针对性、个体性的优化治疗方案。

（曾雪　王宁）

第二节　毛发红糠疹

毛发红糠疹（pityriasis rubra pilaris）是一种少见的慢性鳞屑性角化性炎症性皮肤病，以黄红色鳞屑性斑片和角化性毛囊性丘疹为特征。根据本病的临床证候特点，属于中医文献中"狐尿刺""狐狸刺"范畴。

【病因病机】

西医发病机制尚不明确。一般认为本病具有遗传家族史，遗传方式表现为常染色体显性遗传。在临床或组织病理学上有许多特征提示本病可能与维生素 A 缺乏或代谢异常有关。有学者发现毛发红糠疹表皮增殖过度，角化障碍。此外，也有认为本病与内分泌功能障碍（如甲状腺功能低下或肾上腺 - 脑下垂体功能发生障碍）、肿瘤、感染、肝功能障碍或伴肝脏疾病、精神神经功能失调等因素有关。

中医学认为本病多因气血不和，风邪袭腠，留恋肌肤，导致气血失于濡煦；或脾运不健，后天精微难于化生，津液失于敷布，肌肤不得润养而致病。

【临床表现】

本病初起时，头皮常先有较厚的灰白色糠秕样鳞屑，很快累及面部，出现黄红色干性细薄糠秕状鳞屑，继而可泛发全身。特征性皮疹是小的毛囊角化性丘疹和散在性融合成糠秕状鳞屑性棕红色或橘红色斑片或斑块，对称分布（图 10-7）。丘疹干燥而坚硬，顶部尖锐或呈

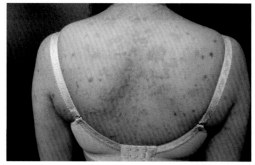

图 10-7　毛发红糠疹（躯干）

圆锥形,其顶端中心有一个角质小栓,常贯穿一根失去光泽的细弱毛发。角质栓伸入毛囊较深,故不易剥去,除去角栓遗留凹陷的小坑。毛囊性丘疹多初发于颈旁、四肢伸侧、躯干和臀部,特别在手指的第一和第二指节的背面(占 27%~50%)最为清楚,具有诊断意义。多数丘疹聚集成片,呈"鸡皮"样外观,触摸时有粗糙或刺手感。逐渐发展,丘疹可互相融合成斑块,好发于两肘膝伸侧、髋部和坐骨结节处,也可播散全身。77%~97% 的患者有掌跖角化过

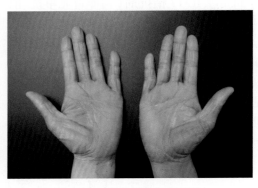

图 10-8　毛发红糠疹(手部)

度,表现为鳞屑性红斑、干燥、皲裂,角质增厚,坚实(图 10-8)。久病者指(趾)甲常失去光泽,色灰暗,甲增厚,甲板下角化过度,开裂及出血。病情严重时,皮疹常在数周内泛发全身,发展成干燥鳞屑性红皮病,患者口唇皲裂、下眼睑外翻,眉毛和头发可脱落变稀疏。自觉症状有程度不等的瘙痒、干燥、灼热和绷紧感。患者除合并系统性疾病和恶性肿瘤之外,全身健康状况一般不受影响。发展至红皮病时可出现全身倦怠、畏寒、体重下降及精神不安等。

【组织病理】

本病的组织病理学可随着病程的阶段和部位的不同而有变化,故活检标本应取自毛囊较多的皮损部(图 10-9、图 10-10)。表皮可见角化过度,在毛囊口处有毛囊角质栓和灶性角化不全。有些病例在增厚角质层的水平方向及垂直方向上都有交替存在的角化过度和角化不全,使角质层呈现方格布样外观,表皮内棘层松解,可伴角化不良,较为特殊。颗粒层稍增厚或仍可见棘层不规则的轻度肥厚。真皮上部毛细血管扩张,真皮有轻度的淋巴细胞和组织细胞浸润。

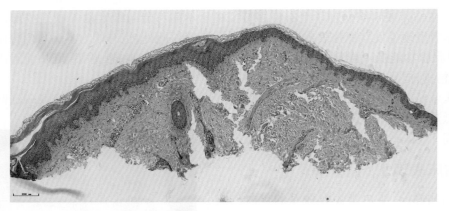

图 10-9　毛发红糠疹组织病理 1(HE 染色,×50)

角质层的水平方向及垂直方向上可见到交替出现的角化不全及角化亢进,棘细胞增生,表皮增厚,皮突不规则下延,毛囊漏斗部扩张,毛囊角栓,真皮浅层血管周围少量淋巴细胞浸润

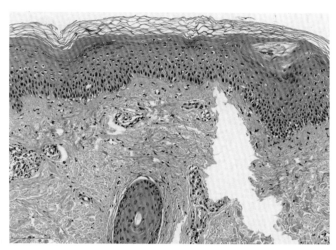

图 10-10　毛发红糠疹组织病理 2（HE 染色，×200）
可见毛囊角栓，毛囊唇部角化不全

【诊断要点】

1. 具有特征性棕红或黄红色毛囊角化性丘疹，手指的第一和第二指节的背面最为清楚，具有诊断意义。

2. 丘疹可融合成淡红色或橘红色的细鳞屑性斑片或斑块，可泛发全身。

3. 组织病理特点　增厚的角质层水平方向及垂直方向上都有交替存在的角化过度和角化不全，使角质层呈现方格布样外观。

【鉴别诊断】

1. 银屑病　红色丘疹、红斑，上覆银白色云母样发亮的多层鳞屑，易于剥脱，剥去鳞屑后基底有点状出血，好发于头皮、四肢伸侧。**鉴别要点**：红斑、丘疹及鳞屑易于剥脱，点状出血，组织病理可鉴别。

2. 扁平苔藓　其丘疹为紫色或暗红色，顶部扁平、多角形、发亮，表面可见白点或白色纹，消退遗留色素沉着，很少累及头、面部和掌跖部。**鉴别要点**：紫红扁平丘疹，色素沉着，组织病理可鉴别。

【辨证思路】

毛发红糠疹是一种慢性炎症性皮肤病，早期是以毛囊角化性丘疹损害为主，继之皮肤大片潮红，干燥脱屑，儿童、成人均可发病。患者头皮、颜面、双肘、膝部皮肤潮红脱屑；风盛则燥，而见肌肤甲错，手足皲裂，瘙痒无度。本病属于皮肤角化类皮肤病，为脾不能为胃行其津液输布全身而致，总为血热风燥，兼脾虚肌肤失养所致。

【治疗】

一、中医治疗

血热风燥，脾不行津证

主症：丘疹角化质硬，红色斑片、斑块，细薄的糠秕状鳞屑，干燥，瘙痒，可伴口干舌燥、四肢倦怠，舌体胖大，色淡，苔白或腻，脉虚缓。

治法：凉血滋阴，健脾燥湿。

方药：清营汤合苍术膏加减。水牛角 15g，生地 30g，丹参 15g，玄参 10g，竹叶 10g，麦冬 15g，连翘 10g，丹皮 10g，白茅根 15g，茜草 10g，知母 10g，沙参 10g，苍术 10g，当归 10g，白蒺藜 9g，甘草 6g。

二、西医治疗

1. 内用药　维 A 酸类药物或维生素 A、维生素 E、复合维生素 B、维生素 C 等口服。糖皮质激素对继发红皮病者可适当应用，仅为急性短期处理，一般不作为常规用药。病情严重时，可使用免疫抑制剂，如甲氨蝶呤、硫唑嘌呤、环孢素 A 等。

2. 外用药　可使用 0.025%~0.1% 维 A 酸软膏、润肤剂，卡泊三醇软膏或他卡西醇软膏，以及 20% 鱼肝油软膏或 10% 尿素软膏或 2%~5% 水杨酸软膏。

【案例分析】

张某，男，13 岁，初诊日期：1975 年 11 月 21 日。

患者主因"头皮、颜面、双肘、膝部皮肤发红脱屑、瘙痒 3 周"就诊。患者 3 周来发现脸面潮红，脱屑，尤以头皮部明显，瘙痒甚剧，抓后出现痂皮。手掌、足跖干燥，余无不适。查体：头皮、脸面潮红，毛囊角化，可见白色鳞屑，尤以头皮部为重。双手手掌、足跖部皮肤角化、皲裂。双肘及双膝伸侧可见银圆大小，境界清晰，毛囊角化，表面附有鳞屑之浸润性损害。舌质红，苔光，脉细滑。

西医诊断：毛发红糠疹。

辨证：血热生风，风胜则燥。

治法：凉血清热，滋阴润燥。

处方：生地 30g，丹皮 9g，紫草 15g，茜草 12g，黄芩 9g，大青叶 15g，玄参 9g，麦冬 6g，石斛 9g，天花粉 9g，白蒺藜 9g。3 剂，水煎服，日 1 剂，分早晚两次服。

之后接续服加味苍术膏：苍术 500g，当归 90g，白蒺藜 90g。煎水 3 次，浓缩成膏，加蜂蜜 250g，每日服 2 次，每次服 1 匙，开水冲服。

二诊（12 月 16 日）：1 个月后复诊，四肢皮肤损害明显消退，痒亦不显。手掌、足跖部角化、皲裂亦见好转，头皮、前胸仍见脱屑。嘱继续服加味苍术膏 1 料，外用新五玉膏。

三诊（1976 年 1 月 21 日）：药后皮损完全消退留有色素沉着。嘱继续服 1 料，以巩固疗效。

按：本例为 13 岁儿童，乃纯阳之体，血气方盛，血热易于生风，故见头皮、颜面、双肘、膝部皮肤潮红脱屑；风盛则燥，而见肌肤甲错，手足皲裂，瘙痒无度。故辨证为血热风燥。先以生地、丹皮、紫草、茜草、黄芩、大青叶凉血清热；玄参、麦冬、石斛、花粉滋阴润燥，佐以白蒺藜消风止痒。同时嘱患者服药 3 剂后,续服加味苍术膏。1 个月后复诊,病情已大见好转,仍嘱继服苍术膏。又 1 个月后复诊,皮损已完全消退。脾不能为胃行其津液输布全身,肌肤失于濡养润泽,可导致角化性皮肤病。苍术膏具有健脾助运、输布津液之功,可用于治疗此类疾病。

【临证撷要】

毛发红糠疹为一种慢性炎症性皮肤病,早期是以毛囊角化性丘疹损害为主,继之皮肤大片潮红,干燥脱屑,儿童、成人均可发病。发病的原因很多,首先要重视西医诊断的准确性,尤其是本病的临床特征性、典型性皮损及皮肤组织病理特点。多数中医专家认为,本病属气血不和,风邪袭腠,留恋肌肤,郁久化热,热入血分,血热风燥,肤失所养;或后天脾胃虚弱,健运失司,皮肤失于濡养所致。中医诊治一般多以养血清热,滋阴润燥,或益气健脾,除湿止痒为主。苍术膏健脾燥湿、输布津液,可用于治疗毛发红糠疹。

(张晓红　孟　晓)

第三节　玫　瑰　糠　疹

玫瑰糠疹(pityriasis rosea)是一种急性炎症性皮肤病,躯干部为主,皮损以被覆糠秕状鳞屑,长轴与皮纹一致的玫瑰色斑丘疹为特征。本病属中医的"风热疮""血疳疮""母子疮"范畴。好发于青少年,病程呈自限性。

【病因病机】

病因及发病机制不明。目前有感染、药物因素、自身免疫、遗传性过敏等各种学说,其中以病毒感染学说可能性最大。玫瑰糠疹的发病与季节变化有关,春秋季好发,可先有前驱症状和近期上呼吸道感染史。许多药物可诱发玫瑰糠疹,如砷剂、铋剂、金剂、有机汞、巴比妥酸盐、干扰素等。玫瑰糠疹的组织病理学变化提示,本病的发病机制可能与细胞免疫介导反应有关。

中医认为本病多因血热,复感风邪,内外合邪,热毒蕴结,郁于肌肤,闭塞腠理而发病;或汗出当风,汗衣湿渍肌肤所致。倘日久不愈,阴血被耗,则生风化燥,肤失所养。

【临床表现】

本病春秋季多发。约 5% 的患者有前驱症状,包括全身不适、轻度发热、头痛、咽喉痛、关节痛、胃肠道不适和浅表淋巴结肿大等。损害通常初起为单个淡红色的丘疹或斑疹,逐渐扩大,几天之内直径可达 2~5cm 或更大的椭圆形或圆形斑片,其中央色泽鲜艳呈橙红色,边缘微隆起呈淡红色,境界清楚,上覆糠秕样细薄鳞屑,此为母斑,又称先驱斑。1~2 周后,躯干成批出现泛发性、对称性红色斑疹、斑丘疹,最具特征性的继发斑为直径 0.5~2cm 的椭圆或圆形斑疹,其长轴与皮纹或皮肤张力线方向平行(图 10-11)。皮损可累及颈部及四肢近侧端。本病自觉症状多有轻度或中度瘙痒。病程有自限性,一般 6~8 周皮疹自行消退,可留有暂时性色素减退或色素沉着斑。一次发病后,一般多不再发病。此外,少数患者表现为不典型的损害,包括水疱型、紫癜型、荨麻疹型、顿挫型、巨大型、反向型、局限型、单侧型

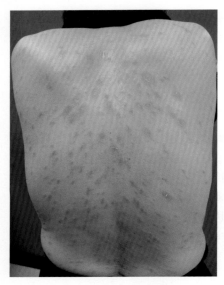

图 10-11　玫瑰糠疹

及丘疹型等。

【组织病理】

玫瑰糠疹损害的组织病理变化表现为真皮浅表性血管周围炎细胞浸润,主要为淋巴细胞,偶尔有嗜酸性粒细胞和组织细胞。表皮灶性角化不全,轻度至中度棘层肥厚,灶性海绵形成,进而产生角质层下或表皮内小水疱形成。有时表皮内可见嗜酸性匀质性角化不良细胞。真皮乳头水肿,毛细血管扩张充血。真皮乳头有红细胞外渗。

【诊断要点】

1. 椭圆形淡红斑,细碎鳞屑,皮损长轴与皮纹走行一致,皮损好发于躯干及四肢近端。

2. 部分患者发疹前 1~2 周有前驱症状,可先出现玫瑰色钱币大小圆形、椭圆形母斑。

3. 病程自限,一般 6~8 周自愈,很少复发。

【鉴别诊断】

1. 银屑病　红色丘疹、红斑,上覆银白色云母样发亮的多层鳞屑,易于剥脱,剥去鳞屑后基底有点状出血,好发于头皮、四肢伸侧。**鉴别要点**:红斑、丘疹及鳞屑易于剥脱,点状出血,组织病理可鉴别。

2. 二期梅毒疹　斑疹性梅毒疹表现类似玫瑰糠疹,但皮疹颜色呈铜红色,大小一致,分布更广泛,数目更多,无或少鳞屑,常累及掌跖及黏膜。**鉴别要点**:皮损发病部位广泛,梅毒血清学试验可鉴别。

【辨证思路】

玫瑰糠疹是一种斑疹性皮肤病,中医称之为血疳,因在胸背部皮肤上散发红色斑片,故名。"血疳疮"病名最早见于明代窦梦麟著的《疮疡经验全书》,《外科正宗》名风癣,《外科启玄》名风热疮。本病好发于青壮年,以春秋季节多见。中医认为由于血热受风而成,剧痒者乃风重之故,治疗原则着重凉血清热,佐以活血消风。临床证明如配合服中药,可以起到缩短病程、减轻痒感、皮损较快消退等作用。

【治疗】

一、中医治疗

1. 风热血燥证

主症:起病急骤,皮疹色红,遍体泛发,瘙痒较甚;伴有口渴喜饮,心胸发热,或咽痛,苔薄黄或薄白,舌质红,脉浮数或弦滑等。

治法:疏风清热,凉血止痒。

方药：消风散加减。生地 20g，生石膏 30g，荆芥 9g，防风 9g，蝉蜕 6g，苦参 6g，丹皮 15g，赤芍 15g，当归 9g，白鲜皮 9g，甘草 6g。

加减：皮损色红加白茅根；痒剧加地肤子；心烦口苦加炒栀子。

2. 血虚风燥证

主症：后期斑疹渐消，色呈浅红带褐，皮肤干燥，瘙痒不甚；伴有体疲乏力，或头晕，舌淡红，苔薄白，脉弦细等。

治法：养血润肤，息风止痒。

方药：当归饮子加减。生地 20g，熟地 20g，当归 12g，白芍 12g，白蒺藜 9g，川芎 9g，制首乌 9g，黄芪 12g，荆芥 9g，防风 9g，炙甘草 6g。

加减：失眠加炒枣仁、柏子仁；痒重加生牡蛎、生龙骨；大便干加麻仁。

二、西医治疗

本病有自限性，治疗目的为减轻症状及缩短病程。瘙痒显著者可口服抗组胺药物；病情严重或病程较长者可酌情短期小剂量口服糖皮质激素；对于急性广泛型玫瑰糠疹，可口服雷公藤多苷；对于严重水疱型，氨苯砜治疗有效。外用药物可选用炉甘石洗剂或糖皮质激素以减轻症状，皮肤干燥者可外用润肤剂。予中波紫外线（UVB）照射治疗可加速皮损消退。

【案例分析】

毛某，男，27 岁。初诊日期：1976 年 3 月 1 日。

患者主因"身上起皮癣发痒 1 周"就诊。患者 1 周前发现在胸前有两片钱币状红色皮疹，稍有鳞屑，轻度痒感。2 天后很快在上半身前胸后背，密布同样皮损，瘙痒明显，晚间影响睡眠。曾在本单位医务室服氯苯那敏，未见减轻，转来我院门诊。检查：胸、腹及背密布大小不等的红色斑疹，呈椭圆形或类圆形皮疹，长轴与皮肤纹理一致，表面附有糠秕样鳞屑。舌质红，苔薄白，脉弦滑。

中医诊断：风热疮。

西医诊断：玫瑰糠疹。

辨证：血热内盛，外受风邪，闭塞腠理。

治法：凉血清热，消风止痒。

处方：生地 30g，当归 9g，赤芍 9g，紫草 15g，生石膏 30g，荆芥 9g，苦参 6g，地肤子 9g，白蒺藜 9g，蝉蜕 6g，生甘草 6g。

外搽九华粉洗剂。

二诊（3 月 3 日）：服药后上半身皮疹红色趋淡，脱皮，发痒减轻；但双大腿又起少数皮疹。嘱继服前方 3 剂。

三诊（3 月 6 日）：3 日后胸、背皮损逐渐消退，但两大腿皮疹反加重，瘙痒甚剧。舌质红，苔薄白，脉弦细滑。仍予前方加白芷 4.5g，3 剂。

四诊（3 月 9 日）：上半身皮疹已全消失，皮肤稍痒，大腿皮损未再新起，仍觉瘙痒，大便较干。前方 3 剂加大青叶 9g。

五诊（3 月 13 日）：药后来诊，两大腿渐见脱皮，痒感已轻，继服前方 3 剂后治愈。

按：本病例皮损色红干燥，有糠秕样鳞屑，轻度痒感。2 天后很快在上半身前胸后背，密布同样皮损，瘙痒明显，晚间影响睡眠。本病由于血热受风而成，治疗重用生地，与当归、赤芍、紫草共奏凉血清热之功,荆芥、苦参、地肤子、白蒺藜、蝉蜕消风止痒。

(张晓红　孟　晓)

第四节　多形红斑

多形红斑(erythema multiforme,EM)为急性炎症性皮肤病,发病骤然,特征性皮疹为靶形损害即虹膜状皮疹,皮疹表现多形性,可有红斑、丘疹、水疱、大疱、紫癜、风团样皮疹等,可有黏膜损害,易于复发。中医称本病为"猫眼疮""寒疮""雁疮"。男性多于女性。病程一般在3~6周。

【病因病机】

本病是一种急性自限性免疫介导疾病,皮肤受损最为明显。感染是最常见的诱因,单纯疱疹病毒(HSV)及肺炎支原体(MP)较常见,其他还有丙肝、柯萨奇病毒等,EB病毒感染和EM的关系证据仍不足。另外,引起EM的原因还有药物,如别嘌醇、苯巴比妥、苯妥英钠、丙戊酸钠、磺胺类药、青霉素、红霉素、呋喃妥因、四环素、阿司匹林、他汀类药物以及TNF-α抑制剂等。近来也有报道关于疫苗接种、免疫治疗甚至像咪喹莫特类局部外用药也与EM相关。一般认为EM是由外源性抗原激发的机体特异性细胞毒性反应,是免疫介导的皮肤黏膜多样性损害,属于急性非化脓性炎症。

中医认为本病因患者禀赋不耐,平日多有阳气不足、湿蕴或血热,复感风热或风寒等邪气,致使营卫不和而发病。

【临床表现】

临床前驱症状可有头痛、低热、四肢倦怠、食欲不振和关节、肌肉疼痛,部分病例有扁桃体炎和上呼吸道感染。皮疹多形性,有红斑、丘疹、水疱、大疱、紫癜、风团等。按皮疹特点,临床上可分为红斑-丘疹型、水疱-大疱型和重症型三型。

1. 红斑-丘疹型　此型最常见,以红斑和丘疹为主要皮疹。初起为水肿性红斑或淡红色扁平丘疹,圆形、稍隆起,境界清楚,对称分布于手背、前臂、足背、踝部等处,充分发展后的红斑,中央部位略凹陷,其色较边缘略深,呈暗红色或紫红色,有时中央为一水疱或紫癜,形成虹膜状损害,即所谓靶形损害(图10-12)。自觉轻度瘙痒。此型的黏膜受损轻,无显著全身症状,病程约2~4周。

2. 水疱-大疱型　以集簇或散在性水疱、大疱为主要皮疹。大疱发生于红斑基础上或具有红晕,有时为血疱。此型常有黏膜损害和显著的全身症状。口腔黏膜尤其颊黏膜和唇可发生充血、糜烂、丘疹与水疱。外阴部、包皮、尿道口、阴唇、阴道黏膜亦可受累。眼可发生卡他性结膜炎,少数侵犯角膜和巩膜。

3. 重症型　发病前可见前驱症状,突然起

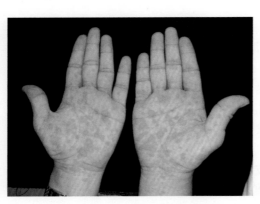

图10-12　多形红斑

病,伴全身症状,如高热、头痛、乏力、口腔与扁桃体肿痛。皮肤损害常为水肿性红斑、水疱、大疱、血疱和瘀斑等,广泛分布于身体各处,四肢为主。有时皮疹数目不多,但黏膜损害广泛而严重,口腔、鼻、咽、眼、尿道、肛门黏膜均可累及,发生大片糜烂和溃疡。可见浅表淋巴结肿大。

本型可见眼部黏膜充血、水肿、畏光、流泪等症状,未经及时治疗可能出现眼部后遗症。

【实验室检查】

重症型可见红细胞沉降率增快,血常规检查白细胞计数及嗜酸性粒细胞比例增高。若肾脏受累可出现蛋白尿、血尿、尿素氮增高等。肝脏受累见肝功能异常。偶见肺部炎症变化。

【组织病理】

分表皮型、真皮型和表皮真皮混合型三种变化(图10-13、图10-14)。

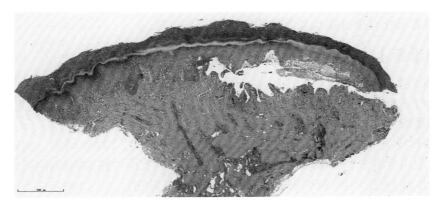

图10-13　多形红斑组织病理1(HE染色,×40)
表皮角化过度,棘层肥厚,基底细胞液化变性,表皮下疱形成,真皮浅层血管周围可见淋巴细胞浸润

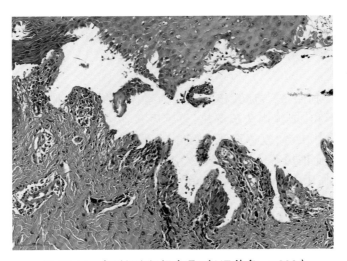

图10-14　多形红斑组织病理2(HE染色,×200)
较多坏死的角质形成细胞,真皮乳头毛细血管扩张充血,可见红细胞外溢

1. 表皮型 早期表皮内个别角质形成细胞变性、坏死,胞质呈淡伊红色,核固缩和消失,严重者基底细胞发生液化变性,引起表皮和真皮分离。

2. 表皮真皮混合型 此型最常见。表皮真皮连接部毛细血管周围淋巴样细胞浸润。基底细胞液化变性,形成表皮下水疱,少数角质形成细胞变性、坏死、细胞内水肿和海绵形成,形成表皮内小水疱。真皮上部红细胞外渗。

3. 真皮型 真皮乳头显著水肿,可形成表皮下水疱。真皮上部血管扩张、内皮细胞肿胀,血管周围有淋巴样细胞浸润,混有中性和嗜酸性粒细胞。

【诊断要点】

1. 肢端为主的红斑性靶形损害或虹膜状损害,以及多形性皮损。
2. 口腔、生殖器等处黏膜可累及。
3. 组织学检查用于不典型皮疹的诊断。
4. 重症者可伴有全身症状及严重的黏膜损害。

【鉴别诊断】

1. 冻疮 多见于冬季,入春消退,好发于肢体末端显露部位,如手足、耳轮、面颊等处,皮损多为暗红或青紫斑块,红斑浸润显著,黏膜无损害,中心无虹膜样改变;自觉痛痒,遇热尤甚。**鉴别要点**:寒冷环境相关,暴露部位发病,遇热痒剧,无黏膜损害。

2. 疱疹样皮炎 水疱群集,排列呈环状,剧痒,慢性经过,无黏膜损害。病理改变为表皮下水疱。疱内含有多量嗜酸性粒细胞,早期真皮乳头内有中性粒细胞微脓疡。**鉴别要点**:基本损害是水疱,可呈环状,组织病理和免疫荧光检查可鉴别。

3. 红斑狼疮 常出现多形红斑样皮损,可见于面、耳及手指等处,但多伴有蝶形红斑等其他皮损,以及关节痛等多系统受累症状,自身抗体阳性。**鉴别要点**:蝶形红斑皮疹,系统性损害,组织病理和自身抗体检查可鉴别。

4. Stevens-Johnson 综合征 主要由药物引起,皮损范围更为广泛,皮损程度更为严重,黏膜损害更广泛,眼部黏膜病变严重甚至失明。**鉴别要点**:根据皮损范围、严重程度及黏膜损害程度可鉴别。

【辨证思路】

本病属于中医"猫眼疮"范畴,核心病机为素体禀赋不耐,阳气不足,卫外不固,风寒湿外袭,以致营卫不和;或体内久蕴湿热,复感风寒、风热之邪,以致营卫不和,气血凝滞,郁于肌肤而成;或血热夹湿,复感毒邪,热毒内蕴形成火毒炽盛证。治以升阳祛风散寒,清热解毒除湿,凉血活血消斑等法。病程日久,湿热毒邪留于血分,伤及营卫气血络脉,而致皮疹反复发作。在临床中需结合患者年龄、发病诱因、病程、皮疹特点及伴随症状进行辨证分型。

【治疗】

一、中医治疗

1. 内治法

（1）风寒湿伤营证

主症：每于冬季发病，寒气外袭，斑疹频作，气候转暖则斑疹顿消，红斑水肿，色暗红或紫红，痒灼相兼，遇冷加重，得热则减；伴畏寒肢冷，小便清长；舌质淡，苔薄白，脉沉紧。

治法：疏风散寒，活血化瘀通络。

方药：当归四逆汤去木通加路路通或桂枝汤加减。当归10g，桂枝10g，干姜5g，路路通6g，细辛3g，鸡血藤15g，赤芍15g，川芎6g，炙甘草10g。

加减：畏寒肢冷明显者，加伸筋草；关节疼痛者，加羌活、独活、威灵仙；水肿明显者，加车前子、泽泻；斑色紫暗者，加丹参、泽兰。

（2）风湿热证

主症：风热偏盛者则鲜红斑疹成片，形如铜钱，或见细碎小疹，自觉瘙痒，发无定处；湿热偏盛者，兼见小疱或大疱，甚或浸淫成片，口腔糜烂，或外阴湿烂，自感痒痛，疹色鲜红，发无定处。可伴发热头痛，咽干咽痛，四肢肌肉及关节酸痛，便干溲黄；舌质红，苔薄黄，脉滑数或濡数。

治法：清热利湿，凉血活血，疏风消斑。

方药：消风散、导赤散、升麻消毒饮等加减。荆芥10g，防风10g，蝉蜕6g，牛蒡子10g，苦参6g，黄芩10g，生地黄30g，生石膏30g，知母10g，当归10g，白鲜皮15g。

加减：红斑鲜红者，加大青叶、车前草、丹皮、丹参、赤芍、紫草等；关节疼痛甚者，加秦艽、桑枝、鸡血藤；咽干咽痛者加板蓝根、玄参等；渗出明显者加滑石、白茅根。

（3）瘀热证

主症：斑疹紫红或紫暗，自觉烧灼，痒灼相兼，舌质暗，紫红或见瘀点、瘀斑，苔薄黄，脉沉细或沉数。

治法：活血清热。

方药：五味消毒饮合桃红四物汤加减。生地黄30g，金银花10g，连翘10g，黄连3g，栀子6g，茯苓10g，大青叶10g，白茅根15g，生石膏15g，竹叶10g，丹参15g，归尾6g，川芎6g，苍术10g。

加减：伴呕恶者，加半夏、竹茹；发热头重者，加藿香、佩兰；痒甚者加防风、羌活、僵蚕、全蝎等。

（4）毒热入营证

主症：起病急骤，全身泛发红斑、大疱、糜烂、瘀斑，口腔、二阴破溃糜烂，伴高热恶寒，头痛无力，恶心呕吐，关节疼痛，大便秘结，小便黄赤；舌质红，苔黄，脉滑数。

治法：清营凉血消斑，祛风除湿解毒。

方药：清瘟败毒饮，或犀角地黄汤合导赤散加减。水牛角20g，生地黄30g，牡丹皮12g，赤芍15g，生石膏30g，知母10g，银花10g，连翘10g，生苡仁20g，柴胡6g，栀子6g，黄芩10g。

加减：高热、口干唇燥者，加玄参、天花粉；壮热不退者，加羚羊角粉0.3g冲服；大便秘结者，加生大黄；恶心呕吐者加姜半夏、竹茹。

2. 外治法

（1）皮损以红斑、丘疹、水疱、糜烂为主者,治以清热、收敛、止痒。用马齿苋 30g、黄柏 30g、地榆 30g,水煎冷敷患处,每次 20 分钟,每日 3~5 次。

（2）黏膜糜烂者可用生肌散或锡类散外吹患处,每日 2~4 次;若口腔黏膜糜烂,可用金银花、菊花等煎水或者康复新液含漱。

二、西医治疗

1. 基础治疗　首先去除可疑病因,如控制感染,停用可疑致敏药物及食物等。

2. 对症及全身支持疗法　常用抗组胺类药物、抗病毒药、抗感染药、维生素 C、糖皮质激素和免疫球蛋白及其他辅助治疗。对重症型系统应用糖皮质激素治疗存在争议。保持水、电解质平衡,保证热量、蛋白质和维生素的摄入等。若皮肤大疱破溃、糜烂,应加强护理,皮损处及时换药,并注意床上用品的消毒,选择适当抗生素预防和控制继发感染。口腔黏膜糜烂可用生理盐水漱口。眼部病变应及时请眼科会诊,协助治疗。

3. 预防　对于 HSV 相关反复发作的 EM 患者,可应用阿昔洛韦治疗单纯疱疹预防其复发。

【案例分析】

病例 1

王某,女,15 岁,1973 年 11 月 29 日初诊。

因"每年秋冬脸面或手背出现红斑已 5 年"就诊。患者 5 年前冬天开始于脸面额部出现两片红斑,约经 1 个月后消退。以后每年秋冬二季即复发,多发于颜面及手背部,有时每年发作两三次。今年 2 月开始又复发作。检查:双手背可见类圆形暗红色斑丘疹多片,如钱币大小,中心起疱。脉弦细,舌质淡,苔薄白。

中医诊断:猫眼疮。

西医诊断:多形红斑。

辨证:风寒外袭,营卫不和。

治法:升阳散风,和营活血。

处方:升麻 9g,羌活 9g,白芷 6g,防风 9g,当归 9g,红花 9g,赤芍 9g,连翘 9g,甘草 6g。5 剂,水煎服,日 1 剂,分早晚两次服。

二诊（12 月 6 日）:服药 5 剂后,手背红斑基本消退,胃纳欠佳。宗前方加陈皮 9g、茯苓皮 9g,水煎服。5 剂后皮疹完全消退。

1975 年 8 月追踪来诊,诉 1974 年又发作 2 次,按上方服两剂后即见消退。

病例 2

谭某,女,38 岁,1972 年 3 月 13 日初诊。

主因"脸面,耳部反复出现红斑水疱已 7 年"就诊。从 1965 年起,患者脸面、额部、耳、项等处反复出现红斑水疱,无自觉症状。既往在外地某地区医院治疗,曾口服泼尼松、保泰松等药物,服药期间红斑消退,但不断复发,时轻时重,迄今不愈。检查:在前额可见类圆形指头大小、3 片鲜红色及紫红色斑丘疹,中心有小水疱。舌质红,苔薄白腻,脉细滑。

中医诊断:猫眼疮。

西医诊断：多形红斑。

辨证：心经血热，脾经蕴湿，复受风邪。

治法：凉血清热消斑，健脾祛风利湿。

处方：生地 30g，丹皮 9g，赤芍 9g，苍术 9g，茯苓皮 9g，泽泻 9g，连翘 9g，生甘草 6g。4 剂，水煎服，日 1 剂，分早晚两次服。

二诊（3 月 17 日）：额部红斑犹未消退，苔腻已化，脉如前，改拟通络和营。处方如下：当归 9g，连翘 9g，赤小豆 9g，茯苓皮 9g，大枣 5 枚，路路通 9g。4 剂，水煎服，日 1 剂，分早晚两次服。

三诊（3 月 24 日）：前额红斑渐趋色淡消退，左颈皮损又较明显。前方加桂枝 9g，服 4 剂。

四诊（3 月 29 日）：前额红斑此退彼起，苔薄黄，脉滑数，治拟活血消风，清热解毒。处方如下：归尾 9g，赤芍 9g，红花 9g，升麻 9g，羌活 6g，白芷 6g，防风 6g，金银花 9g，连翘 9g，生甘草 6g。7 剂，水煎服，日 1 剂，分早晚两次服。

五诊（5 月 13 日）：隔月余来诊，称药后皮损已完全消退，近 4 日来又见复发。嘱仍服前方，服 5 剂消退而愈。

1975 年 5 月追踪，称 1972—1973 年内尚有间断复发，发病后仍服上方后即消退，1974 年到现在已不复发。

按：多形红斑好发于春秋两季。于二、八月雁来时发病，中医有"雁疮"之称。亦有冬季发病者，类似冻疮，中医又称"寒疮"。临床辨证可分四型，风寒、风湿热证、瘀热证及毒热入营证。中医认为素体阳虚，或者禀赋不耐，风寒、风湿、风热之邪等内蕴，瘀久化热，瘀阻脉络，或者毒热入营，燔灼营血，气营两燔，蕴阻肌肤脉络。临证四诊合参，辨证论治。风寒外袭，营卫不和者，治以升阳散风，和营活血为主，方中升麻、羌活、白芷、防风等升阳散风，当归、红花、赤芍等和营活血，适当配茯苓皮、连翘除湿解毒。

若素体血热，加上脾经湿热内蕴，复受风邪，则宜清热凉血消斑，祛风利湿通络。可予白茅根、紫草、生地、丹皮清热凉血；板蓝根、连翘清热解毒；丹参、赤芍、路路通、鸡血藤活血通络；通草、茯苓皮、泽泻、赤小豆清热解毒利湿。关节痛者加秦艽、桑枝、鸡血藤。发于上肢者加姜黄，发于下肢者加木瓜、牛膝。后期皮疹消退则治以健脾益气固表，活血散寒通络。可予黄芪、党参、白术、茯苓健脾益气；桂枝、干姜温经散寒；当归、白芍养血活血等；标本兼治，急则治其标，缓则治其本，以求全效。

同时注意预防及护理，避免复发。忌虾蟹腥膻、辣椒、酒等发物及刺激食物，对于重症患者要加强皮肤护理，防止外毒入侵，病情加重。

【临证撷要】

本病是一种免疫介导的少见疾病，以皮肤的靶形损害为主要特征，又可分为轻症与重症。长期以来，对此类疾病的诊断、治疗多有争议，因此，正确地识别和处理十分重要。多形红斑的诊断主要依据肢端为主的红斑性靶形病损等临床表现。轻型可见四肢皮肤的靶形病损，没有或仅有一个部位黏膜受损；重型皮肤损害更加广泛，具有 2 个以上部位的黏膜病损，也可出现发热等全身症状。多形红斑的主要诱因是感染，可达 90%。成人 EM 中，与 HSV 感染相关的病例达 70%。

本病治疗需寻找病因，并尽可能去除。中医中药对于多形红斑效果显著，不良反应较少,复发率低。治疗需在辨证的基础上,以活血化瘀为主,分别与疏风、散寒、清热、解毒、利湿等法配合应用,往往可收到较好疗效。

(吴小红　孔 倩)

第五节　扁 平 苔 藓

扁平苔藓(lichen planus, LP)是一种不明原因引起的累及皮肤、毛囊、甲、黏膜的慢性炎症性疾病。特征性皮疹为紫红色多角形扁平丘疹和斑块,好发于手腕、前臂、下肢远端、骶骨前区及口腔黏膜,患者常自觉瘙痒。扁平苔藓属于中医文献中"紫癜风""乌癞风""口疮"等范畴。男女患病率无明显差异,老年人与儿童相对少见,约有2/3的病例在30~60岁发病。

【病因病机】

西医学病因不明,遗传因素、感染因素、精神因素、某些药物(如奎尼丁、链霉素、青霉胺、别嘌醇和酮康唑等)、自身免疫性疾病(如白癜风、桥本甲状腺炎、溃疡性结肠炎、结缔组织病、移植物抗宿主反应及恶性肿瘤)等可能与本病的发生及加重有关。发病机制主要为细胞介导的免疫反应。

中医学认为扁平苔藓多由热毒和湿毒积聚,或气滞血瘀,气血失和,湿热循经上逆,熏蒸于口,或肝郁血虚,化火而致。

【临床表现】

好发于腕屈侧、前臂、小腿及大腿内侧(图10-15)。发病可以突然或隐匿,常伴瘙痒。典型皮损为高起的紫红色扁平丘疹,粟粒至绿豆大小或更大,多角或圆形,境界清楚,表面有蜡样薄膜,可见白色光泽小点,细浅的网状白色条纹(Wickham纹)为特征性皮损,皮损可密集成片或融合成斑块,急性期时可出现同形反应(Koebner现象)。常累及黏膜,口腔颊黏膜损害呈白色网状条纹,可融合、增大及出现糜烂;头皮损害可造成永久性脱发;甲受累可引起甲板增厚或变薄,出现纵嵴、纵沟或甲翼状胬肉,还可因进行性萎缩引起脱甲。

病程慢性,可持续数周或数月,亦可数年内反复发作。根据发病情况、皮损形态与分布特点,临床上又可分为多种亚型,如急性泛发性扁平苔藓、慢性局限性扁平苔藓、色素型扁平苔藓、肥厚型扁平苔藓及大疱型扁平苔藓等。

【实验室检查】

丙型肝炎可能是扁平苔藓的诱因,怀疑有

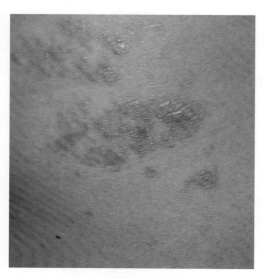

图 10-15　扁平苔藓

此病者,建议检查丙型肝炎抗体。

【组织病理】

组织病理表现具有特征性。表现为角化过度,颗粒层呈局灶性楔形增厚,棘层细胞不规则增厚,表皮突呈锯齿状,基底细胞液化变性,真皮上部淋巴细胞呈带状浸润,真皮乳头层可见胶样小体及嗜黑素细胞(图 10-16、图 10-17)。

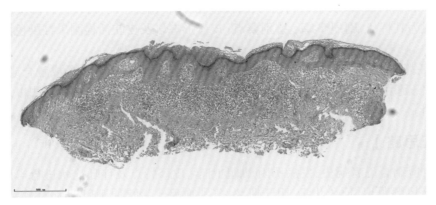

图 10-16　扁平苔藓组织病理 1(HE 染色,×40)

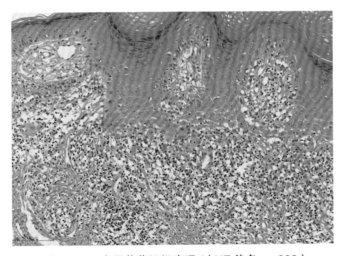

图 10-17　扁平苔藓组织病理 2(HE 染色,×200)

【诊断要点】

1. 皮肤出现紫红色扁平丘疹或斑块,伴有瘙痒;口腔黏膜出现白色条纹,伴有粗糙感和刺痛;外生殖器出现细网状白色丘疹,甚至糜烂、溃疡;指(趾)甲变薄、变形、有裂纹等。

2. 组织病理表现为角化过度,颗粒层楔形增厚,棘层细胞不规则增厚,基底细胞液化变性,真皮上部淋巴细胞呈带状浸润。

【鉴别诊断】

1. 寻常型银屑病　皮损好发于四肢伸侧及肘膝部,有银白色鳞屑,刮除鳞屑可见透明的薄膜样表面,再刮除薄膜,可见点状出血;早期皮疹冬季加重,夏季消退或减轻,病程长,易复发。**鉴别要点**:红斑上覆鳞屑易于刮除,Auspitz 征阳性,组织病理学可鉴别。

2. 原发性皮肤淀粉样变　皮损呈对称性分布于四肢伸侧,典型的皮肤损害为半球形、多角形或圆锥形质硬丘疹,顶端有黑色角栓,皮损密集而不融合,小腿和上背部皮疹沿皮纹呈念珠状排列为其特征,剧烈瘙痒。**鉴别要点**:皮疹形态以及皮肤活检刚果红染色阳性有助于鉴别。

3. 扁平苔藓样药疹　皮损出现在曝光部位,有较多鳞屑而不肥厚,或融合或呈播散性,停药后皮损逐渐消退,组织病理呈真皮嗜酸性粒细胞浸润。**鉴别要点**:用药史以及皮疹特点有助于鉴别。

【辨证思路】

临证时应结合患者病史、发病诱因、加重因素、皮疹特点及伴随症状进行辨证论治。其核心病机是风湿蕴聚,郁久化毒,阻于肌腠,气滞血瘀。治疗原则以搜风燥湿、清热解毒为主,随证加减,灵活变通。

【治疗】

一、中医治疗

1. 内治法

（1）脾胃湿热证

主症:紫红色丘疹或斑块,伴有瘙痒,口中黏腻不爽,腹胀纳少,大便黏滞,舌红苔白腻或黄腻,脉滑。

治法:祛湿清热解毒。

方药:平胃散合泻黄散加减。苍术 20g,厚朴 10g,陈皮 10g,薏苡仁 30g,藿香 10g,佩兰 10g,栀子 10g,生石膏 30g,防风 10g,夏枯草 15g,土茯苓 20g,生甘草 10g。

（2）肝胆湿热证

主症:情绪波动诱发或加重,紫红色丘疹或斑块,剧烈瘙痒,患者烦躁易怒,胸胁胀满,口苦,喜冷饮,小便黄,舌红苔黄或黄腻,脉弦或弦数。

治法:清肝利湿,祛风止痒。

方药:龙胆泻肝汤合越鞠丸加减。龙胆草 10g,黄芩 10g,栀子 10g,柴胡 10g,当归 10g,车前子 10g,生地黄 30g,泽泻 10g,川芎 10g,香附 10g,苍术 20g,神曲 10g,徐长卿 10g,荆芥 10g,防风 10g,生甘草 6g。

（3）阴虚内热证

主症:紫红色丘疹或斑块,伴有瘙痒或见口腔黏膜出现白色条纹,糜烂,伴有刺痛,口干咽干,潮热盗汗,纳少,干呕心烦,舌红苔少,脉细或细数。

治法:滋阴清热和胃。

方药：六味地黄丸合甘草泻心汤加减。生地 20g，熟地 10g，丹皮 10g，茯苓 20g，泽泻 10g，山药 20g，山茱萸 6g，黄芩 10g，黄连 3g，干姜 10g，半夏 10g，麦冬 20g，天花粉 10g，石斛 10g，大枣 10g，炙甘草 15g。

（4）气滞血瘀证

主症：病程久，紫红色肥厚性丘疹或斑块，瘙痒，女性患者月经量少，经血色暗，舌暗，舌下络脉青紫，苔白脉涩。

治法：活血祛瘀，搜风止痒。

方药：血府逐瘀汤加减。桃仁 6g，红花 10g，川芎 10g，赤芍 15g，当归 10g，柴胡 10g，香附 10g，生地黄 15g，透骨草 10g，三棱 10g，莪术 10g，乌梢蛇 10g，蝉蜕 6g，羌活 6g，地肤子 20g，生甘草 6g。

2. 外治法

（1）外用药：口腔扁平苔藓局部可用青黛、炉甘石、孩儿茶、冰片涂溃疡面；可用金银花、玄参、生地黄煎水漱口。

（2）针刺疗法：可起到辅助作用，取穴侠溪、中渚；耳针取神门、交感、皮质下及压痛点。

二、西医治疗

1. 外用药物治疗　可用糖皮质激素软膏、0.1% 维 A 酸软膏等，糜烂性口腔损害可用利多卡因漱口以缓解症状。

2. 内服药物治疗　常用氯喹或羟氯喹；皮损泛发者可口服糖皮质激素（泼尼松 40~60mg/d）或维 A 酸类药物（主要为芳香维 A 酸），皮损减轻后逐渐减量；糖皮质激素不敏感或顽固患者，可用氨苯砜（50mg/d，连用 3 个月），也可酌情选用免疫抑制剂或免疫调节剂；抗组胺药可用于对症处理。

3. 物理治疗　可采用 PUVA 治疗。

【案例分析】

病例 1

周某，男，30 岁，1973 年 1 月 26 日初诊。

主因"全身出现紫暗色小斑片，伴有深褐色色素沉着 6 年余"就诊。患者从 1966 年开始，背部出现两小片集簇之粟米大小疙瘩，稍痒，抓后即呈深褐色色素沉着，逐渐扩大增多，继之颈部、前胸、腹部、上臂和股部亦出现类似损害，晚上瘙痒明显，有时在睡梦中痒醒。病程慢性，此愈彼起，反复发作。皮肤检查：颈、上臂、胸、背、腹和股部可见散在黄豆大小紫红斑，略见浸润，局部刺激后潮红较明显，可见散在色素沉着斑，伴有轻度萎缩。口腔、双颊黏膜可见灰白色网状沟纹。脉弦滑，舌质正常、苔薄白。

中医诊断：紫癜风。

西医诊断：扁平苔藓。

辨证：风湿热郁于肌腠，气滞血瘀。

治法：祛风、除湿、清热。

处方：乌蛇 9g，羌活 9g，白芷 6g，荆芥 9g，防风 9g，蝉蜕 6g，马尾连 9g，黄芩 9g，金银花

9g,连翘 9g,生甘草 6g。7 剂,水煎服,日 1 剂,分早晚两次服。

二诊(2 月 20 日):皮肤斑驳,状似乌癫,症状趋轻,自觉咽干口渴,舌质红,苔净,脉弦滑带数。拟用消风清热法。处方:生地 30g,当归 9g,荆芥 9g,防风 9g,蝉蜕 6g,乌蛇 9g,白蒺藜 9g,知母 9g,生石膏 30g,苦参 9g,生甘草 6g。10 剂,水煎服,日 1 剂,分早晚两次服。

三诊(3 月 5 日):身上斑驳,色素趋淡,仍见淡褐色色素沉着,口渴已解。宗前方去知母、生石膏,加桃仁 9g、红花 9g,活血化瘀。7 剂,水煎服,日 1 剂,分早晚两次服。

四诊(3 月 13 日):症情日趋好转,色素渐淡,略有微痒。脉细滑,舌部尚留紫斑,治拟活血祛风。处方:当归尾 9g,赤芍 9g,桃仁 9g,红花 9g,乌蛇 9g,羌活 6g,荆芥 9g,防风 9g,白蒺藜 9g,生甘草 6g。

1975 年 3 月 26 日追踪来院复查,患者称两年前服药后身上皮损消退,色素沉着亦大部消失,已基本痊愈。今年春稍起新的皮损,在肋间、腹部和后背均有三四小片暗紫色斑片,约二分钱硬币大,舌苔薄黄,脉细滑。嘱继服前方。

病例 2

李某,女,20 岁,初诊日期:1975 年 1 月 10 日。

患者主因"口腔发干发紧不舒服,口唇粗糙干燥皲裂 3 个月"就诊。患者近来自觉口腔发干,发紧,口唇粗糙,干燥皲裂,经会诊,诊断为扁平苔藓。检查:口唇内黏膜可见紫褐色网状斑,唇缘粗糙皲裂,尤以下唇为甚。口颊内侧黏膜及上腭可见乳白色隆起的皮损。脉细滑,舌质红,苔薄腻。

中医诊断:口疳。

西医诊断:口腔黏膜扁平苔藓。

辨证:脾胃湿热。

治法:祛风化湿,清热解毒。

处方:乌蛇 9g,蝉蜕 6g,羌活 6g,白芷 6g,荆芥 9g,防风 6g,金银花 9g,连翘 9g,马尾连 9g,黄芩 9g,生甘草 6g。

以后增加桃仁 9g、红花 9g,先后陆续服药 54 剂。药后口唇内紫褐色网状斑疹、左颊黏膜皮损已不显,上腭左颊内侧皮损尚可见。

1975 年 6 月 18 日检查:口唇左颊黏膜及上腭皮损均已消退,颊黏膜尚有小片如蚕豆大皮损未消,仍感轻度不适,因患者服药不方便,改拟丸药方。

处方:乌蛇 30g,马尾连 30g,黄芩 30g,金银花 30g,连翘 30g,羌活 15g,白芷 15g,荆芥 15g,防风 15g,甘草 15g。研末,蜜丸每丸 9g 重,日服两丸。

按:本病是由于风湿蕴聚,郁久化毒,阻于肌腠,气滞血瘀所致。治疗原则以搜风燥湿、清热解毒为主。方选乌蛇驱风汤加减。本方以乌蛇、蝉蜕搜风化毒为主药,佐以荆芥、防风、羌活、白芷驱风止痒,并以黄连、黄芩、金银花、连翘、甘草清热解毒为辅,亦可加用活血化瘀之桃仁、红花、茜草等药活血消风。本方组成有以下三个特点:一是用虫类药搜剔隐伏之邪,乌蛇甘平无毒,善行走窜,蝉蜕甘寒,灵动透发,两药配伍,相辅相成;二是重用风药疏风透邪,荆芥、防风、白芷、羌活辛能散透,辅助乌蛇、蝉蜕使久郁之邪复从肌表外驱;三是配用黄连、黄芩、银花、连翘以清解郁热,甘草既能调和诸药,亦有清热解毒之功效。诸药相合,配伍默契,功效颇著。

【临证撷要】

扁平苔藓病因不明,临床表现形式多样,首先要重视寻找病因,明确诊断,必要时行皮肤组织病理检查协助诊断。本病病程慢性,皮肤扁平苔藓癌变罕见,口腔扁平苔藓有发生口腔鳞状细胞癌的风险。患者常出现负面心理情绪,要注意心理疏导。

中医治疗上以搜风燥湿、清热解毒为主,兼顾活血化瘀,养阴和胃,注意乌梢蛇、蝉蜕等搜风止痒药物的应用。

（姚春海　佘远遥）

第六节 红 皮 病

红皮病(erythroderma)又称剥脱性皮炎,是一种严重的炎症性皮肤病,临床见泛发性红斑和脱屑,炎症性红斑面积可达体表面积的90%以上。本病系现代医学名称,中医学无类似病名,因本病可有浸淫疮(泛发性湿疹)表现或由中药毒引起,有些学者将其归类为"浸淫疮"或"中药毒""风毒肿"范畴。引起红皮病的原发疾病不同,初发年龄不定,男性多于女性。

【病因病机】

引起红皮病的病因很多,最常见的致病因素有皮炎、银屑病、药物反应、皮肤T细胞淋巴瘤。其他还有:内脏恶性肿瘤、毛发红糠疹、先天性鱼鳞病样红皮症、落叶型天疱疮等。约有1/4的红皮病病因不明,临床上称为特发性红皮病。

多种药物可以引起红皮病,常见的有别嘌醇、卡马西平、苯巴比妥、苯妥英钠、磺胺类药物、青霉素等。皮肤T细胞淋巴瘤引起的红皮病除Sezary综合征和蕈样肉芽肿病外,还有其他类型T细胞淋巴瘤。副肿瘤性红皮病伴有其他脏器恶性肿瘤,通常在肿瘤后期出现红皮病,伴有恶病质状态。其他可引起红皮病的皮肤病还有大疱性皮肤病(落叶型天疱疮、副肿瘤天疱疮等)、扁平苔藓、皮肌炎等。特发性红皮病病因不明,病程长,病情反复,部分病例可能为早期淋巴瘤或被忽略的药物反应。

中医学认为本病为先天禀赋不耐,素有血热,外受毒邪,气血两燔,肌肤失养;或内服、外擦药物而致药毒,毒热入营,日久耗阴伤血;或心火与脾湿结合而成。病机关键为热入营血,气血两燔,湿热搏结。

【临床表现】

1. 皮肤、黏膜、毛发、指甲改变　皮肤急性期潮红、肿胀、渗出明显,特别是褶皱和外阴部位,鳞屑呈片状结痂;亚急性期肿胀减轻,渗出减少,脱屑增多;慢性期皮肤浸润增厚,鳞屑干燥反复剥脱,呈细碎糠状、片状,手足部位脱屑呈手套、袜套状脱落;恢复期红斑颜色变暗,鳞屑减少,可见色素减退或色素脱失(图10-18)。皮肤瘙痒明显。黏膜可见充血、肿胀、糜烂,口腔黏膜损害最常见。可出现脱发、指甲增厚,甲板有小凹坑,有纵嵴和横沟。

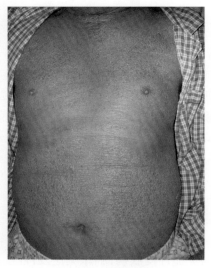

图 10-18　红皮病

2. 内脏损害　多数病例有淋巴结肿大,近半数病例有肝脾大,药物引起的肝损害可出现黄疸,严重者发生肝功能衰竭。有时可见肾损害、心衰、肠病变和内分泌功能障碍。

3. 代谢紊乱　基础代谢增高,可见蛋白质、水、电解质紊乱,及体温调节障碍。

4. 病程特点　药物引起的红皮病有用药史,起病急,发展快,最初皮疹为麻疹样或猩红热样,一般停药后病情可逐渐缓解。皮炎、银屑病引起的红皮病,在发病前有相关症状和病史,红皮病通常逐渐发展形成。由淋巴瘤等恶性肿瘤引起的红皮病,皮疹骤然发生,呈紫红色,瘙痒剧烈,如原发病得不到控制,症状难以控制,病程长。

【实验室检查】

血液学检查见白细胞、嗜酸性粒细胞增多,IgE 增高,可见贫血、低蛋白血症,伴肝肾损害者见肝肾功能异常,有白血病时骨髓和周围血象变化,败血症时血细菌培养阳性。免疫学检查包括自身抗体检测、HIV 抗体检查,免疫荧光及免疫表型研究有助于淋巴瘤诊断。影像学检查用以发现内脏恶性肿瘤。

【组织病理】

急性期可见表皮水肿,有海绵形成和角化不全,真皮层水肿明显,血管充血,内皮细胞肿胀,血管周围有非特异性炎细胞浸润,浸润细胞主要为淋巴细胞、组织细胞及少量嗜酸性粒细胞。慢性期表皮棘层肥厚,表皮突延长,真皮层血管周围有慢性炎细胞浸润,表现为非特异性改变。约 2/3 红皮病患者可有原有疾病的组织学特征。

【诊断要点】

1. 全身皮肤弥漫潮红,大量脱屑,皮损面积达到体表面积的 90% 以上。
2. 结合病史和查体及辅助检查,寻找原发病因。

【辨证思路】

红皮病急性期,要辨红斑性质,特别是弥漫性潮红、大片之红斑,伴或不伴身热等全身症状者,一般可按卫、气、营、血传变学说来指导治疗。这类红斑的发生,系由于温邪入里,波及营血,透达于肌肤的一种表现,属于温热发斑。如斑疹多而密,这是邪重的现象;如斑疹隐现,温邪入里,波及营血,伤及阴液,尚可见内热伤阴症候,如见舌质红绛或紫暗,脉沉细而数,身热或其他血热妄行等症状。后期应辨肌肤甲错、鳞屑,如药物性皮炎等皮疹消退而脱屑,皮肤干燥如甲错,此系余热未清。年迈或慢性皮肤病引起的肌肤甲错、干燥脱屑,多为血虚生风。临床中需四诊合参,辨证治疗。

【治疗】

一、中医治疗

1. 内治法

（1）毒热入营证

主症：初起为猩红热样或麻疹样红斑，迅速遍及全身，潮红肿胀，干燥脱屑，间有渗出，重则毛发脱落，指甲变形，咽干口燥，心烦不宁，眠差，舌质红苔净，脉弦数。

治法：清营凉血解毒。

方药：水牛角 15g，生地黄 30g，牡丹皮 10g，金银花 15g，连翘 10g，黄芩 10g，生石膏 30g，川连 6g，玄参 15g，甘草 10g。

（2）热毒伤阴证

主症：周身皮肤红肿较轻，但面及四肢层层脱屑如麸皮样，手足袜状脱皮，口干思饮，舌质红、苔光剥，脉细数。

治法：滋阴生津，凉血解毒。

方药：生地黄 15g，玄参 15g，天冬 10g，麦冬 10g，石斛 10g，玉竹 10g，金银花 15g，连翘 10g，黄芩 10g，炙龟板 10g，炙鳖甲 10g，丹皮 10g，赤芍 10g，当归 10g。

（3）心火脾湿证

主症：周身皮肤潮红肿胀，灼热瘙痒，或有糜烂渗液结痂，尿短便干，舌质红苔黄，脉滑稍数。

治法：清火利湿。

方药：金银花 15g，连翘 10g，川连 6g，黄芩 10g，栀子 10g，蒲公英 15g，大青叶 15g，茯苓 10g，泽泻 10g，通草 10g，车前子 10g，生地黄 15g，甘草 10g。

（4）肝胆湿热证

主症：周身皮肤红肿，目黄胁痛，肝大腹胀，尿少面黄赤，舌苔黄腻，脉弦数。

治法：清热利湿。

方药：茵陈 15g，栀子 10g，黄柏 10g，川连 6g，蒲公英 15g，茯苓 15g，泽泻 10g，六一散 10g，车前子 10g，木香 10g，金银花 15g。

（5）血虚风燥证

主症：发病缓慢，初起红斑脱屑，逐渐蔓延周身，脱屑较多，痒轻或重，或手掌粗厚，舌淡苔净。

治法：养血散风润燥。

方药：当归 10g，赤芍 10g，丹参 15g，生地黄 15g，熟地黄 15g，白蒺藜 9g，制首乌 6g，炒白术 15g，红花 6g，白鲜皮 15g，地肤子 10g。

2. 外治法

（1）大枫子油或甘草油局部外擦，也可用香油外擦。

（2）可予米糠适量，水煎沐浴。

（3）若皮肤干燥，层层脱屑者，可外用九华膏或玉黄膏。

（4）若稍有糜烂渗出者，可外撒青白散。

（5）口唇糜烂者，以金银花、生甘草水煎，冷却后漱口。

二、西医治疗

病因明确者，针对病因治疗，银屑病引起的红皮病，可应用阿维A、甲氨蝶呤等；药物过敏，及时停用致敏药物，予抗过敏治疗；恶性肿瘤引起者要治疗肿瘤；其他皮肤病引起的红皮病，针对原发病进行治疗。

【案例分析】

李某，男，67岁，1974年6月26日初诊。

患者主因"全身出皮疹2天"就诊。患者因患腹泻，于5天前口服痢特灵（呋喃唑酮）和复方穿心莲片，服药后3天，周身出现大片风团和红色粟粒样皮疹，瘙痒甚剧。诊查：患者烦躁不安，全身可见大小不等之风团，并见大片潮红麻疹样皮疹。舌尖红，苔薄黄，脉滑数。

中医诊断：风毒肿。

西医诊断：药物性皮炎。

辨证：内中药毒之气，血热生风。

治法：凉血清热，消风利湿。

处方：生地30g，丹皮10g，赤芍10g，知母10g，生石膏30g，银花10g，连翘10g，竹叶10g，茯苓皮10g，冬瓜皮10g。2剂，水煎服，日1剂，分早晚两次服。

二诊（6月28日）：药后上半身皮疹减轻，风团较前为少，皮疹颜色较前为淡，下半身皮疹未见变化，仍觉瘙痒。脉细弦滑，苔薄黄腻。处方如下：生地30g，丹皮10g，赤芍10g，知母10g，生石膏30g，银花10g，连翘10g，竹叶10g，白鲜皮10g，地肤子10g。3剂，水煎服，日1剂，分早晚两次服。

三诊（7月1日）：皮疹已基本消退，稍痒，前方继续服两剂。

四诊（7月8日）：皮疹已全部消退。停药观察。

按：患者因服痢特灵等药引起药物性皮炎，此系中药毒之气所致，来势较猛，故重用大剂凉血清热解毒之品，急解药毒，乃仿清瘟败毒饮之意。方中生地、丹皮、赤芍凉营清热，知母、生石膏解肌，银花、连翘化药毒，服药2剂后周身皮疹即见消退，药物性皮炎很快得以控制。二诊下肢皮疹仍痒，舌苔黄腻，故予白鲜皮、地肤子利湿止痒。

【临证撷要】

红皮病发生的原因很多，首先要明确病因，必要时对原发病进行针对性治疗，明确病因有助于判断预后。此外，尚要关注内脏及系统损害，对症维持治疗。

中医认为急性期要注意辨红斑性质，大片弥漫红斑者，可按中医卫、气、营、血传变学说指导治疗。温邪入里，波及营血，透达肌肤，可见红斑色鲜艳、潮红；热邪伤及津液、营血，可见皮肤干燥失养，脱屑明显。要在清热凉血时，注意滋阴养血润燥。

（吴小红 孔倩）

参 考 文 献

1. KAUFMAN BP, ALEXIS AF. Psoriasis in skin of color: insights into the epidemiology, clinical presentation, genetics, quality-of-life impact, and treatment of psoriasis in non-white racial/ethnic groups[J]. Am J Clin Dermatol, 2018, 19(3): 405-423.

2. GALLO E, CABALEIRO T, ROMAN M, et al. The relationship between tumour necrosis factor(TNF)-α promoter and IL12B/IL-23R genes polymorphisms and the efficacy of anti-TNF-α therapy in psoriasis: a case-control study[J]. Br J Dermatol, 2013, 169(4): 819-829.

3. DAND N, DUCKWORTH M, BAUDRY D, et al. HLA-C*06: 02 genotype is a predictive biomarker of biologic treatment response in psoriasis[J]. J Allergy Clin Immunol, 2019, 143(6): 2120-2130.

第十一章 结缔组织病及自身免疫性大疱性皮肤病

第一节 红斑狼疮

红斑狼疮（lupus erythematosus，LE）是一种复杂的谱系性自身免疫性疾病。本病临床表现多样，可累及全身任何脏器。疾病谱的一端为只有皮肤受累的盘状红斑狼疮（discoid lupus erythematosus，DLE），另一端为累及多脏器多系统，且常伴有皮肤损害的系统性红斑狼疮（systemic lupus erythematosus，SLE），二者间存在急性皮肤型红斑狼疮（ACLE）、亚急性皮肤型红斑狼疮（SCLE）、深在性红斑狼疮、肿胀性红斑狼疮、冻疮样红斑狼疮、大疱性红斑狼疮等多个亚型。最具特征性皮损为面部的蝶形红斑、盘状红斑及环状水肿性红斑，伴有光敏感现象。中医古籍中无本病类似的病名，相关症状散见于"日晒疮""鬼脸疮""鸦啗疮"等病中。近代医家则有"红蝴蝶疮""马缨丹""温毒发斑"等病名，目前大多将之命名为"红蝴蝶疮"。本病好发于青年女性。

【病因病机】

本病的病因和发病机制极为复杂，尚不明了。目前认为与遗传因素、性激素、理化因素、感染因素相关。

本病为自身免疫性疾病，基因本身及其表达的异常导致了免疫功能紊乱，自身耐受性下降，再由环境中的感染和/或其他理化因素激活了自身免疫反应，诱导 B 细胞异常活化，产生大量自身免疫性抗体，同时 T 细胞（包括 Th1/Th2 亚群和 Th17/Treg 亚群）、NK 细胞、吞噬细胞数量结构和功能异常也参与了这一过程，进而诱发各型变态反应，通过自身抗体、免疫复合物沉积、补体及自身损伤性 T 细胞等多种途径造成靶器官和靶细胞受损，进而出现多种多样的临床症状。

中医学认为本病因先天禀赋不足，复又外感内伤，抑或外伤久病，火热阳毒之邪侵袭，致体内阴阳失衡，气血不畅，瘀凝脉络；热毒燔灼，逼血外溢，证见壮热、皮肤红斑瘀斑；气滞血瘀，阻隔经络，加之外邪侵袭，痰瘀凝滞，肌肉关节失养，证见肌肉、关节肿痛，手足指趾冰冷青紫；若阳热火毒之邪留滞不去，久则耗阴伤正，深入筋骨脏腑，正虚邪盛，故迭见五脏六腑诸证。

【临床表现】

因本病为谱系性疾病,可累及全身各系统、各器官,表现也极为复杂。现采用皮肤科较为常用的 Gilliam 分类法,将本病分为皮肤型红斑狼疮和系统性红斑狼疮。

一、皮肤型红斑狼疮

皮肤型红斑狼疮以皮肤损害为主,无或仅有轻微其他系统损害和症状,整体预后较好。本病分为三种基本类型:DLE、SCLE 和 ACLE,与 SLE 的关联性逐渐增大。三者均分为局限型和播散型,前者皮疹局限于头面颈,后者可累及四肢躯干。皮疹常在日晒后加重。

1. 盘状红斑狼疮　DLE 皮疹范围及数量相对局限,慢性病程,预后较好,只有5%患者转为 SLE,偶发展为鳞癌。早期皮疹为淡红色斑疹或略带水肿的小丘疹,后扩大形成边缘隆起、中央凹陷的碟盘状损害,表面覆有不易剥离的灰白色黏着性鳞屑,用力剥离后鳞屑内侧可见角栓,剥离面有毛囊口扩大(图 11-1)。皮疹淡红至暗红色,外周常有色素沉着。后期可见萎缩性瘢痕、色素减退性斑片及毛细血管扩张。皮疹位于头皮时可引起局部永久性脱发,位于口唇等黏膜部位时表现为境界清楚的鳞屑性暗红色斑片,并可见糜烂或浅表溃疡。播散型患者可伴有轻度的关节酸痛、乏力、低热等症状。

2. 亚急性皮肤型红斑狼疮　SCLE 皮损范围较 DLE 广泛,数量较多,分为两型:

(1)环形红斑型:较常见,鲜红色环形或圆弧形红斑,向周围扩大、融合,可成多环状或脑回状。皮疹边缘水肿隆起,内侧覆细小鳞屑,中央消退处可有色素沉着和毛细血管扩张(图 11-2)。

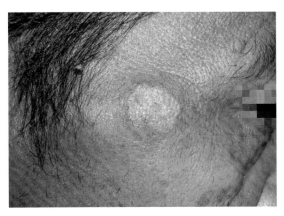

图 11-1　盘状红斑狼疮

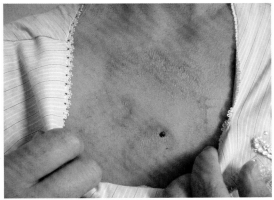

图 11-2　亚急性皮肤型红斑狼疮(环形/多环形)

(2)丘疹鳞屑型:较少见,红斑、丘疹,可扩大为不规则斑片,上覆银屑病样或糠疹样鳞屑,无黏着性和角栓。

上述两种皮疹消退后无瘢痕。本型患者可伴有较轻的系统性损害如关节炎、关节痛,发热、浆膜炎、肾脏病变、光敏感、狼疮发、雷诺现象等。

3. 急性皮肤型红斑狼疮　分为皮疹局限于面颈部的局限型和兼见于其他部位的播散型。皮疹表现为面部蝶形红斑,为小片状、多形红斑样皮疹和/或小丘疹,散在或融合成片,对称分布于颧颊部和鼻背部,淡红至暗红色,伴有不同程度的水肿,表面伴毛细血管扩张和脱屑。皮疹消退后遗留形态一致的色素沉着而无瘢痕。ACLE 与 SLE 的皮肤黏膜表现较一致,关联性也较 DLE 及 SCLE 更大。

二、系统性红斑狼疮

SLE 初发时可仅累及单个器官,也可多系统受累。关节和皮疹为最常见的早期症状,也可仅有持续数年的发热、乏力等不典型全身症状,出现肾脏及神经系统病变者预后不佳。

1. 全身症状 表现为乏力、体重下降和发热,随病情活动性变化而加重或消失。发热的热型不规则,病情恶化时可为高热。

2. 关节和肌肉症状 四肢为主的关节肿痛、晨僵,可伴有关节附近的肌肉疼痛。但无明显关节破坏表现。

3. 皮肤黏膜表现 面部红斑与 ACLE 一致,也可有更小、更广泛的 DLE 样蝶形皮疹,此外还出现口腔为主的黏膜溃疡,光敏感、掌跖、甲周毛细血管扩张性红斑,以及多形红斑、脱发、雷诺现象、荨麻疹样皮疹、大疱性皮疹、紫癜、血管炎等多种表现(图 11-3)。

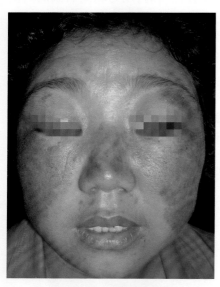

图 11-3 系统性红斑狼疮(蝶形红斑)

4. 内脏器官损害 包括肾损害,表现为肾炎和肾病综合征,出现血尿、蛋白尿、管型尿,高血压、水肿乃至尿毒症等症状,预后不佳;心血管系统,出现心包炎/心包积液、心肌炎、心内膜炎等,可无明显症状,或心前区不适、气促,少数病例可致心力衰竭、冠状动脉炎;呼吸系统,可出现胸腔积液、胸膜炎、间质性肺炎,引起肺不张及呼吸衰竭,少数病例发生肺栓塞及肺动脉高压;精神神经系统,可出现情绪-行为改变,抑郁、精神分裂、痴呆等精神症状,以及癫痫、短暂性脑缺血发作、脑卒中、脊髓炎、脑膜炎、舞蹈症、小脑共济失调等神经系统症状;消化系统症状,可由消化道血管炎或血栓引发,出现纳差、恶心、呕吐、腹泻、呕血、便血等,也常见肝大等,极少数患者可出现胰腺炎。

5. 其他 患者还可出现视网膜病变、外分泌腺损害、非特异性淋巴结肿大等症状。

【实验室检查】

SLE 患者可有贫血、白细胞减少、血小板减少、血沉增快;血清白蛋白降低、球蛋白和总蛋白增加,电泳示 γ 球蛋白明显增高,少数患者血清中存在冷凝球蛋白和冷凝素;总补体、C3、C4 降低,类风湿因子可阳性。约 90% 患者出现 ANA(包括抗 ENA 抗体)阳性,但抗体滴度高低与疾病活动不一定相关。其中抗 dsDNA 和抗 Sm 抗体为 SLE 标志性抗体。患者出现各系统器官损害时,相应检查如尿常规、胸片、心电图、超声等则有异常表现。

皮肤型红斑狼疮患者可出现 ANA 阳性(如 Ro/SSA 抗体和 La/SSB 抗体阳性),其他实验室检查随皮疹增多、炎症加重也有相应改变,一般较 SLE 表现轻。

狼疮带(LBT)试验:取皮损和“正常”皮肤做直接免疫荧光试验,真皮表皮连接处出现免疫球蛋白和补体的线状沉积带为阳性表现。阳性率:SLE 约 92% 皮损部位为阳性,“正常”皮肤曝光部位约 70% 阳性,非曝光部位 50% 阳性;DLE 约 80%~90% 皮疹部位阳性,“正常”皮肤为阴性;SCLE 约 20% “正常”皮肤也为阳性。故可用于诊断及鉴别 DLE 与 SLE。

【组织病理】

不同类型时期 LE 病理变化没有本质上的区别,仅为数量或程度差异。DLE 表现为角化过度,毛囊角栓,颗粒层增厚,棘层萎缩,表皮突变平,基底细胞液化变性,真皮上部水肿,血管扩张及轻度红细胞外渗。真皮浅层及深层血管周围和毛囊附属器周围淋巴组织细胞浸润,真皮胶原间黏蛋白沉积(图 11-4、图 11-5)。SCLE 基底细胞液化变性和真皮浅层水肿、黏蛋白沉积较 DLE 显著,而表皮角化过度和毛囊角栓较轻。SLE 的面部蝶形红斑皮疹无特征性改变,盘状皮疹基本同 DLE 改变,但其真皮全层有较为显著的白细胞碎裂性血管炎改变。

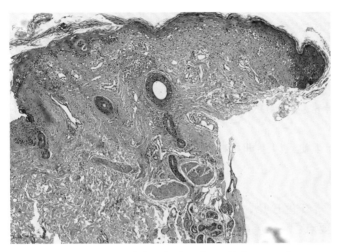

图 11-4　红斑狼疮组织病理(HE 染色,×40)

角化过度及角化不全,毛囊角栓,表皮萎缩变薄,可见较多坏死的角质形成细胞,基底细胞液化变性,真皮全层血管及附属器周围可见致密以淋巴细胞为主的炎症细胞浸润,可见少量中性粒细胞浸润,部分血管壁纤维素样变性

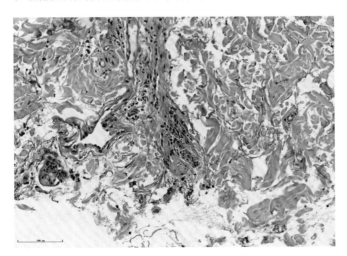

图 11-5　盘状红斑狼疮组织病理(HE 染色,×200)

真皮胶原间隔增宽,可见黏液样物质沉积,真皮深部血管周围可见淋巴细胞及浆细胞呈团块状浸润

【诊断要点】

皮肤型红斑狼疮可通过皮疹表现、疾病特点,结合组织病理学表现确诊。SLE 诊断多采用美国风湿病学会(ARA)1997 年标准诊断,具体如下。

1. 蝶形红斑。

2. 盘状红斑。

3. 光敏感。

4. 口腔黏膜溃疡。

5. 非侵袭性关节炎。

6. 浆膜炎(胸膜或心包炎)。

7. 肾损害:持续蛋白尿或管型。

8. 神经精神系统改变:癫痫或非药物、代谢引起的精神症状。

9. 血液检查异常:溶血性贫血伴网织红细胞增多或白细胞/淋巴细胞/血小板减少。

10. 免疫检查异常:抗 dsDNA 抗体或抗 Sm 抗体或抗心磷脂抗体阳性。

11. ANA 阳性。

以上 11 项符合 4 项或以上即可确诊。

【鉴别诊断】

1. 扁平苔藓　紫红色丘疹,多角形或圆形,可密集或融合成片,表面有蜡样薄膜和白色网状条纹。**鉴别要点**:紫红色扁平丘疹,可见白色网状条纹,ANA 检查阴性,组织病理可鉴别。

2. 多形性日光疹　夏春季曝光部位为主,皮疹呈多形性,可出现境界清楚的红色至暗红色水肿性斑片,伴较剧烈瘙痒,愈后无萎缩性瘢痕。**鉴别要点**:发病呈明显季节性,愈合后无瘢痕,瘙痒明显,组织病理可鉴别。

3. 离心性环状红斑　躯干四肢部位丘疹,迅速扩大呈环形水肿性红斑,边缘少量鳞屑,中央消退处可复发而呈多环状、地图状,较少发生于头面等部位。一般 2~3 周消退,可反复发作。**鉴别要点**:无光敏性,头面发病较少,皮疹 2~3 周可消退,反复发作,组织病理可鉴别。

【辨证思路】

红斑狼疮总属阳热邪气内蕴,耗伤阴血而致病。系统性红斑狼疮类似于温毒发斑范畴,盘状红斑狼疮则近似于“鸦啗疮”。系统性红斑狼疮为心脾积热,或肾阴不足,热胜成毒,热毒走于营血所致,其邪势浩荡,迁延难愈,易致五脏耗损,证多有变。急性期以热毒炽盛为主,常见壮热,面部蝶形红斑,周身关节肿痛,甚则鼻衄吐血,神昏谵语,动风抽搐。慢性期则视脏腑耗伤不同而出现面色萎黄无华,胸闷气短,心悸心慌,失眠自汗,或颜面手足浮肿,腰痛腹胀,尿少便溏,畏寒肢冷,或长期低热,少动即热势增高,面颧潮红,腰酸腿痛,肢倦发脱等。盘状红斑狼疮则多因肝郁气滞、血瘀凝滞而成斑片斑块,日久耗伤阴液则见羸瘦面悴,头晕目眩,五心烦热,腰膝酸软,潮热盗汗等肝肾阴亏症状。

SLE 急性期多以热毒炽盛证为主,慢性期可见阴虚火旺、心脾两虚、脾肾阳虚等证型。DLE 多以肝郁气滞为主证,日久可见阴虚火旺之证。

报道在部分病例中发现腺病毒、微小 RNA 病毒感染,也有在部分病例中发现柯萨奇病毒感染的血清学证据。肿瘤:本病可合并恶性肿瘤,以实体瘤多见。遗传:皮肌炎患者中某些 HLA 抗原,尤其是 *HLA-B8*、*HLA-DR3* 的频率高,Jo-1 抗体与 *HLA-DR3* 有密切关联。

中医认为本病的外因为风湿热毒或风寒湿之邪,外袭肌腠之间;内因则与肺肾水液调节功能失调有关,尤以脾主肌肉、脾主四肢关系密切。

1. 脾胃积热 初起卫气不固,风寒湿邪外侵,郁而化热,内传气分,或脾虚内湿化热,均可导致脾胃积热发生。

2. 热毒炽盛 风温毒邪,侵于肺胃二经,肺主皮毛,脾主肌肉,脾与胃互为表里,蓄积化热,热毒炽盛,而致气血两燔。

3. 心脾两虚 渐则本病呈慢性经过,以脾虚为主,脾虚则水湿不运,也可寒湿停滞经脉,甚则化源亏乏,血不养心。

4. 脾肾阳虚 卫阳不固,风寒湿之邪,袭于肌腠,经络阻隔,气血运行不畅,日久损及脾肾,脾肾阳虚。

【临床表现】

主要有皮肤和肌肉受累的症状。

1. 皮肤表现 特异性皮损包括如下几种:①眼睑紫红色斑:双上眼睑及面部的水肿性紫红色斑疹,有的可累及头皮、枕部。②Gottron 丘疹和 Gottron 征:掌指关节、近端和远端指间关节的伸面见扁平或尖顶的紫红色多角形丘疹,簇集成群或融合成小斑块,多对称分布,覆盖细小糠状鳞屑,约 1/3 患者可见。③皮肤异色症:面部、颈前或上胸部 V 字区、肩背、四肢可见淡红、鲜红或紫红斑片,其间可见毛细血管扩张,逐渐出现褐色色素沉着,称"披肩征",皮损进一步发展,可见点状色素脱失、点状角化及点状皮肤萎缩(图 11-6)。其他非特异性皮损还有恶性红斑、甲皱襞僵直性毛细血管扩张、坏死性血管炎、网状青斑、雷诺现象、口腔溃疡、脱发等。一般无明显自觉症状,部分可出现瘙痒。部分儿童皮肌炎患者可见皮肤、皮下组织、关节周围及病变肌肉处发生钙质沉着。仅见皮肤表现、无肌肉受累者为无肌病性皮肌炎。

2. 肌炎表现 对称性近端肌无力是肌炎的主要临床表现。急性期可见受累肌群无力、肿胀、疼痛和压痛。本病主要累及横纹肌,也可累及平滑肌。最常侵犯肩胛带肌、四肢近端肌群、颈部肌群、咽喉部肌群,出现相应动作困难如举手、下蹲、上台阶、吞咽及声音嘶哑或带鼻音等。受损肌群不同,引起的症状也不同,严重者累及肋间肌、膈肌发生呼吸困难,累及心肌发生心肌炎,甚至心力衰竭。少数严重患者可完全丧失自主运动,卧床不起。仅见肌肉症状、无皮肤表现者为多发性肌炎。

3. 并发恶性肿瘤 40 岁以上患者并发恶性肿瘤概率可达 40%,肿瘤可发生在出现皮肌炎症状之前或之后,也可同时发现。并发的恶性肿瘤多发生于胃肠道、食管、肺、

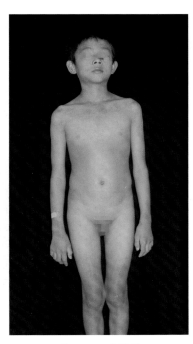

图 11-6 皮肌炎

乳腺、前列腺、卵巢、子宫、肾、睾丸。少见的是胆囊、肝、腮腺、胸腺、扁桃体、甲状腺、膀胱、汗腺肿瘤,及黑素瘤。

4. 其他　患者可有不规律发热、消瘦、贫血、肝脾大、淋巴结肿大,40%~60% 患者可出现关节病变,肺部可见肺间质病变、吸入性肺炎、胸膜炎等,少数患者出现胃肠道溃疡和出血、雷诺现象。

【实验室检查】

1. 常规检查　可有贫血、白细胞增多、血沉增快、C 反应蛋白阳性等。

2. 自身抗体检查　部分患者 ANA 阳性,少数患者抗 Jo-1 抗体、抗 Mi-2 抗体、抗 MDA5 抗体等阳性。

3. 血清肌酶谱检查　95% 以上患者急性期有肌酸激酶(CK)、醛缩酶(ALD)、乳酸脱氢酶(LDH)、天冬氨酸氨基转移酶(AST)、丙氨酸氨基转移酶(ALT)显著升高,特别是 CK、ALD 特异性高,LDH 升高持续时间较长,肌酶的升高可早于肌炎,治疗有效可逐渐下降。

4. 肌红蛋白　血清肌红蛋白在肌炎患者中可迅速升高,可早于 CK 出现,有助于肌炎的早期诊断。明显升高者可损伤肾功能,需定期检测。

5. 尿酸　排泄增加,24 小时排泄量 >200mg。

6. 肌电图　在皮肌炎诊断上主要是用于证明本病为肌源性而非神经源性损害。

7. 肌肉活检　取疼痛和压痛最明显或影像学检查异常处。

8. 肌肉磁共振成像　显示组织内弥漫或片状信号增强。

9. 其他　心电图可表现为心律失常;胸部影像学检查可见间质性肺炎;可进行肿瘤相关筛查,如肿瘤血清学指标及影像学、内镜检查等。

【组织病理】

皮肤病理可见表皮萎缩、基底细胞液化变性、真皮浅深层血管和附属器周围淋巴细胞浸润等(图 11-7、图 11-8)。

肌肉病理见肌纤维变性和炎性病变,皮肌炎的肌肉炎症主要在血管周围或束间隔及其周围,多发性肌炎的炎症细胞呈多灶性分布在肌纤维周围及肌纤维内。可见肌纤维肿胀、横纹消失、断裂、透明变性、颗粒和空泡变性,间质血管周围淋巴细胞浸润;晚期见肌纤维结构消失,被结缔组织替代。

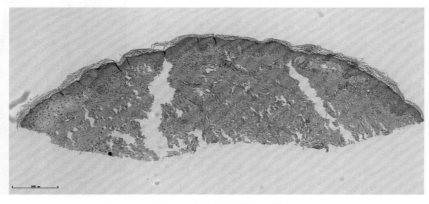

图 11-7　皮肌炎组织病理 1(HE 染色,×40)

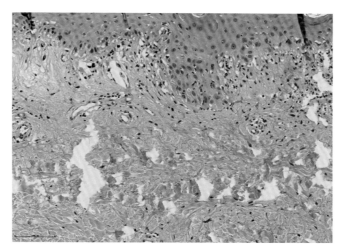

图 11-8 皮肌炎组织病理 2 (HE 染色, ×200)

角化过度,棘层轻度肥厚,基底细胞液化变性,真表皮交界处基底膜带增厚,真皮浅层毛细血管扩张、增生,少量淋巴细胞及噬色素细胞浸润,真皮全层胶原纤维间黏液样物质沉积

【诊断要点】

1. 典型皮损:特异性皮损的眼睑紫红色斑、Gottron 征、皮肤异色症。
2. 对称性四肢近端肌群和颈部肌无力。
3. 血清骨骼肌肌酶升高。
4. 肌电图为肌源性损害。
5. 肌肉活检符合肌炎病理表现。

确诊皮肌炎,需具备皮损和 2~5 条中任意 3 条;确诊多发性肌炎,需具备 2~5 条中的任意 3 条。

【鉴别诊断】

1. 系统性红斑狼疮 SLE 面部也可见红斑、水肿、脱屑,DM 面部红斑以上眼睑为中心,且颜色为暗紫红色或红葡萄酒色;DM 四肢皮损,尤其是手指背皮损好发于关节伸侧,而 SLE 皮损好发于手指背关节间、指(趾)腹等处。**鉴别要点**:皮肌炎特异性皮损结合实验室检查综合判断。

2. 系统性硬皮病 早期的系统性硬皮病可见面部水肿性红斑,亦可见严重的肌炎,但该病患者面部和手指多伴肿胀,大多数都可见雷诺现象。**鉴别要点**:面部和手指肿胀发硬,雷诺现象,缺乏皮肌炎的特异性皮损,结合实验室检查可鉴别。

【辨证思路】

本病因禀性不耐,外受风热毒邪侵袭,蕴于腠理,阻遏经脉,内传脏腑,外壅肌肤,故见发热,皮肤红斑,肌肉疼痛拒按等症;或腠理不密,玄府不固,风寒湿邪,乘隙而入,阻遏气血,荣卫不和,使肌肤失于濡煦,可见四肢酸软无力,皮疹色暗、紫红。临床要结合患者皮疹特点及全身症状进行辨证治疗。

【治疗】

一、中医治疗

1. 内治法

（1）脾胃积热证

主症：壮热不退，咽喉不利，面颊红肿，肢体疼痛无力，口渴纳呆，大便燥结，小便短赤，脉弦滑数，舌苔黄腻。

治法：清阳明气分之热。

方药：白虎汤加味。生石膏 30g，知母 9g，甘草 6g，粳米 12g。

加减：高热明显者加水牛角、羚羊角；夹湿者可用白虎加苍术汤。

（2）热毒炽盛证

主症：身发壮热，口苦咽干，脸面灼红，纳呆，肌肉关节痛，甚至神昏烦躁，舌红绛，苔黄腻，脉弦滑数。

治法：凉营解毒，养阴清热。

方药：清瘟败毒饮加味。生地 15g，黄连 5g，黄芩 9g，丹皮 9g，石膏 30g，栀子 9g，甘草 6g，淡竹叶 9g，玄参 9g，连翘 9g，赤芍 12g，知母 12g，桔梗 9g，水牛角粉 10g。

加减：两颊眼睑红肿明显者，可加金银花、大青叶、白茅根、紫草；咽干重者，可加麦冬；神昏加服安宫牛黄丸一粒化冲。

（3）心脾两虚证

主症：四肢肌肉酸软无力或肌痛，面色萎黄，纳差食少，腹胀便溏或下肢水肿，或心慌气短，睡眠不安，经血不调，舌淡苔净，脉细而弱。

治法：补益心脾。

方药：归脾汤加减。炒白术 15g，茯苓 15g，黄芪 15g，龙眼肉 15g，酸枣仁 15g，党参 15g，木香 10g，甘草 6g，当归 6g，远志 6g，生姜 6g，大枣 3 枚。

加减：胸满心悸气短者，可加瓜蒌、薤白；如兼血虚者，可加八珍汤。

（4）脾肾阳虚证

主症：脸面皮色暗红带紫，肌肉萎缩，关节疼痛，肢端发绀发凉，自汗怕冷，纳呆乏力，舌淡胖嫩，脉沉细。

治法：补肾壮阳，健脾益气。

方药：肾气丸加减。地黄 20g，山药 15g，山茱萸 15g，泽泻 9g，茯苓 9g，丹皮 9g，桂枝 6g，制附子 5g，仙灵脾 9g，巴戟天 9g。

加减：肢软无力者加续断、狗脊、木瓜、桑枝等；气虚者加炒白术、党参；纳呆者加焦三仙、砂仁等。

2. 外治法

（1）透骨草 30g、桂枝 15g、红花 10g，水煎外洗。

（2）生侧柏叶 30g、钩藤 15g、当归 10g、槐花 10g，水煎外洗。

二、西医治疗

1. 一般治疗　急性期注意休息，防晒，预防感染，加强营养支持，伴发肿瘤者应及早治疗,如未能找到肿瘤,应嘱患者 3~6 个月复查。

2. 系统治疗　①糖皮质激素:是治疗本病的首选药物。但激素的用法尚无统一标准,具体用量要根据病情严重程度及综合评估情况决定,一般开始剂量为泼尼松 1mg/(kg·d),病情严重时可换算成等量甲泼尼龙静脉给予。待病情控制后逐渐减至维持量。②免疫抑制剂:如甲氨蝶呤、硫唑嘌呤、环孢素 A、环磷酰胺等。③其他:皮损明显者可予羟氯喹,复发性和难治性患者可考虑加用静脉注射免疫球蛋白,生物制剂近年来也有应用。

3. 局部治疗　皮损可外用遮光剂、润肤剂,局部应用他克莫司、吡美莫司乳膏和糖皮质激素制剂。

【临证撷要】

皮肌炎属于较严重的结缔组织病,一般来说儿童患者预后较成人患者好,伴有恶性肿瘤的患者预后差。病程越长,开始时肌无力越重者,死亡率越高。伴有吞咽困难及肺部病变如吸入性肺炎和肺间质纤维化者预后差。对于皮肌炎的患者应全面检查评估预后,选择合适治疗方案。中药治疗可以帮助减少糖皮质激素用量,稳定病情,改善临床不适反应。

(吴小红　孔倩)

第三节　硬　皮　病

硬皮病(scleroderma),是以皮肤及内脏器官结缔组织纤维化或硬化为特征的结缔组织病。依据其累及范围,分为局限性硬皮病和系统性硬皮病两型。局限性硬皮病仅局限于皮肤;系统性硬皮病可累及多系统损害,如皮肤、滑膜及内脏,特别是消化道、肺、肾、心、血管、骨骼肌等,引起相应脏器的功能不全。系统性硬皮病往往病情严重,预后较差。根据本病临床证候特点,属于中医文献中"皮痹"范畴。本病患者女性较多,女性与男性之比约为 3∶1。各年龄均可发病,以 20~50 岁多见,10 岁以下约占 15%。

【病因病机】

西医学病因和发病机制尚不清楚。局限性硬皮病可能与外伤或感染有关;系统性硬皮病可能与遗传因素、自身免疫、血管损害、胶原合成异常有关。硬皮病的发病机制可能为在致病因子作用下真皮及内脏器官成纤维细胞异常激活,合成过多胶原,导致皮肤或内脏器官的纤维化。

中医认为,本病多因素体卫气不足,风寒湿邪乘虚侵袭,郁于腠理,气血凝滞,络道闭塞所致;或肾阳亏虚,卫外失固,风寒之邪外侵于内,阻于肌肤、肌肉之间,痹塞不通,营卫失和,气滞血瘀;或寒邪由络深入,内侵脏腑,气血失和而成;或情志内伤,肝气郁滞,气滞血瘀,经脉闭塞。在疾病发展过程中,由于脏腑功能紊乱,可出现郁而化火,或瘀久化热,或寒热错杂、虚实并见,使病情日趋严重。

【临床表现】

一、局限性硬皮病

病变主要侵犯皮肤,一般无自觉症状,偶有感觉功能减退。依据皮损可分为点滴状、斑块状、线状和泛发性四种类型,其中点滴状和泛发性硬斑病少见。

1. 点滴状硬斑病 好发于胸部、颈部、肩部、上背部等处。皮损多为 0.1~0.5cm 直径大小的淡白色或象牙白色的小圆形斑片,簇集性或散在性,表面光滑发亮,质较软,稍凹陷,进行期周围可见紫晕。早期质地硬,后期质地软,萎缩呈羊皮纸样。消退后可留下萎缩性色素沉着斑。

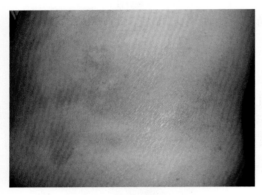

图 11-9 斑块状硬皮病

2. 斑块状硬皮病 又称硬斑病,较常见。躯干部多见,但亦可发生于身体各处。皮损特点初为一个或数个淡红或紫红色水肿性斑状损害,椭圆或不规则形,钱币大小或更大。数周或数个月后,皮损逐渐扩大并硬化,中央逐渐出现稍凹陷,且呈象牙或黄白色,皮损周围绕以淡红或淡紫色晕,触之似皮革样硬。数年后皮损停止扩展,硬度减轻,局部萎缩变薄,留有色素沉着或减退(图 11-9)。局部因汗腺或毛囊萎缩等可致无汗、干燥或无毛发等。因病变较表浅,不累及筋膜,故一般不影响肢体功能。

3. 线状硬皮病 好发于青少年,常于 10 岁以内发病。可见于躯干、四肢、头面等处。多为单侧发病,呈线状或带状。皮损变化同斑块状硬皮病,但常进展迅速,累及皮下组织、肌肉、筋膜,最终硬化并与下方组织粘连,可引起肢体挛缩及骨发育障碍,当皮损跨关节时可致运动受限。皮损发生在面额部中央时,可呈刀劈状、带状萎缩、凹陷、头发脱落,严重者同侧面部偏侧萎缩,甚至伴同侧舌萎缩等(图 11-10)。下肢病变可伴有隐性脊柱裂。

4. 泛发性硬斑病 多见于 30~50 岁的女性,皮损如斑块状硬皮病,但皮疹分布广泛,初发于躯干,以后逐渐扩大增多至上肢、乳房、腹

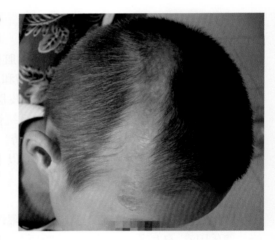

图 11-10 线状硬皮病

部、股部等处,偶见泛发全身者。本病病程慢性,5% 局限性硬皮病可发展为系统性硬皮病。此型罕见。

二、系统性硬皮病

系统性硬皮病,又称为进行性系统性硬化病,根据临床表现可分为肢端型和弥漫型;多数患者有雷诺现象、关节痛、神经痛、不规则发热、食欲减退、体重下降等前驱症状。其皮肤病变过程可分为水肿期、硬化期和萎缩期。

1. 肢端硬皮病 又名肢端硬化病。本型较多见,约占系统性硬皮病的 95%。多见于成年妇女,尤其是青年期。初期可有轻度发热、雷诺现象,表现为阵发性肢端皮肤发白、发绀及发红,情绪激动或寒冷刺激可诱发。皮损开始时为手指非凹陷性肿胀发亮,渐发展

至皮纹消失及皮肤硬化绷紧,手指变细,病变逐渐向上臂、面部、躯干发展(图11-11)。晚期皮肤萎缩变薄,受损皮肤无汗或出汗减少,毛发脱落及皮脂缺乏。典型面部损害表现为"假面具脸",即面部弥漫性色素沉着,缺乏表情,皱纹减少,鼻头变尖,鼻孔变小,口唇变薄,唇周有放射状沟纹及张口伸舌受限(图11-12)。久病者可出现皮肤钙化、坏死及溃疡。

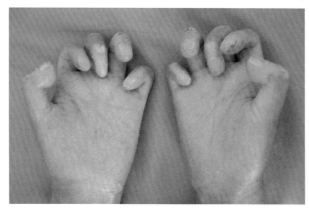
图 11-11　系统性硬皮病(手部)

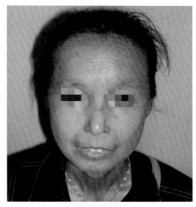
图 11-12　系统性硬皮病(面部)

2. 弥漫性硬皮病　本型较少见,男女皆可发病。进展较快,常在短期内累及多个系统,出现相应症状。皮肤硬化常自躯干开始,后逐渐向四肢、面部发展。皮肤发红、紧实光亮,与皮下组织粘连,不易捏起。胸部皮肤受累时似着铠甲,可影响呼吸运动。四肢皮肤硬化时关节活动受限。面部无表情、张口困难。内脏各器官均受累:①食管:可有吞咽困难、呕吐及胸骨后灼痛(反流性食管炎所致);②呼吸道:主要为弥漫性间质纤维化,肺活量减少,呼吸短促,尸检发现约70%患者有肺部病变;③心脏:主要为心肌受累,亦可见心内膜、心包损害;④肾脏:肾脏病变常于尸检时发现,临床检查的阳性率低,常见于疾病晚期,为疾病严重的标志,表现为蛋白尿、血尿、肾功能不全等。

3. CREST 综合征　是肢端硬皮病的亚型。包括皮肤钙质沉着(calcinosis cutis)、雷诺现象(Raynaud phenomenon)、食管功能障碍(esophageal dysmotility)、肢端硬化(sclerodactyly)和毛细血管扩张(telangiectasia),因系统受累有限,病程缓慢,预后较好。

【实验室检查】

1. 局限性硬皮病　实验室检查一般无明显异常。

2. 系统性硬皮病　有多种实验室检查异常,可有贫血、血沉加快、类风湿因子和冷凝集素或冷球蛋白阳性等。90% 患者 ANA 阳性,核仁型多见,也可见斑点型。抗 Scl-70 抗体阳性是系统性硬皮病的标志抗体,伴发雷诺现象者多可检测到抗 U_1RNP 抗体;抗着丝点抗体为 CREST 综合征的标志性抗体。

【组织病理】

主要病理改变发生在小动脉和真皮胶原纤维(图11-13、图11-14)。病变初期表现为真皮内间质水肿,真皮血管周围及胶原间以淋巴细胞为主的轻度浸润;逐渐血管周围的淋巴细胞浸润消退,真皮中下层胶原纤维肿胀;进而发展至血管内膜增生、管壁增厚、管腔变窄闭塞,胶原纤维均质化,胶原纤维增生肥厚、弹力纤维减少,增生的胶原纤维可直达汗腺。毛囊、皮脂腺、汗腺明显减少甚至消失。真皮深层和皮下组织钙盐沉着。内脏损害主要表现为间质纤维化和血管壁增厚,管腔狭窄甚至闭塞。

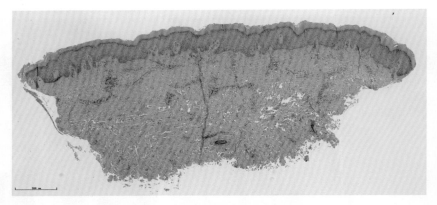

图 11-13　硬皮病组织病理 1(HE 染色,×40)

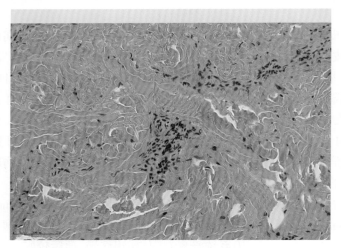

图 11-14　硬皮病组织病理 2(HE 染色,×200)
表皮轻度角化过度,棘层肥厚,基底层色素增加,真皮全层胶原增生,粗大,排列紧密,附属器减少,可见挤压现象,真皮内及胶原间可见灶状密集的淋巴细胞为主的炎症细胞浸润

【诊断要点】

1. 局限性硬皮病　发病部位限于皮肤,皮肤硬化,必要时可结合组织病理检查。

2. 系统性硬皮病　可以参照美国风湿病学会(ACR)与欧洲硬皮病临床试验和研究协作组(EULAR)联合发布的"2013ACR/EULAR 系统性硬皮病分类标准"(表 11-1)。

表 11-1　2013ACR/EULAR 系统性硬皮病分类标准

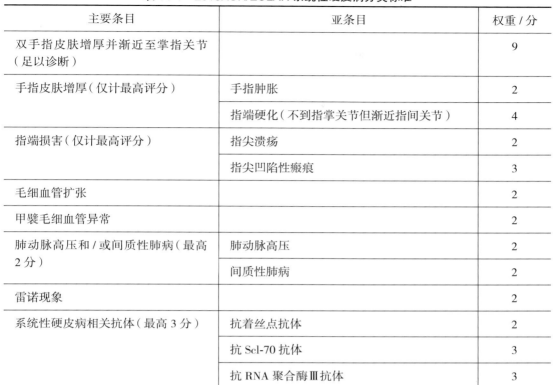

主要条目	亚条目	权重 / 分
双手指皮肤增厚并渐近至掌指关节（足以诊断）		9
手指皮肤增厚（仅计最高评分）	手指肿胀	2
	指端硬化（不到指掌关节但渐近指间关节）	4
指端损害（仅计最高评分）	指尖溃疡	2
	指尖凹陷性瘢痕	3
毛细血管扩张		2
甲襞毛细血管异常		2
肺动脉高压和 / 或间质性肺病（最高 2 分）	肺动脉高压	2
	间质性肺病	2
雷诺现象		2
系统性硬皮病相关抗体（最高 3 分）	抗着丝点抗体	2
	抗 Scl-70 抗体	3
	抗 RNA 聚合酶Ⅲ抗体	3

注：总得分为各项最高评分的总和。总得分≥9 分即可归类为系统性硬皮病患者。

【鉴别诊断】

1. 成人硬肿病　常见于感染、发热性疾病后，表现为颈部皮肤深层呈实质性木质样硬肿，渐延及面、躯干及臀部，手足常不受累，无皮肤萎缩、色素变化、毛发脱落及雷诺现象等。有自限性，常在 1~2 年内消退。**鉴别要点：**皮肤木质样硬肿，无皮肤萎缩、手足常不受累、无雷诺现象。

2. 皮肌炎　皮损为眼眶周围有水肿性淡紫红色斑片，无皮肤硬化，并伴有明显肌肉无力、疼痛和压痛，血清肌酶升高。**鉴别要点：**眼眶周围特征性紫红斑，肌无力、肌痛，无皮肤硬化，血清肌酶升高。

【辨证思路】

硬皮病属于中医学"皮痹"范畴。其发病机制，内因为气血两虚，肾阳不足，卫外失固；外因为风寒湿邪乘虚而入，阻于经络肌表血脉之间。痹者，闭也，阻塞不通，气血痹着，运行不利，营卫失和，而致皮肤顽硬，形如制革，关节屈伸不利，手僵足挺。阳气不能达于肢末则发绀，筋失所养则口不能开阖。在临床中需结合患者年龄、疾病分型、病期、病程及伴随症状等进行辨证治疗。

【治疗】

一、中医治疗

（一）内治法

1. 局限性硬皮病

（1）寒湿阻滞证

主症：皮肤摸之坚硬，蜡样光泽，手捏不起，渐有萎缩。伴口淡不渴，舌质淡或暗，苔薄白，脉紧或迟。

治法：温经散寒，通络化瘀。

方药：当归四逆汤合独活寄生汤加减。炮姜10g，桂枝10g，独活10g，秦艽10g，丹参10g，当归10g，川芎10g，桃仁10g，鸡血藤10g，鬼箭羽10g，红花10g，青皮10g，陈皮10g，丝瓜络10g，细辛3g，炙甘草6g。

加减：形寒肢冷、腰膝酸软加制附片、肉桂、鹿角胶；乏力、头晕加黄芪、党参、茯苓。

（2）血瘀经脉证

主症：皮肤板硬，肤色暗褐，或萎缩凹陷，伴面色晦暗，唇紫，舌质紫暗或见瘀斑，苔白，脉细涩。

治法：活血化瘀，通经活络。

方药：桃红四物汤加减。桃仁10g，红花10g，当归10g，熟地黄10g，赤芍10g，川芎10g，鸡血藤10g，秦艽10g，威灵仙10g，落得打15g。

加减：皮肤硬化萎缩者加鸡血藤、鬼箭羽、刘寄奴。

2. 系统性硬皮病

（1）缓慢进展期

1）寒凝腠理、脾肾阳虚证

主症：初起皮损处肿胀，逐渐变硬萎缩。伴自觉乏力，畏寒肢冷，腰腿酸软，遗精阳痿，关节痛甚至活动受限，口不渴，纳呆便稀。舌淡胖嫩或边有齿痕，苔灰滞无泽，脉沉细或沉迟。

治法：温肾散寒，活血化瘀。

方药：阳和汤合金匮肾气丸加减。熟地黄30g，鹿角霜15g，炒白芥子12g，肉桂10g，炮姜炭10g，炙麻黄10g，生薏苡仁30g，鹿衔草30g，红花15g，制附子（先煎）15g，茯苓10g，炒白术10g，炙甘草10g。

加减：大便溏泄者，合附子理中汤；伴胸闷气短、咳喘者，加瓜蒌、薤白、葶苈子、苏子、白芥子；骨节僵硬疼痛者，加威灵仙、秦艽、乌梢蛇。

2）寒侵脉络、肺卫不宣证

主症：皮肤局限性或弥漫性发硬，具蜡样光泽，甚至萎缩紧贴于深层组织之上，张口困难，关节活动障碍，皮色暗褐，毛发脱落，无汗或多汗。伴低热恶寒、身疼肌痛，或有咳嗽、稀痰、口不渴、大便软。舌淡红、苔薄白、脉紧。

治法：解肌散寒，宣肺利湿，通络散瘀。

方药：荆防败毒散加味。荆芥10g，防风10g，前胡10g，柴胡10g，羌活10g，独活10g，茯苓10g，枳壳10g，桔梗10g，甘草10g，生姜10g，薄荷6g，黄芪15g，当归10g，乌梢蛇10g，地龙 15g,土鳖虫 15g,全蝎 3g,蝉蜕 10g。

加减:若虚甚者,加党参、熟地、白芍;有热象者,加金银花、连翘、蒲公英、紫花地丁;伴瘙痒者,加白鲜皮、白蒺藜。

3)寒热错杂、肝郁血瘀证

主症:皮肤局限性或弥漫性发硬,指趾青紫,雷诺现象频发,肤色暗褐。伴情绪易于激动或闷闷不乐,胸闷胁胀,女性患者多伴有月经不调,或消化不良、恶心呕吐、腹胀便溏,或大便时稀时干。舌暗红、苔薄白、脉弦。

治法:疏肝解郁,健脾和胃,通络化瘀。

方药:丹栀逍遥散加味。丹皮 10g,栀子 10g,柴胡 10g,当归 10g,白芍 10g,茯苓 10g,白术 10g,甘草 6g,生姜 10g,薄荷 6g,木香 6g,荆芥 10g,地骨皮 10g,桃仁 10g,红花 10g,土鳖虫 10g,薏苡仁 10g。

加减:气郁明显者,加郁金、香附;月经紊乱者,加益母草;伴失眠多梦,加珍珠母、合欢皮、酸枣仁。

4)气血两虚、脉络痹阻证

主症:皮损发硬萎缩,体瘦形槁,颜色瘀暗,四末发凉。伴神疲乏力、食纳减退、体重减轻、肌肉疼痛、心悸气短、头昏、肢体发麻发凉。舌淡暗、苔薄、脉沉细弱或沉涩。

治法:气血两补,通络化瘀。

方药:当归补血汤合身痛逐瘀汤加味。黄芪 30g,当归 15g,天花粉 15g,肉桂 6g,延胡索 15g,桃仁 10g,红花 10g,牛膝 15g,秦艽 30g,积雪草 30g。

加减:皮肤晦暗者,加丹参、赤芍;肌肤麻木者,加丝瓜络、乌梢蛇。

(2)急性发作期

主症:上述四型中均有可能急性发作,常因累及内脏出现咳嗽,气短心慌,关节肿痛等症;也可因寒郁化热或经络痹阻、气血俱闭而发生指(趾)端湿性或干性坏死,低热、齿龈出血,舌红,脉数。

治法:滋阴降火,清热解毒,凉血化瘀。

方药:四妙勇安汤加减。当归 30g,玄参 30g,忍冬藤 15g,生甘草 15g,郁金 30g,泽兰 30g,紫草 30g,夏枯草 15g,赤芍 15g,肿节风 15g。

加减:发热者,加柴胡、黄芩、石膏;口渴者,加麦冬、石斛。

(二)外治法

1. 中药外治

(1)桂枝、艾叶、川芎、细辛、苏木、红花、肉桂各 30~45g,水煎浸泡或熏洗患肢手足,每次 20~40 分钟,保持药温,每日 1~2 次,1 个月为 1 疗程。

(2)红花 60g,白酒 250ml,浸泡 7 天后,取药酒按摩患处数分钟,每日 1 次或隔日 1 次。

(3)积雪苷霜软膏,外用,涂患处,每日 3~4 次。

2. 体针疗法　取穴:①曲池、足三里、三阴交、血海、阳池、中脘、关元;②大椎、肾俞、命门、脾俞、膏肓、中脘;③神阙、气海、关元、肺俞、阳池。三组穴轮流交替针刺。每日或隔日 1 次,15 次为 1 疗程。

3. 耳针疗法　取耳、肺、枕、内分泌、肾上腺、肝、脾、脑点。针后留针 30 分钟,2 日 1 次,15 次为 1 疗程。

4. 灸法　取病损区,用艾条悬灸或隔姜片灸。

二、西医治疗

1. 局限性硬皮病　早期患者可外用或皮损内注射糖皮质激素。线状硬皮病特别是跨关节者应注意关节活动,配合各种理疗以预防关节挛缩、活动受限。

2. 系统性硬皮病

（1）一般治疗:应避免过度紧张和精神刺激,注意保暖、戒烟、避免外伤,休息与关节功能锻炼并重。

（2）血管痉挛的治疗:可用钙通道阻滞剂（如硝苯地平）、α 受体阻断剂（如妥拉唑林）、血管扩张剂（如前列腺素 E_1）等治疗。

（3）抗硬化治疗:D- 青霉胺、秋水仙碱、积雪苷等。

（4）糖皮质激素:仅用于疾病进展较快,炎性损害明显如炎症性肌病、关节炎、心包炎时,病情控制后递减停用,无需长期维持。

（5）免疫抑制剂:甲氨蝶呤对早期弥漫性皮肤病变可能有效;环磷酰胺除可治疗皮肤病变外,对间质性肺病亦有较好疗效。

（6）其他:抗凝或降低血黏度,如氯吡格雷、低分子右旋糖酐、阿司匹林、双嘧达莫等。

【案例分析】

王某,女,54 岁,1991 年 7 月 26 日入院。

主诉:全身皮肤紧绷发硬,肢端怕冷 2 年。

现病史:自述 2 年来经常低热,关节疼痛,手足皮肤发紧、变硬,并向四肢近端及躯干蔓延。经西安某医院病理检查诊断为"系统性硬皮病",采用多种中、西药（不详）治疗,效果不显,故来我院住院治疗。入院时查:手足呈实质性肿胀,皮色暗褐,颜面、颈部、四肢及腹部皮肤发硬,不能捏起,张口困难,伸舌受限,雷诺征（＋）,伴神疲乏力、纳呆便稀。舌淡胖,边有齿痕,苔灰滞无泽,脉沉细。

中医诊断:皮痹。

西医诊断:系统性硬皮病。

辨证:脾肾阳虚,寒凝腠理。

治法:温脾暖肾,温经散寒,活血化瘀,软坚通络。

处方:制附子（先煎 30 分钟）、丹参、牡蛎、醋鳖甲、黄芪各 30g,党参、白术、干姜、仙茅、仙灵脾、桂枝、鸡血藤、莪术、土贝母、威灵仙、旱莲草、玄参各 15g,麻黄 9g,皂角刺 12g。水煎服,日 1 剂,并以药渣复煎外洗。

用上方 14 剂后,食纳增加,便溏好转,皮肤硬化好转。再用上方加减 63 剂后,硬化皮肤可以捏起,张口恢复正常,舌能伸出口外。改丸药调整以巩固疗效。

按:患者诸症为一派脾肾阳虚、寒凝腠理之象。故治以温脾暖肾,温经散寒,活血化瘀,软坚通络。方中附子、干姜、仙茅、仙灵脾、桂枝温脾暖肾、温经散寒;黄芪、党参、白术健脾益气;丹参、鸡血藤、莪术化瘀通经;牡蛎、鳖甲、土贝母、皂角刺软坚、散结、通络;威灵仙祛风湿、消痹阻;麻黄、桂枝既可发散风寒,又能引药走表;大量温补药中加入玄参、旱莲草滋阴补肾之品,可防止温之太过、阳气独盛之弊。全方配伍,使阳气得复,气血畅通,邪去正安,皮肤硬化得除。

【临证撷要】

本病的病机重点在于阳气亏虚,寒凝皮肤腠理,经络痹阻和脏腑失调,治疗着眼于寒凝。寒凝既成,解其病损绝非一日之功。用药得当,虽可短期见效,但需长期服药。

阳气虚是硬皮病致病之根本,寒为致病关键之邪,瘀血是疾病发展过程中的病理产物,本虚标实是硬皮病的病机特点。"虚寒"和"血瘀"是硬皮病发病过程中不可分割的两大因素。硬皮病,尤其是系统性硬皮病,需要较长时间服药治疗,扶正固本为治病之根本,不可过用活血化瘀之品,以防耗伤气血,反不利于疾病康复。

本病临床上往往以寒证多见,但气血痹阻日久亦可郁而化热。既有皮肤硬化、肢冷、青紫等寒凝腠理的表现,又有咽干口燥、齿龈出血、潮热等化热的症状,故治疗时既需温散寒凝,又当兼顾清化郁热。

中医治疗本病以扶正祛邪、温经散寒、活血通络为原则。局限性硬皮病以活血化瘀、温经通络为主,系统性硬皮病以温肾补阳、健脾益气、活血通络为主。同时可配中药外治、针灸、理疗等。本病与红斑狼疮、皮肌炎等结缔组织病不同,大多数患者对糖皮质激素治疗不敏感。激素一般用于早期皮肤水肿期的患者,以消炎退肿。系统性硬皮病宜中西医结合治疗,进展期在中医辨证治疗的同时,可配合糖皮质激素、免疫抑制剂等西药以提高疗效,减轻西药的副作用。

(李广瑞 张文琪)

第四节 高嗜酸性粒细胞增多综合征

高嗜酸性粒细胞增多综合征(hypereosinophilic syndrome,HES)是一组主要以骨髓、外周血及组织中嗜酸性粒细胞增多为特点,可同时累及多组织、器官,包括皮肤、心血管、呼吸、消化及血液系统等,并出现相关症状及体征的疾病。嗜酸性粒细胞增多性皮炎(hypereosinophilic dermatitis,HED),是一种仅侵犯皮肤而无系统性损害的亚型,皮疹多形、泛发伴剧烈瘙痒,预后尚可。而慢性嗜酸性粒细胞白血病可侵犯多个系统及器官,临床表现复杂多样,治疗效果欠佳,预后较差。

【病因病机】

病因不明,发病机制复杂。HES可以分为原发性和特发性,不同类型的HES发病机制也不相同。研究认为肥大细胞与嗜酸性粒细胞的相互作用和HES的发生有关,原发性HES中部分患者染色体发生突变,形成融合基因(即F/P基因),其形成的F/P蛋白具有酪氨酸激酶活性,可激活下游信号通路,与IL-5共同作用参与发病。同时,融合基因也在嗜酸性粒细胞和肥大细胞的增殖、存活、分化和组织浸润过程中发挥重要作用,还可与干细胞因子协同刺激白血病细胞的增殖。特发性HES最常被认可的发病机制是嗜酸性粒细胞的生长与分化的异常,以及与相关细胞因子的过度产生有关。

【临床表现】

HES以中年男性多见,临床表现复杂多样,一般累及多个系统及脏器,最常累及心脏及皮

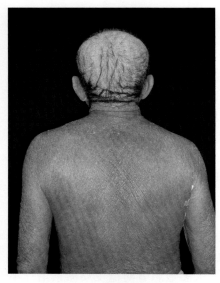

图 11-15　高嗜酸性粒细胞增多综合征

肤。可表现为发热、头晕、乏力、胸闷、呼吸困难、咳嗽、腹痛、多形态的皮疹及皮肤瘙痒等,且均无特异性。

有皮疹者占 27%~53%。皮疹一般分为两类:①风团样或血管性水肿;②红斑、丘疹和结节,包括水肿性红斑、弥漫性浸润性红斑、多形红斑、麻疹样红斑、红皮病等。此外,也可表现为水疱、溃疡、瘀点、色素沉着斑、角化过度等。可以仅有一种疹型,或两种、多种疹型并存。皮疹分布呈全身泛发性(图 11-15),或仅限于肢体一部分,自觉瘙痒或剧痒。皮疹持续或缓解后复发。

心血管系统可有心肌病变、充血性心力衰竭,或心脏扩大、心律失常、高血压等症;呼吸系统有咳嗽、胸痛、呼吸困难、哮喘等症;神经系统有昏迷、精神错乱,也有视力模糊、言语不清、运动失调和周围神经炎等症。此外,还可有腹痛、腹泻、肝脾大、全身浅表淋巴结肿大等症。

【实验室检查】

可有贫血,大多数患者末梢血白细胞增多,总数为(10~30)× 10^9/L,嗜酸性粒细胞增多,占比达 30%~70%,甚至 90%。骨髓象示颗粒细胞增生,主要为嗜酸性粒细胞。血清 IgE 增高,IgG、IgA、IgM、γ 球蛋白、CIC、补体亦可增高,类风湿因子和 C 反应蛋白可阳性。

【组织病理】

棘层肥厚,海绵水肿,可见灶状角化不全,皮损病理特征是真皮全层血管周围有显著的嗜酸性粒细胞和单核细胞浸润。真皮中上层小血管管壁增厚,内皮细胞肿胀。

【诊断要点】

1. 外周血嗜酸性粒细胞计数增多,连续 2 次(间隔至少 1 月)≥1.5× 10^9/L,和 / 或有组织中嗜酸性粒细胞增多的证据。

2. 排除继发性嗜酸性粒细胞增高的病因,如寄生虫和病毒感染、过敏性疾病、药物或化学分子引起的过敏性反应及非血液系统的恶性肿瘤。

3. 存在由于外周血和 / 或组织嗜酸性粒细胞增多引起的靶器官损伤和 / 或功能障碍。

4. 排除其他能够引起器官损伤的原因或疾病。

【鉴别诊断】

本病皮损缺乏特异性,临床上极易被误诊,故经常规治疗病情迁延不愈的泛发性痒疹、湿疹、扁平苔藓及荨麻疹等应考虑到 HED 的可能。

【治疗】

一、中医治疗

HES 或 HED 的中医药治疗临床报道较少,本病的中医辨证治疗核心有三点:热、湿、瘀。根据皮损辨证的思路,HED 的辨证分型大致可以分为两种类型:①血热夹湿证:皮损表现以水肿性或风团样红斑为主,瘙痒剧烈,伴有广泛的抓痕及色素沉着,治法宜清热凉血、利湿消肿,方用皮炎汤化裁;②血瘀风燥证:皮损表现以丘疹、结节或苔藓样变为主,可见皮肤角化增厚或干燥脱屑等,伴有明显的瘙痒及色素沉着,治法宜活血化瘀、潜阳息风,方用重镇活血汤化裁。临证时结合患者的全身情况进行调整,并针对患者嗜酸性粒细胞计数升高的程度合理使用糖皮质激素或其他药物,多能收到较满意的效果。

二、西医治疗

HES 治疗的原则包括降低外周血嗜酸性粒细胞数量,控制临床症状,减轻靶器官损害。目前糖皮质激素是治疗非骨髓增殖异常型 HES 的一线用药,治疗方案以口服小、中剂量糖皮质激素为主,抗组胺药及免疫抑制剂为辅。约(0.5~1)mg/(kg·d)是糖皮质激素的起始剂量,大多数患者可在数日内外周血嗜酸性粒细胞计数迅速下降,半月左右皮损显著消退,临床症状的减轻较皮损缓解得慢。但值得强调的是,激素应逐步缓慢减量并小剂量维持,否则病情易反复。若患者对糖皮质激素抵抗或维持计量 >10mg/d,可考虑联合或替代治疗,如羟基脲、α- 干扰素(IFN-α)、IL-5 单克隆抗体等。

骨髓增殖异常型 F/P 基因阳性 HES 的治疗首选甲磺酸伊马替尼,这是一种酪氨酸激酶抑制剂,能够抑制患者体内嗜酸性粒细胞的异常增殖。起始剂量为口服 100mg/d,逐渐减量至维持剂量。当伴有心脏等终末脏器受累时,应早期联合糖皮质激素(泼尼松≥60mg/d),每周监测外周血嗜酸性粒细胞和脏器功能。如嗜酸性粒细胞降低不明显,应加量;如迅速降低,应缓慢减量,直至维持剂量 10mg/d。HES 累及脏器的表现多样,病情复杂,致死致残率高。应早期治疗降低嗜酸性粒细胞水平,避免终末器官受累。当出现并发症时,应积极治疗HES,并同时对受累器官进行治疗。

【临证撷要】

皮肤科医生诊断的 HES 多是以皮肤损害为主要表现或首发症状,但是在患者发病初期往往经过较长时间才能被确诊并得到系统治疗,而本病皮损表现多样、缺乏特异性是一个重要原因。临床医生要想减少 HES 的漏诊和误诊,应抓住两条重要的线索:①色素沉着:患者皮损表现虽然多变,但是 HES 患者多见明显的较广泛的色素沉着;②剧烈瘙痒:HES 患者的瘙痒多较严重,超过普通皮炎的瘙痒程度,影响睡眠就是一个重要的标志。

虽然糖皮质激素是治疗除 F/P 融合基因阳性的 HES 外各型 HES 的首选用药,但是对很多轻症或者治疗初期的患者来说,抗组胺药、免疫抑制剂以及中药治疗都有明确疗效。按照阶梯治疗的理念,有些轻症患者可先采用相对保守和安全的治疗方案,不一定直接口服糖皮质激素。口服中药汤剂联合咪唑斯汀或雷公藤多苷治疗 HED 或 HES 可取得较好疗效。

(丁　旭　郭　润)

第五节　天疱疮和大疱性类天疱疮

天疱疮（pemphigus）和大疱性类天疱疮（bullous pemphigoid）均属于慢性、复发性自身免疫性大疱性皮肤病。天疱疮以外观正常的皮肤黏膜部位或红斑基础上形成薄壁、松弛、易破的大疱为临床特征，好发于中年人，男性多于女性。大疱性类天疱疮以皮肤上出现紧张性大疱，黏膜损害少为特征，多见于老年人，女性多于男性。根据临床证候特点，这两种疾病属于中医古籍记载的"天疱疮""火赤疮""蜘蛛疮"等范畴。两病病程均较长，类天疱疮预后好于天疱疮。

【病因病机】

病因未明。天疱疮是由器官特异性自身抗体——抗桥粒芯蛋白（Dsg）抗体介导的器官特异性自身免疫病。天疱疮的靶抗原是表皮棘细胞间桥粒的结构蛋白即Dsg，分为寻常型天疱疮的靶抗原（Dsg3）和落叶型天疱疮的靶抗原（Dsg1）。抗Dsg抗体与Dsg结合后引起细胞间黏附功能丧失、棘层松解和水疱形成。

大疱性类天疱疮多数患者血清中存在抗基底膜带成分的自身抗体，本病属于器官特异性自身免疫病。目前循环抗体的靶抗原定位于半桥粒上的大疱性类天疱疮抗原1（BP230）和大疱性类天疱疮抗原2（BP180）。基底膜带透明层部位的类天疱疮抗原-抗体反应，在补体的参与下趋化白细胞，并释放溶酶体酶，导致基底细胞膜半桥粒和锚丝等断裂及消失，形成水疱。

中医学认为两病总因脾虚失运，湿热内生，蕴积肌肤所致。

1. 外感火毒　温毒之邪，热毒熏蒸，气营两燔，疱自内生，发于肌肤。

2. 老年体弱，脾胃虚弱　脾失健运，水湿内停，停久化热，湿热内蕴，外犯肌肤，复感邪毒而发。

3. 脾虚生湿，血热内生　素体脾胃虚弱，湿邪内生，复感外邪，热入营血，血热燔灼肌肤出现红斑，夹湿而致水疱发生。

【临床表现】

一、天疱疮

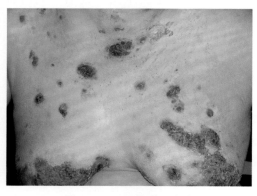

图 11-16　寻常型天疱疮

主要表现为外观正常的皮肤或红斑基础上出现水疱、大疱，疱壁薄，松弛易破，形成糜烂面、渗出，尼氏征阳性。皮损常累及黏膜。根据皮损临床特点主要分为四型。

1. 寻常型天疱疮　是最常见和严重的类型。分为黏膜主导型和黏膜皮肤型，后者表现为外观正常的皮肤或红斑基础上，突然发生大小不一的水疱，可聚集成不规则形状。疱壁多薄而松弛，易破裂形成糜烂、结痂（图 11-16）。皮损好发于口腔、头部、胸背，常泛发全身，几乎所有患者均有口腔黏膜受累，多为首发症状。

该型预后较差。

2. 增殖型天疱疮 寻常型天疱疮的良性型。好发于皮肤皱褶（腋下、腹股沟、会阴、乳房）和腔口部位，发生松弛性大疱，疱破裂后在糜烂面上形成乳头瘤样增殖，表面有脓性分泌物，有恶臭。该型较少见，病程较慢，预后良好。

3. 落叶型天疱疮 好发于头面及胸背，可波及全身，口腔黏膜受累少。红斑基础上发生松弛性大疱，疱壁更薄，更易破裂，糜烂不明显，可见叶状痂皮和鳞屑（图 11-17）。

4. 红斑型天疱疮 本型为落叶型天疱疮的良性型。好发于头面、躯干上部与上肢等暴露或皮脂腺丰富部位，一般不累及下肢与黏膜。皮损除有常见的糜烂、结痂与水疱外，更多见的是红斑鳞屑性损害（图 11-18）。个别会发展为落叶型天疱疮，预后良好。

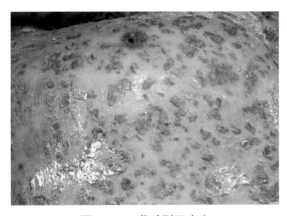

图 11-17 落叶型天疱疮

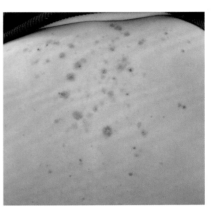

图 11-18 红斑型天疱疮

二、大疱性类天疱疮

在水疱出现前，常有红斑出现，也可为荨麻疹样或湿疹样，持续几周到几个月不等。之后在红斑或正常皮肤上出现紧张性大疱，好发于胸腹、腋下、腹股沟、四肢屈侧，一周内可泛发全身。水疱自樱桃大至核桃大，最大直径大于7cm，呈半球状，疱壁紧张，疱液澄清，有时也带血性。疱壁较厚，可数天不破溃，尼氏征阴性。水疱破裂后糜烂面不扩大，且愈合较快，痂脱落后留有色素沉着（图 11-19）。皮疹成批出现或此起彼伏。部分患者可有黏膜损害，多在皮损泛发期或疾病后期发生，主要侵犯舌、唇、腭、颊、咽、会厌、外阴、肛周、食管等处黏膜，黏膜上发生小水疱，糜烂较易愈合。本病初期通常有瘙痒感，病程平均 3~6 年，大多数患者治疗后完全缓解。

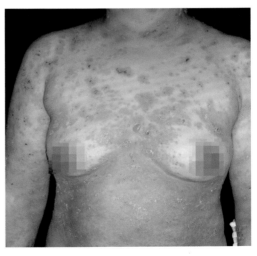

图 11-19 大疱性类天疱疮

【实验室检查】

通过 ELISA 方法,天疱疮患者血清中可检测到特异性抗 Dsg1、抗 Dsg3 抗体;类天疱疮患者血清中可检测到特异性抗 BP180 和抗 BP230 抗体。

【组织病理】

1. 天疱疮　表皮内出现裂隙和水疱,疱腔内有棘层松解细胞,真皮浅层血管周围淋巴细胞、组织细胞、嗜酸性粒细胞及少量中性粒细胞浸润(图 11-20~ 图 11-22)。不同类型天疱疮棘层松解发生的位置不同,寻常型和增殖型位于基底层上方,落叶型和红斑型位于棘层上部或颗粒层。直接及间接免疫荧光检查表皮细胞间有 IgG 和 C3 呈网状沉积。

2. 大疱性类天疱疮　表皮下水疱,疱顶表皮排列紧密,无棘层松解。陈旧的疱顶表皮可坏死、萎缩。水疱内为纤维蛋白构成的网架,内含嗜酸性粒细胞、中性粒细胞。晚期水疱因基底细胞再生可形成表皮内水疱。真皮浅层血管周围可见淋巴细胞及较多嗜酸性粒细胞浸润(图 11-23~ 图 11-25)。在表、真皮交界处的基底膜带,IgG 和 C3 或仅有 C3 呈线状沉积。

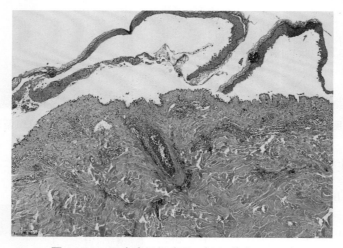

图 11-20　天疱疮组织病理 1(HE 染色,×40)

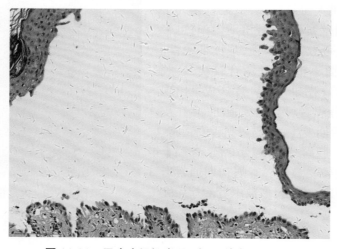

图 11-21　天疱疮组织病理 2(HE 染色,×400)

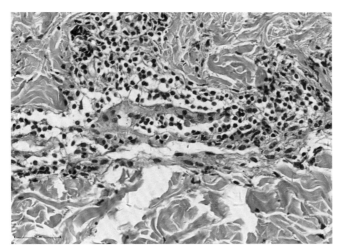

图 11-22　天疱疮组织病理 3（HE 染色，×400）

表皮角化过度，基底层上见大疱形成，可见棘层松解细胞，真皮浅层血管周围见淋巴细胞及嗜酸性粒细胞浸润

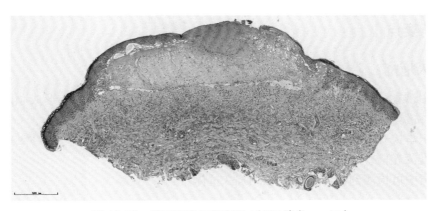

图 11-23　类天疱疮组织病理 1（HE 染色，×40）

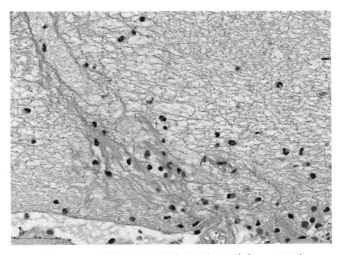

图 11-24　类天疱疮组织病理 2（HE 染色，×400）

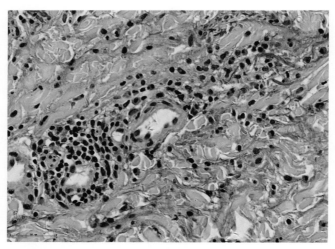

图 11-25 类天疱疮组织病理 3（HE 染色，×400）
表皮角化过度,表皮下水疱形成,疱内可见纤维蛋白样物质及
少许嗜酸性粒细胞浸润

【诊断要点】

一、天疱疮

1. 皮损多在外观正常的皮肤上出现水疱,疱壁薄而松弛,易于破裂,形成顽固性糜烂及结痂;可见黏膜区域出现非感染性水疱或糜烂;尼氏征阳性。
2. 组织学检查为表皮内水疱（棘层松解）。
3. 免疫荧光检查表皮细胞间有 IgG 和 C3 沉积。
4. 血清中可检测到特异性抗 Dsg1、Dsg3 抗体。

二、大疱性类天疱疮

1. 在红斑或者正常皮肤上出现紧张性大疱,疱壁较厚,不易破裂,尼氏征阴性。
2. 组织学检查为表皮下水疱,嗜酸性粒细胞浸润为主。
3. 免疫荧光检查,在表、真皮交界处的基底膜带,IgG 和 C3 或仅有 C3 呈线状沉积。
4. 血清中的特异性抗 BP180 和抗 BP230 抗体阳性。

【鉴别诊断】

1. **线状 IgA 大疱性皮病** 全身皮肤的红斑、丘疹、丘疱疹,周边带水疱的环形皮损为临床特征。组织病理为表皮下水疱,直接免疫荧光检查可见沿基底膜带的线状 IgA 沉积。**鉴别要点**:直接免疫荧光检查可见沿基底膜带的线状 IgA 沉积。
2. **多形红斑** 发病急剧,伴有高热等全身症状,好发于足背、前臂与面部,口腔黏膜亦常受累。皮损有时可有虹膜样损害。**鉴别要点**:多形性皮疹,虹膜样损害,直接免疫荧光检查阴性。

【辨证思路】

中医所称"天疱疮"范围较广,凡见大疱性损害的均可称"天疱疮",包括西医学所称各型天疱疮、大疱性类天疱疮、家族性良性天疱疮以及疱疹样皮炎、新生儿脓疱疮等。本病的病因病机,是由于心火内炽,脾湿浸淫,血热内湿相感而成;或婴儿胎火,外受暑湿毒邪所致。临床上可分为下述几型:火毒炽盛型,多见于寻常型天疱疮及新生儿天疱疮;脾虚湿盛型,多见于寻常型天疱疮、疱疹样脓疱疮等;湿热型,多见于红斑型天疱疮、增殖型天疱疮、家族性良性天疱疮等;血热夹湿型,可见于疱疹样皮炎等。

【治疗】

一、中医治疗

1. 内治法

（1）火毒炽盛证

主症:发病急骤,水疱迅速扩展增多,可泛发,皮色赤如丹,面灼热,唇焦齿燥,烦躁不安,小便黄,大便干;舌质红绛,苔黄燥,脉数。

治法:泻火解毒。

方药:清瘟败毒饮加减。生石膏 30g,生地 30g,黄芩 10g,栀子 6g,知母 10g,赤芍 15g,玄参 10g,连翘 10g,丹皮 12g,黄连 3g,桔梗 10g,竹叶 10g,甘草 12g,金银花 10g,秦艽 10g,车前子 10g。

（2）脾虚湿盛证

主症:皮损颜色较淡,疱壁松弛,破后糜烂、渗出,口不渴,纳差或食后腹胀,小便少,大便溏;舌淡,苔白或白腻,脉沉、缓或滑。

治法:健脾除湿。

方药:除湿胃苓汤加减。苍术 10g,厚朴 10g,陈皮 12g,猪苓 10g,泽泻 10g,赤茯苓 10g,白术 10g,滑石 10g,防风 6g,栀子 6g,木通 3g,肉桂 3g,甘草 12g,灯心草 3g,薏苡仁 15g,冬瓜皮 10g。

（3）血热夹湿证

主症:水疱周围颜色发红,夹有血疱、血痂,小便短赤,大便干;舌质红,苔薄,脉弦数。

治法:凉血除湿。

方药:凉血地黄汤加减。生地 30g,当归 10g,赤芍 15g,黄连 3g,枳壳 10g,黄芩 10g,槐角 10g,地榆 10g,荆芥 10g,升麻 12g,花粉 10g,甘草 12g,地骨皮 10g,桑白皮 15g。

2. 外治法

（1）皮损水疱、渗出较多时,予祛湿收敛中药湿敷,如以黄柏、生地榆、明矾等中药煎水后湿敷患处。

（2）皮损红斑、水疱、糜烂较多时,予凉血解毒中药湿敷,如以生侧柏叶、大青叶、马齿苋等中药煎水后湿敷患处。

（3）干燥结痂时,则选用祛湿解毒而无刺激的中药油或软膏外敷。

二、西医治疗

治疗目的在于控制新皮损的发生和严重瘙痒等症状,防止过大的紧张性水疱和糜烂面造成的继发病变。

1. 糖皮质激素 是治疗本病的首选药物,分为系统和局部治疗。

（1）系统药物治疗:主要用于天疱疮和泛发性类天疱疮患者,剂量依据损害范围而定,病情控制稳定可逐渐缓慢减量。由于患者需长期用药,因此在治疗过程中必须注意观察和预防糖皮质激素的常见不良反应。

（2）外用药物治疗:局限型或轻度患者,可通过皮肤用药替代系统用药,选用强效糖皮质激素软膏如丙酸氯倍他索或卤米松,头面部除外。

2. 其他治疗 对轻症患者可予米诺环素与大剂量烟酰胺合用,也可与糖皮质激素合用。天疱疮如单用糖皮质激素不能控制病情,可联合使用硫唑嘌呤、吗替麦考酚酯、甲氨蝶呤、环磷酰胺、环孢素等免疫抑制剂。利妥昔单抗（RTX）是人鼠嵌合型 CD20 单克隆抗体,能选择性杀伤 B 淋巴细胞。2000 年开始陆续用于治疗各型天疱疮,因其良好的疗效和较少的副作用,美国和欧盟已相继批准其为成人中重度寻常型天疱疮的一线治疗药物,在激素及免疫抑制剂控制不佳时可考虑使用。静脉注射免疫球蛋白可用于常规治疗无效的顽固性疾病,或出现激素或免疫抑制剂禁忌证的患者。

【临证撷要】

这两种自身免疫性疱病属于较严重的皮肤病,顽固难治,应注意鉴别及亚型分类,有助于预后判断。如果经中药治疗病情未能得到控制,应中西医结合治疗。大疱性类天疱疮患者多年老体衰,伴有糖尿病、心脑血管等慢性疾病,长期应用糖皮质激素副反应较大,治疗上应先以中药治疗,如控制不佳,轻到中度病情可选用米诺环素和烟酰胺。如果使用糖皮质激素,用药应规律,控制症状后逐步减量,中药治疗可以帮助减少糖皮质激素用量,稳定病情。大疱性类天疱疮老年患者注意与肿瘤的相关性。

【最新进展】

北京大学第一医院皮肤科使用利妥昔单抗（每平方米体表面积 375mg,每周 1 次,连续使用 4 周）治疗 53 例汉族天疱疮患者（40 例寻常型天疱疮和 13 例落叶型天疱疮）,中位随访时间为 37.5 个月。研究结果显示,48 例（90.6%）达到疾病控制,疾病控制时间为 1.7 个月,38 例（71.7%）达到完全缓解（complete remission, CR）,CR 时间为 13.1 个月。最常见的重度不良反应为肺部感染（8 例）,2 例死亡。死亡病例均为中青年男性中重度寻常型天疱疮患者,基线病程长达 4~5 年,既往应用大剂量激素及免疫抑制剂,皮疹面积广泛,且合并多种疾病。在使用 RTX 治疗后联合使用激素,病情均控制,但在 3 个月内死于肺部感染（1 例为真菌感染,1 例不详）。随访期间内 38 例完全缓解患者,有 12 例（31.6%）复发,复发时间为 12.4 个月。用药后 1 周 B 细胞降至 0,6~9 个月时开始缓慢上升。皮疹缓解时抗 Dsg1 和 Dsg3 自身抗体水平下降;皮疹复发时,自身抗体水平上升。提示利妥昔单抗是一种有效且相对安全的天疱疮治疗药物,可以作为中重度以上天疱疮和难治性天疱疮的重要选择,如果能将其作为天疱疮的一线用药选择,很可能在疗效和安全性方面使患者更加受益。但在应用 RTX 治疗前必须严格评估患者的一般状态和感染风险,治疗后应通过皮疹及自身抗体水

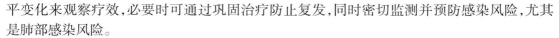

平变化来观察疗效,必要时可通过巩固治疗防止复发,同时密切监测并预防感染风险,尤其是肺部感染风险。

（崔炳南　徐晨琛　杨 佼）

参 考 文 献

1. 黄华,彭晨星,陈宇彬. 皮肌炎/多发性肌炎死亡危险因素分析[J].临床荟萃,2020,35(10):927-930.

2. 杨亮,李晓东,付俊,等. 皮肌炎相关的肌炎特异性自身抗体研究进展[J].中国实用神经疾病杂志,2019,22(13):1505-1508.

3. 常远,陈喜雪,王明悦,等. 利妥昔单抗治疗天疱疮的长期疗效及安全性分析[J].中华皮肤科杂志,2020,53(4):279-284.

第十二章　血管性疾病与脂膜炎

第一节　过敏性紫癜

过敏性紫癜（anaphylactoid purpura），是一种 IgA 型抗体介导的毛细血管和毛细血管后静脉变态反应性血管炎，其特征为非血小板减少的皮肤紫癜，可累及关节、消化道和肾脏。根据本病临床证候特点，属于中医文献中"紫癜""紫斑""肌衄""葡萄疫""斑毒"等范畴。好发于儿童和青少年，75% 为 10 岁以内，男性多于女性。

【病因病机】

西医学病因不明，发病多有上呼吸道感染等症状，与溶血性链球菌、病毒感染相关；食物、药物、理化因素等亦可导致发病，也可以继发于恶性肿瘤和自身免疫性疾病。发病机制为Ⅲ型变态反应，属于抗原抗体反应，形成的循环免疫复合物（主要为 IgA 型）在血管壁沉积，激活补体，导致毛细血管和小血管壁及周围产生炎症，使血管壁通透性增高，从而产生各种临床表现。

中医学认为紫癜病位在血分，为离经之血行于脉外所致，其致病原因有二。

1. 热迫血行　火热同源，火为热之甚，热为火之渐，可来源于外邪入侵，亦可因脏腑郁积而化，可以血热统而言之。火热生风动血，伤及血络，血溢脉外，离经之血聚于皮下，皮肤出现瘀点、瘀斑。

2. 气不摄血　脾主统血，脾失健运，运化不足，则气血虚亏，气虚则统血无权，血溢脉外而行，发为紫癜。又有神劳伤心，体劳伤脾，房劳伤肾，劳欲过度，或久病体虚，导致心、脾、肾的损伤。伤于气，则气虚不能摄血，以致血液外溢脉道而形成紫斑。若紫斑反复发作，血反复溢于脉外，日久血虚，而成气血两虚之证。

【临床表现】

发病前常有上呼吸道感染、低热、全身不适等前驱症状，好发于下肢，以小腿伸侧为主，对称分布，也可累及上肢、躯干。初期皮肤表现为针尖至黄豆大小的瘀点、瘀斑或红色斑丘疹，可融合成大片瘀斑，亦可发生血疱、大疱、坏死、溃疡（图 12-1）。一般无自觉症状。病程长短不一，可持续数个月或 1~2 年，单个损害常于 5~7 天，成批的损害可于数周或数月内反复发生。除伴有严重的胃肠或肾脏并发症，一般预后良好。

仅累及皮肤的称为"单纯型";"关节型"可见关节肿痛,多见于膝及踝关节,可在几周内不留变形而消退,成人患者关节受累较常见;"腹型"可见胃肠道症状,有腹部绞痛、呕吐、出血、肠麻痹或肠套叠,甚至肠穿孔,成人患者胃肠道受累较少见;"肾型"常有肾脏累及,大部分病变较轻,表现为轻度的蛋白尿和血尿,也可有肉眼血尿,仅 1% 的病例进展成终末期肾病。

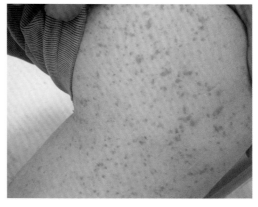

图 12-1　过敏性紫癜

【实验室检查】

毛细血管脆性试验阳性。全血细胞分析,初期白细胞数可升高,血小板计数正常。凝血功能正常。抗链球菌溶血素 O 试验可增高,红细胞沉降率增高。尿常规检查,"肾型"可发现有红细胞、蛋白及管型;肾功能不全时血肌酐、尿素氮异常。"腹型"粪隐血试验可阳性。

【组织病理】

紫癜性损害表现为真皮上部毛细血管和毛细血管后静脉的白细胞碎裂性血管炎。有小血管扩张,内皮细胞肿胀,管腔狭窄,血管壁水肿,有纤维蛋白渗出、变性及坏死。血管周围有中性粒细胞浸润,可见白细胞破碎及核尘和红细胞外溢。皮损及皮损旁的皮肤直接免疫荧光检查,真皮血管壁中有 IgA、C3 和纤维蛋白的沉积。

【诊断要点】

1. 下肢小腿为主的瘀点、瘀斑。
2. 血小板计数及凝血功能无异常。
3. 组织学检查为白细胞碎裂性血管炎。
4. 可伴有胃肠道或关节的症状,或肾脏累及的表现。

【鉴别诊断】

1. 特发性血小板减少性紫癜　皮肤、黏膜发生广泛严重的出血,可见瘀点、大片瘀斑,甚至血疱、血肿,口腔、鼻腔、胃肠道、泌尿生殖道有出血,严重者颅内出血。**鉴别要点**:血小板减少,出血范围广且症状重。

2. 进行性色素性紫癜性皮病　青壮年男性多见,初起为群集的针尖大小红色瘀点,后密集成形态不规则的斑片,并逐渐向外扩展,中心部由于含铁血黄素的沉积逐渐转变为棕褐色,但新的瘀点不断发生,呈辣椒粉样小点。**鉴别要点**:原发皮损针尖大小为点状出血、瘀点,成片分布,消退遗留棕褐色含铁血黄素沉积。

【辨证思路】

过敏性紫癜属于中医紫斑范畴,临证时应结合患者病史、发病诱因、加重因素、皮疹特点及伴随症状进行辨证论治。临床以发为下肢的红色、暗红色、紫红色斑疹,压之不褪色为主要表现,系由不同原因导致血不循经,溢出脉外,凝滞肌肤,发为紫斑。离经瘀血阻滞脉络,又使新血不能循常道,而继续外溢。紫癜的核心病机为热毒邪气留于血分,伤及血络,而致血溢脉外;或为脾肾亏虚,火不生土,气血生化之源无力,运化无能,气不摄血而致统摄无权,血溢脉外发为紫癜。若紫癜发病日久,血燥伤阴,瘀血凝滞,阻碍新血之化生,络道受阻,营血不得宣通,日久血燥伤阴,肌肤失养,皮疹多表现为暗红或暗紫色。

【治疗】

一、中医治疗

1. 内治法

（1）风热伤营证

主症:斑色初起鲜明,后渐变紫,分布较密,发出与消退均较快,部位游走无定,伴有瘙痒,或有关节肿痛,苔薄黄,脉浮数。

治法:凉血活血祛风,兼以化斑解毒。

方药:消斑青黛饮加味。青黛6g,黄连9g,水牛角15g,石膏20g,知母9g,玄参9g,栀子9g,生地30g,柴胡9g,人参12g,荆芥9g,蝉蜕6g,甘草6g。

加减:便血加地榆、槐花、三七;尿血加小蓟、白茅根、旱莲草;腹痛加炒延胡索、川楝子、木香、乳香、没药;关节肿痛加海风藤、桑枝、秦艽、络石藤或疏风活血汤。

（2）湿热蕴阻证

主症:紫癜多见于下肢,常伴腿踝肿胀,间见黑紫血疱,有时糜烂,轻者腹胀微痛,纳呆,恶心呕吐,重者腹痛较剧,甚则便血或黑便。舌红或带紫、苔黄腻,脉濡数。

治法:运脾缓急,清热化湿,祛瘀止痛。

方药:三仁汤、芍药甘草汤、失笑散合方化裁。杏仁15g,滑石20g,通草6g,蔻仁6g,竹叶6g,厚朴6g,生薏苡仁20g,半夏9g,炒蒲黄6g,五灵脂6g,白芍9g,甘草6g。

加减:便血者方合槐花散加减;有黑便者宜泻瘀热、下蓄血,方合桃核承气汤加减;若下肢肿胀,可方合四妙丸加减。

（3）阴虚火旺证

主症:紫红瘀斑,色不鲜明,分布不密,反复发作。并见低热,颧红,盗汗诸症。舌红无苔或光剥,脉细数。

治法:滋阴降火,清热凉血。

方药:犀角地黄汤合黄连阿胶汤加减。水牛角15g,丹皮10g,生地30g,白茅根15g,芦根15g,玄参15g,知母10g,丹参10g,黄连12g,黄芩6g,赤芍9g,阿胶9g。

加减:夜间燥热加银柴胡、地骨皮;心烦失眠加酸枣仁、柏子仁、磁石、龙骨、牡蛎;口渴咽干加天花粉、麦冬;心烦加栀子、豆豉、竹叶。

（4）统摄无权证

主症:起病较缓,瘀斑色淡暗,分布较稀,时愈时发,迁延日久。脾不统血者见腹胀,便溏,恶心,纳呆,面色萎黄或虚浮,舌淡,或有腻苔,脉濡细。气不摄血者见自汗,气短,精神萎靡,肢倦无力;部分病例兼见心悸,头晕,目眩,唇淡,面白无华,舌淡少苔,脉沉细或弱。

治法:健脾益气。

方药:归脾汤加减。炒白术15g,茯苓15g,黄芪15g,龙眼肉15g,酸枣仁15g,党参15g,

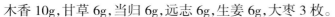

木香 10g,甘草 6g,当归 6g,远志 6g,生姜 6g,大枣 3 枚。

加减:若气不摄血,可合补中益气汤健脾补气;气血两虚者可合芎归胶艾汤化裁;恶心呕吐加黄连、姜半夏、竹茹、伏龙肝;纳呆加砂仁、焦三仙、鸡内金。

(5)脾肾阳虚证

主症:慢性反复,病程日久,斑色淡紫,触之欠温,遇寒加重。并见面色苍白或紫暗,头晕,耳鸣,身寒肢冷,腰膝酸软,纳少便溏,腹痛喜按。舌淡或偏紫,脉细弱或沉迟。

治法:补肾健脾,温阳摄血。

方药:黄土汤加减。甘草 9g,生地黄 9g,炒白术 9g,附子 6g,阿胶 6g,黄芩 9g,菟丝子 9g,仙鹤草 9g。

加减:气虚甚加党参、黄芪、升麻以益气升提;怕冷、腰膝酸软可加仙茅、仙灵脾、杜仲、山萸肉;斑色瘀紫、舌暗紫加三七粉。

2. 外治法

(1)针刺疗法:本病合并关节痛者,以犊鼻、足三里、膝关为主穴,针后灸 15 分钟;或斜刺秩边、丰隆、合谷、膝眼、鹤顶、三阴交、照海、昆仑。手法:捻转捣针,刺激 15 分钟,留针 30 分钟,每日或隔日 1 次,7~10 次为 1 疗程。

(2)耳针疗法:选取肾上腺、脾、内分泌、肺等穴,两耳交替,每日或隔日 1 次,10 次为 1 疗程。

二、西医治疗

单纯皮肤型可用芦丁、维生素 C;关节痛明显时可给予非甾体抗炎药;腹型紫癜需积极治疗,系统给予糖皮质激素,甚至联合细胞毒性药物(环磷酰胺);严重的肾型紫癜如肾功能受损、大量蛋白尿也需系统糖皮质激素治疗。

【案例分析】

刘某,女,12 岁,1957 年 9 月 11 日初诊。

患者主因"两下肢出现紫红色瘀点 2 月余"就诊。2 个月来,患者先于两小腿下三分之一处出现红色瘀点,不久即变成紫红色斑,数日后渐消退,但皮疹反复发生,逐渐增多,大腿部亦出现类似皮疹,自觉关节痛,两下肢无力,容易疲倦。大便间日一行。诊查:两小腿部可见密集蚕豆大小紫红色瘀点,压之不退,双大腿及上肢亦见散在少许瘀点。舌质红,苔薄黄,脉细滑。

中医诊断:紫斑。

西医诊断:过敏性紫癜。

辨证:湿热内蕴,热伤营血,血溢成斑。

治法:利湿清热,凉血止血。

处方:赤芍 9g,生薏苡仁 9g,黄柏 4.5g,牡丹皮 9g,栀子 4.5g,黄芩 4.5g,知母 4.5g,生石膏 15g,青黛(同打)1.5g,忍冬藤 9g,六一散(包煎)9g。

2 剂,水煎服,日 1 剂,分早晚两次服。

同时予忍冬藤 30g、豨莶草 30g、地肤子 9g、桑枝 15g,水煎温洗小腿部。

二诊(9 月 13 日):皮损明显好转,留有黄褐色色素沉着。脉细滑带数,舌质红,苔薄白。患者湿渐化而热未清,治以凉营清热,处方如下:生地 30g,丹皮 9g,赤芍 9g,知母 4.5g,生石膏 15g,青黛 1.5g,大青叶 9g,黄芩 9g,栀子 4.5g,二妙丸(包煎)9g,生甘草 3g。5 剂,水煎服,日 1 剂,分早晚两次服。

三诊(9 月 18 日):紫斑消退后偶有新起不多,大便仍间日一行。前方去赤芍、黄芩、栀子,加瓜蒌 9g、侧柏叶 9g、板蓝根 15g,服 3 剂。

四诊(9 月 21 日):药后未再新起。

按:患者出现皮疹反复,双下肢无力,容易疲倦,舌质红,苔薄黄,脉细滑,为一派湿热之象,考虑因湿性重浊,湿邪趋下,湿性黏滞,故反复出现下肢皮疹,治以利湿清热,凉血止血。方用二妙散加黄连解毒汤化裁,二妙散配合薏苡仁以利湿,不用牛膝避免引火下行,黄连解毒汤清解上、中、下三焦热毒,湿热并除。二诊湿渐化而热未清,治以凉营清热,方以犀角地黄汤化裁,待湿热皆去,三诊以消斑青黛饮加减收功。

【临证撷要】

过敏性紫癜发生的原因很多,首先要重视西医诊断的准确性,明确有无系统损害,有助于判断预后。还需关注本病的诱发因素,如咽部不适症状、脾胃功能等。

中医诊治首先应辨明寒热,热迫则血行,治疗上不能忽视清热凉血的作用。本病多属血热伤络,治疗应以清热凉血为主。偏于寒证者,亦不能一味温阳补益,应兼顾清热凉血药的应用,避免阳热太过,血热妄行。另外,紫癜为离经之血,瘀血内生,易于瘀阻血脉,应注意适时使用活血化瘀药物,尤其要重视炭类药物,如元代《十药神书》所言"大抵血热则行,血冷则凝,见黑则止"。

(崔炳南　杨　佼　徐晨琛)

第二节　色素性紫癜性皮病

色素性紫癜性皮病(pigmentary purpuric dermatosis)是一种病因不明的慢性炎症性皮肤疾病,特征性临床改变为下肢对称分布的细小紫癜样皮损和色素沉着,主要包括进行性色素性紫癜性皮病、色素性紫癜性苔藓样皮炎及毛细血管扩张性环状紫癜等类型。根据本病临床证候特点,属于中医文献中"血疳""血瘙""紫癜"等范畴。大部分病例为慢性经过,常伴不同程度的瘙痒。

【病因病机】

西医学病因不明,重力和静脉压升高是重要的局部诱发因素,运动可能是激发因素。本组疾病偶可由药物或食物添加剂引起,也可发生于类风湿疾病、蕈样肉芽肿病等疾病。本病属淋巴细胞浸润为主的毛细血管周围炎,未发现有免疫复合物的沉积,可能为细胞介导的免疫反应。

中医学认为本病病位在血分,《医宗金鉴·外科心法要诀》:"血疳……此证由风热闭塞腠理而成。形如紫疥,痒痛时作,血燥多热。"

1. 血热生瘀　外受风热之邪,伤于营血,故血热络损,血溢脉外,则离经成瘀。

2. 血燥伤阴　瘀血凝滞,阻碍新血之化生,络道受阻,营血不得宣通,日久血燥伤阴,肌肤失养,而粗厚甲错。

【临床表现】

1. **进行性色素性紫癜性皮病** 本病以青壮年男性多见,也可发生于包括儿童在内的任何年龄。初起为群集的针尖大小红色瘀点,逐渐增多后密集成形态不规则的斑片,并向外扩展,皮损消退后遗留含铁血黄素的沉积,呈棕褐色,但新的瘀点不断发生,散在于陈旧皮损内或其边缘,呈辣椒粉样小点,为本病特征性皮损(图 12-2)。皮损数目多少不等,好发于小腿,亦可发生于躯干、上肢等其他部位。一般无自觉症状,极少数可有轻度瘙痒。

2. **色素性紫癜性苔藓样皮炎** 本病为细小红黄或棕黄色苔藓样丘疹,可群集融合成斑块,并可见点状出血的紫癜性损害。好发于小腿,多见于 40~60岁,男性为多。

3. **毛细血管扩张性环状紫癜** 本病以青春期及青年多见。初起呈紫红色环状斑疹,直径 1~3cm,可见胡椒粉样小点。皮损由于含铁血黄素沉积可呈紫色、黄色或褐色。单个损害持续数月或数年不变,或中心逐渐消失,边缘缓慢地向四周扩展形成环状、半环状或同心圆样损害。皮疹数不定,开始时对称发生于小腿,可发展至大腿,并可延及臀部、躯干和上肢。病程可达数年,皮损无自觉症状。

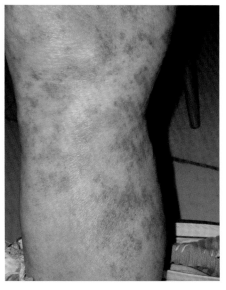

图 12-2 色素性紫癜性皮病

【皮肤镜检查】

皮肤镜下可见紫癜样点、球,同时可见棕色至棕红色色素性小点、球及色素网。

【组织病理】

早期真皮上部和真皮乳头内毛细血管内皮细胞肿胀,管腔变窄,毛细血管周围有大量淋巴细胞、组织细胞,偶有少量中性粒细胞浸润,有红细胞外溢。陈旧损害炎症浸润不如早期明显,可见毛细血管管腔扩张,内皮细胞增殖,不再有红细胞外溢,但常见有不同量的含铁血黄素沉积。

【诊断要点】

1. **特征性皮损** 分布在以小腿为主的针尖大小的点状出血、瘀点,可密集成片,消退遗留棕褐色含铁血黄素沉积。

2. **皮肤镜检查** 紫癜样点、球,同时可见棕色至棕红色色素性小点、球及色素网。

3. **组织学检查** 淋巴细胞浸润为主的毛细血管周围炎,可见含铁血黄素。

【鉴别诊断】

1. **静脉曲张性淤积性皮炎** 本病可伴有色素性紫癜性皮病样改变,小腿皮肤褐黑、肿胀,可出现丘疹、脱屑或苔藓样变,常伴有明显的下肢静脉曲张。**鉴别要点**:慢性皮炎改变和下肢静脉曲张。

2. 过敏性紫癜 双小腿散在紫癜、瘀斑,常成批出现,对称分布,血小板数目正常。**鉴别要点:**瘀点、瘀斑较大,非点状出血,红色或紫红,无棕褐色改变。

【治疗】

一、中医治疗

1. 内治法

（1）血热生瘀证

主症:斑色紫红灼热,渐转暗棕紫色,舌红或带紫,脉多弦数。

治法:凉血散风,化瘀清热。

方药:凉血五根汤加减。白茅根 15g,瓜蒌根 10g,茜草 10g,紫草 10g,板蓝根 15g,丹参 15g,丹皮 10g,红花 3g,丝瓜络 15g。

（2）血燥伤阴证

主症:肌肤粗厚、甲错、脱屑,或丘疹密集粗厚而痒,口干舌燥,舌光少苔,脉细或涩。

治法:养血润燥,活血止痒。

方药:养血润肤饮加减。当归 10g,升麻 12g,皂角刺 6g,生地 30g,熟地 15g,天冬 10g,麦冬 10g,天花粉 10g,红花 3g,桃仁 10g,黄芩 10g,黄芪 15g。

2. 外治法 初起可用鲜芦荟蘸茯苓粉 6g、寒水石粉 10g、冰片粉 2g 外擦;晚期血燥瘙痒者,用楮桃叶、苍耳秧各 150g,煎水洗患处。

二、西医治疗

可口服芦丁、维生素 C;瘙痒明显时可给予抗组胺药或糖皮质激素软膏外用。

【案例分析】

曹某,男,1974 年 8 月 2 日初诊。

主因"两下肢出现紫红色斑 2 周"就诊。2 周来两大腿下端和小腿部出现成片紫斑,初为紫红色,逐渐色素加深,轻度瘙痒,曾服通络活血之剂,未见效果。诊查:两大腿下部及两小腿部可见紫红色针头大瘀点,压之不退,并见色素沉着。表面皮肤粗糙,有轻度鳞屑。舌质红,苔净,脉细滑。

中医诊断:血疳。

西医诊断:色素性紫癜性皮病。

辨证:风热入络,络伤血溢。

治法:凉血止血,清热解毒。

处方:生地 30g,赤芍 9g,荆芥炭 9g,旱莲草 9g,大青叶 9g,蚤休 9g,白鲜皮 9g,藕节 5 个。6 剂,水煎服,日 1 剂,分早晚两次服。

二诊（8 月 29 日）:药后两腿部紫癜消退,未见新起紫斑,但觉皮肤干燥,瘙痒明显。予归参丸 14 丸,每日 2 丸,早晚各服 1 丸。大枫子油 1 瓶,外搽。

三诊（9 月 17 日）:证如前述,仍见干燥发痒。治以养血、润燥、消风、止痒,处方如下:生地 12g,熟地 12g,当归 9g,玄参 9g,白蒺藜 9g,荆芥 9g,麻仁 9g,甘草 6g。3 剂,水煎服,日

1剂,分早晚两次服。

后随访1年无复发。

按: 本案为风热邪气入络,热伤血络,血溢成紫斑,有血热之象,以实证为主,治疗时在凉血基础上配以清热疏风之法;除紫红色斑的血热证外,患者表面皮肤粗糙,有轻度鳞屑,舌质红,苔净,脉细滑,为风燥之象,亦先表后里,首诊以祛风为主,后以养血润燥治疗为主,血行风自灭。

【临证撷要】

色素性紫癜性皮病发生的原因很多,首先要重视寻找病因,注意下肢静脉功能的检查,明确与过敏性紫癜的鉴别要点。因本病无系统损害,故需关注患者紧张心理的疏导。

中医治疗上不能忽视清热凉血的作用,本病多属血热伤络,治疗应以清热凉血为主,兼顾活血化瘀,注意牛膝、木瓜等引经药和部位用药的运用。

(崔炳南　杨佼　徐晨琛)

第三节　变应性皮肤血管炎

变应性皮肤血管炎(allergic cutaneous vasculitis)是指单纯累及真皮小血管的血管炎,没有系统损害。特征性皮肤损害为发生在小腿及踝部的紫癜性斑丘疹、血疱、脓疱、坏死、溃疡、结节等多形性皮损,病程迁延数月至数年。本病属中医"瓜藤缠""梅核火丹""湿毒流注"等范畴。

【病因病机】

西医学病因不明,可能的致病因子有感染、药物、肿瘤、化学物质等。发病机制与小血管内的免疫复合物沉积有关,属于Ⅲ型变态反应。

中医学认为本病病位在血分,"湿、毒、瘀、热"为其主因。外感湿邪或湿热之邪蕴于肌肤,郁而化热,气血凝滞,日久血络损伤,迁延成毒,形成湿毒、热毒、瘀毒、血热等互相交结之复杂病机。或内蕴湿热,以致蕴热成毒,燔灼营血,络脉受损,气滞血瘀而发病。患病后热毒壅盛,邪伏血分,脉络瘀滞,则发为紫癜、溃疡、坏死。

【临床表现】

本病好发于下肢和臀部,尤以小腿为多,亦可见于上肢和躯干,常对称分布。皮疹多形性,可表现为红斑、丘疹、紫癜、水疱、血疱、糜烂、溃疡、坏死和表浅小结节等,但以紫癜、溃疡、坏死和小结节为主要特征(图12-3)。皮损消退处遗留色素沉着或萎缩性瘢痕。自觉轻度

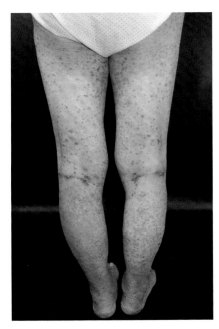

图12-3　变应性皮肤血管炎

瘙痒或灼热感,部分有疼痛,尤其是溃疡和结节处。可伴有低至中度发热、乏力和关节痛。

【组织病理】

与过敏性紫癜相似,但有血栓形成,特别是中性粒细胞浸润和核尘的程度更明显(图 12-4)。直接免疫荧光显示皮损处血管壁有 IgG、IgM 和 C3 沉积。

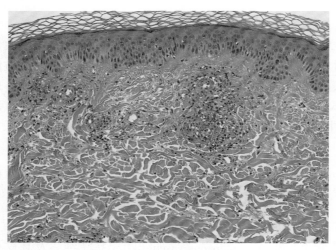

图 12-4　变应性皮肤血管炎组织病理(HE 染色,×200)
表皮网篮状角化过度,真皮浅层血管内皮肿胀,血管周围大量中性粒细胞浸润,可见较多核尘。红细胞外溢,部分血管壁可见纤维素样变性

【诊断要点】

1. 皮疹发于下肢及臀部,主要为紫癜、溃疡、坏死、结节。
2. 组织学检查为白细胞碎裂性血管炎。
3. 直接免疫荧光为血管壁 IgG、IgM、C3 沉积。

【鉴别诊断】

1. 淤积性皮炎　本病可伴有色素性紫癜性皮病样改变,小腿皮肤褐黑、肿胀,可出现丘疹、脱屑或苔藓样变,常伴有明显的下肢静脉曲张。**鉴别要点**:慢性皮炎改变和下肢静脉曲张。
2. 过敏性紫癜　双小腿散在紫癜、瘀斑,常成批出现,对称分布,血小板计数正常。**鉴别要点**:单一皮疹,主要为紫癜,直接免疫荧光显示血管壁 IgA 沉积。

【治疗】

一、中医治疗

1. 内治法
(1)湿毒热盛证
主症:急性期斑色紫红灼热,可见血疱、水疱,可伴发热、关节疼痛。舌红,苔黄或黄腻,脉弦数。

治法：清热利湿，凉血解毒。

方药：四妙勇安汤合四妙丸加减。金银花 10g，玄参 10g，当归 10g，甘草 10g，苍术 10g，黄柏 10g，牛膝 10g，生薏仁 30g，白茅根 15g，茜草 10g。

（2）血热瘀毒证

主症：出现血疱、溃疡、坏死伴有明显疼痛。舌红，或有瘀斑，脉弦或涩。

治法：清热凉血，解毒散结。

方药：犀角地黄汤加减。水牛角粉 15g，生地黄 30g，赤芍 10g，丹皮 10g，茜草 10g，白茅根 15g，玄参 10g，川牛膝 10g，鸡血藤 15g，丹参 15g，川芎 6g，生甘草 12g。

（3）气虚血瘀证

主症：结节基本消退，可见瘀斑、萎缩瘢痕，溃疡周围无红肿，但反复发作或经久不愈，伴有消瘦、乏力等。舌质淡暗，苔白，脉涩无力。

治法：益气通络，活血化瘀。

方药：补阳还五汤加减。黄芪 20g，红花 3g，桃仁 10g，当归尾 6g，川芎 10g，生地 30g，赤芍 10g，地龙 10g，川牛膝 10g，丹参 15g，甘草 12g。

2. 外治法　根据病情可选用熏洗、箍围、热烘、浸渍等法。如云南白药与 0.5% 甲硝唑液调敷，三黄洗剂外洗湿敷。溃疡面可涂以生肌玉红膏。皮肤红肿感染者，以颠倒散、四黄膏敷皮损表面，清热消肿、散瘀止痛；亦可用地榆油外涂，以收湿止痒、清热解毒。

二、西医治疗

寻找并去除可能的致病原因。大部分皮肤小血管炎具有自限性，以休息、支持治疗和外用糖皮质激素治疗为主。皮损广泛、症状较重者可给予短期糖皮质激素治疗，或加用沙利度胺、氨苯砜、细胞毒性药物等。坏死明显或组织学有明显血栓者须联合阿司匹林等抗凝药物。

（崔炳南　徐晨琛　杨　佼）

第四节　荨麻疹性血管炎

荨麻疹性血管炎（urticarial vasculitis）是一种组织病理上呈白细胞碎裂性血管炎改变的疾病，临床表现为荨麻疹样皮损，以单个皮损持续超过 24 小时，消退后遗留色素沉着斑为特征。

【病因病机】

西医学病因不明，可能与感染、寒冷刺激等有关。目前认为本病是一种Ⅲ型超敏反应，血管炎的发生与免疫复合物沉积相关。本病常合并系统性疾病，如细菌感染、系统性红斑狼疮、混合结缔组织病、干燥综合征、复发性多软骨炎、结节性大动脉炎、关节炎、间质性肺炎、心包炎、肝炎、Wegener 肉芽肿病、冷球蛋白血症、真性红细胞增多症等。

中医学认为本病或为外感风邪，风热之邪入血化热，热蕴肌肤血脉，发为红斑风团。

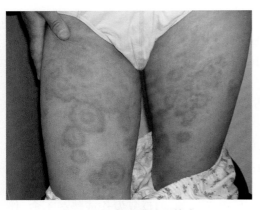

图 12-5 荨麻疹性血管炎

【临床表现】

本病好发于女性，常见于 30~50 岁人群，儿童罕见。临床表现为风团样皮损，即水肿性、隆起性红斑，但持续时间一般为 24~72 小时，消退遗留紫癜或色素沉着斑（图 12-5）。患者自觉瘙痒、烧灼感、疼痛，或无明显症状。皮损发作间隔数日至数月不等。可伴有系统症状，如发热、关节痛、腹痛、腹泻、恶心、呕吐等。

【实验室检查】

部分患者实验室检查可有血沉加快及低补体血症。ANA、抗 dsDNA 抗体、抗 SSA/SSB 抗体可阳性。

【组织病理】

组织病理可见浅层小血管白细胞碎裂性血管炎及真皮水肿表现。白细胞碎裂性血管炎较皮肤小血管炎轻微，仅可见轻度血管壁纤维化，少量中性粒细胞浸润及核尘。真皮胶原纤维间隙增宽。血管周围及胶原间可见较多嗜酸性粒细胞浸润。

【诊断要点】

1. 荨麻疹样风团，持续超过 24 小时，消退遗留色素沉着斑。
2. 实验室检查可有血沉加快及低补体血症。
3. 组织病理学检查可见白细胞碎裂性血管炎改变。

【鉴别诊断】

1. 荨麻疹 表现为瘙痒性红色风团，皮损 24 小时内消退，消退一般不留痕迹。严重者可伴有喉头水肿、腹痛、腹泻等症状。**鉴别要点**：皮损一般 24 小时内消退，瘙痒明显，消退不留痕迹，无关节痛。血沉和补体水平正常。

2. 皮肤小血管炎 皮损呈多形性表现，除风团外还有红斑、丘疹、紫癜、水疱、血疱、糜烂、溃疡、坏死和表浅小结节等表现，且以紫癜、溃疡、坏死和小结节为主要特征。组织病理改变为白细胞碎裂性血管炎。**鉴别要点**：皮损呈多形性，常可见破溃、坏死。

【辨证思路】

荨麻疹性血管炎表现为风团样皮损，发无定处，部分消退，且伴有瘙痒，为有风邪之表现。皮损色红，伴有灼烧感、疼痛为热邪壅盛之象。红斑持续日久，不能完全消退，消退遗留紫癜或色素沉着，为热邪入血分之征。故辨证从风邪入血化热角度考虑，根据病程、皮疹特点、伴随症状，综合辨证论治。本病女性多见，发病日久，瘙痒影响睡眠，心烦焦虑，平素情志不舒，多为肝郁血瘀，故还应结合女性情绪、月经、睡眠等症状进行辨证。

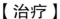

【治疗】

一、中医治疗

1. 风邪热盛证

主症：红斑风团反复发作，持久不退，瘙痒明显，伴发热、关节痛，皮疹灼热，可有发热、咽部不适、咳嗽等上呼吸道症状。舌红苔白，脉弦或数。

治法：疏风清热。

方药：银翘散加减。银花 10g，连翘 10g，竹叶 10g，荆芥 10g，牛蒡子 10g，薄荷 6g，芦根 15g，白茅根 15g，赤芍 15g，丹皮 12g，生地黄 30g，甘草 6g。

2. 血热偏盛证

主症：皮疹色鲜红，灼热，喜凉怕热。舌红，脉数或滑数。

治法：凉血解毒。

方药：皮炎汤加减。生地 30g，丹皮 10g，赤芍 10g，生石膏 30g，知母 10g，大青叶 15g，连翘 15g，侧柏炭 10g，防风 10g，鸡血藤 15g，川芎 6g，生甘草 12g。

3. 肝郁血瘀证

主症：多为女性，瘙痒明显，皮疹色红或淡红，心烦焦虑，可伴有月经不调，胸胁痛或刺痛，失眠，燥热。舌红或紫暗，有瘀斑，苔少，脉弦或涩。

治法：疏肝理气，凉血活血。

方药：丹栀逍遥散加减。丹皮 15g，栀子 10g，当归 10g，赤芍 10g，柴胡 10g，茯苓 15g，炒白术 15g，生姜 6g，薄荷 9g，生地 30g，鸡血藤 15g，磁石 30g。

二、西医治疗

症状较轻者可试用抗组胺药治疗，较重者早期应用糖皮质激素以防止系统损害，关节痛明显者可使用非甾体抗炎药控制。氨苯砜、秋水仙碱、羟氯喹可能有效。最新的研究显示奥马珠单抗及利妥昔单抗等对本病有一定疗效。

【临证撷要】

荨麻疹性血管炎皮损表现为荨麻疹样风团，但持续超过 24 小时，消退可遗留色素沉着斑。因此，临床上对于以风团为主要表现的患者，须询问单个皮损消退时间是否超过 24 小时，以防漏诊误诊。本病轻者仅为皮损消退较慢，重者伴有发热、关节痛以及低补体血症，大多数情况居于其间。组织病理学检查可见白细胞碎裂性血管炎改变，可以作为诊断的重要依据。中医辨证核心病机为"血热夹瘀"，因此治疗上"清热凉血活血"之法应贯穿始终。

（崔炳南　徐晨琛　杨　佼）

第五节　白　塞　病

白塞病（Behcet disease），又称眼 - 口 - 生殖器综合征，以反复发作的眼、口、生殖器和皮肤损害为特征的细小血管炎，严重时可累及中、大血管，出现多系统、多脏器损害。本病属中医"狐惑病"范畴,《金匮要略·百合狐惑阴阳毒病脉证治》记载:"狐惑之为病,状如伤寒,默默欲眠,目不得闭,卧起不安,蚀于喉为惑,蚀于阴为狐。"本病多见于青壮年,女性多见,慢性病程,常有急性发作。

【病因病机】

西医学病因不明,可能与遗传和环境因素有关,感染被认为有诱发作用。发病机制未明,部分患者血清中存在自身抗体,如抗心磷脂抗体和抗内皮细胞抗体,细胞因子的种类和数量可异常,中性粒细胞趋化增高,病变处血管壁有IgM、IgG、C3沉积,但缺乏特异性。

《诸病源候论·伤寒病诸候》论述了狐惑的病因:"皆湿毒之气所为也。"认为本病为湿热毒邪内蕴所致,以肝、脾、肾三脏不足为本,湿热蕴毒为标。脾虚则生湿,肝阴虚则生内热,故湿热内生,日久蕴毒,致口咽、二阴、眼部多种症状出现。本病损害部位与肝、脾、肾三脏之间有密切的经络联系。肝经之脉绕阴器,循少腹,入属肝脏,络胆腑,散布于胁肋,上通于咽喉、口唇,肝开窍于目,故前阴、咽喉、眼部病变与肝有关。肾开窍于二阴,故前后二阴病变与肾有关。脾经之脉夹咽,连舌本,散舌下,脾开窍于口,其华在唇,又主四肢,故口腔、舌唇部及四肢红斑结块等病变与脾有关。

1. 肝脾湿热　肝脾二经湿热,久而蕴毒,热毒壅盛,不得透泄,充斥上下,循经走窜于口咽、二阴、眼目、四肢等处。本病因湿毒侵袭以上各部而致蚀烂溃疡。

2. 肝肾阴虚　湿热久羁,热伤阴液,劫烁肝肾之阴。肝肾阴虚,经脉失其濡养,孔窍失其滋润,故腔口自溃而难愈。

3. 脾肾阳虚　阴虚日久,阴损及阳,而见阳虚偏胜。脾肾阳虚,寒湿凝滞,故病情反复,缠绵难愈。

【临床表现】

1. 口腔溃疡　发生率98%,多为首发症状,好发于唇、舌、牙龈、颊黏膜等处。溃疡单发或多发,直径2~10mm或更大,圆形或不规则形,边界清楚,自觉疼痛(图12-6)。溃疡为自限性,1~2周愈合,愈后不留瘢痕,但反复发作,每年至少3次。

2. 生殖器溃疡　发生率80%,溃疡深且大,发作次数少于口腔溃疡;疼痛剧烈,愈合较慢。

3. 皮肤损害　发生率60%~80%,皮损类型多样,常见有结节性红斑样、毛囊炎样(图12-7),针刺反应阳性。

4. 眼损害　发生率约50%,男性易受累,且预后差。眼球各部位均可受累,以葡萄膜炎最常见,可出现视力下降甚至失明。

5. 其他系统表现　约40%有关节痛;亦可累及消化道、周围神经系统、中枢神经系统、骨髓,以及心、肺、肾、附睾、大血管等。

6. 特殊类型　即无口腔溃疡而有其他典型症状,主要表现为肠道、中或大血管、神经系统及骨髓受累。

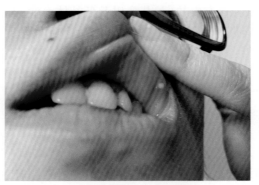

图12-6　白塞病(口腔溃疡)

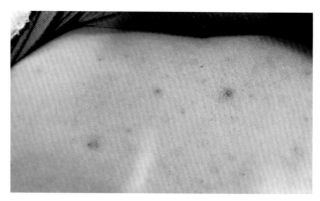

图 12-7　白塞病（毛囊炎样损害）

【组织病理】

基本病变为血管炎，大小血管均可累及，早期为白细胞碎裂性血管炎，晚期为以淋巴细胞浸润为主的血管炎，表现为真皮全层血管及附属器周围淋巴细胞为主的炎症细胞浸润，血管内皮肿胀，无明显纤维化。如从溃疡处取材可见大量中性粒细胞浸润及核尘。

【诊断要点】

1. 复发性口腔溃疡，每年发作 3 次以上。
2. 伴有生殖器溃疡、皮肤损害、眼部损害、针刺反应阳性中的 2 项。
3. 组织病理为血管炎表现。

【鉴别诊断】

1. Reiter 综合征　临床表现为结膜炎、尿道炎、血清阴性脊柱炎，皮肤表现为脓疱型银屑病样皮损。**鉴别要点**：眼部改变一般为结膜炎，尿道炎，无口腔及外阴溃疡。
2. 天疱疮　部分病例可以口腔溃疡为首发表现和唯一表现，口腔溃疡为疼痛性、难治性，很难自愈。**鉴别要点**：间接免疫荧光可见 IgG、C3 于棘细胞间网状沉积，ELISA 可检测到特异性抗 Dsg1、抗 Dsg3 抗体。

【辨证思路】

本病发病急骤，病期短的病例中，湿热蕴毒的标象突出，而脏腑虚象不明显；而在反复发作、病期旷久的病例中，脏腑虚象突出，而湿热见证则相对不太明显。根据病程、临床表现及合并症状，辨为肝脾湿热、肝肾阴虚、脾肾阳虚三证。

【治疗】

一、中医治疗

1. 内治法

（1）肝脾湿热证

主症：发病急骤，病期较短，各部症状不全出现。如外阴溃烂常红肿疼痛，如病在眼则见血丝红肿,如病在腿则见红斑结节、灼热而痛。部分病例可见高热,心烦,汗出,口鼻出气灼热,关节痛,胸闷胁胀,恶心厌食,咽干口苦,或口中黏腻,渴不欲饮。女性患者带下色黄质稠。舌质红,苔黄腻,脉濡数或弦数。

治法:清热解毒,安中化湿。

方药:甘草泻心汤、龙胆泻肝汤、赤小豆当归散加减。甘草 9g,黄芩 9g,干姜 6g,法半夏 6g,大枣 15g,黄连 6g,赤小豆 30g,当归 10g,龙胆草 9g,栀子 9g,通草 6g,泽泻 9g,车前子 9g,生地黄 15g。

加减:以外阴溃疡为主者,加土茯苓、金银花、乳香、没药;气血两燔、高热不退者,加石膏、水牛角、桔梗、连翘。

（2）肝肾阴虚

主症:反复频繁发作,病期较久,各部症状出现较全。如有外阴溃疡,色多暗红不鲜,眼病红肿不明显,或视物不清。可兼见头晕,腰酸,口燥咽干,眼内干涩,低热起伏,或手足心热,胁胀胸闷,妇女间见月经不调、带下诸症。舌质红,苔少,脉弦细。

治法:养阴清热解毒。

方药:加减玉女煎合知柏地黄丸。生石膏 30g,熟地黄 15g,生地黄 15g,知母 10g,牛膝 10g,黄柏 10g,麦冬 10g,山药 20g,山萸肉 10g,泽泻 10g,茯苓 10g,丹皮 10g。

加减:以红斑结节为主者,加金银花、玄参、当归、白茅根;反复发作眼疾者,加枸杞子、菊花、青葙子。

（3）脾肾阳虚证

主症:病情缠绵,反复难愈,病期日久,各部症状多全见。下肢结块暗紫,遇冷加剧,或于冬季发病。兼见畏寒肢冷,下肢浮肿,食少,无力,自汗,心悸,夜尿多,或五更泄泻。舌淡,苔白腻,脉沉细无力。

治法:温补脾肾,佐以活血。

方药:桂枝加附子汤加减。生黄芪 30g,桂枝 9g,赤芍 9g,甘草 9g,生姜 9g,大枣 15g,制附子 6g。

加减:口糜较甚,加金莲花、锦灯笼;阴部蚀烂伴黄白带下,加赤石脂、金樱子、煅龙骨、煅牡蛎;关节红肿酸痛,加鸡血藤、秦艽、桑枝;下肢红肿结块,加牛膝、桃仁、丹皮;目赤如鸠眼,加菊花、密蒙花、青葙子;眦黑脓成,加黄芩、浙贝母;皮肤脓点生疮如粟,加蒲公英、连翘、紫花地丁。

2. 外治法　外阴溃疡可用蛇床子汤煎水,浸洗或坐浴,外涂黄连膏。口糜选用西瓜霜、锡类散等。

二、西医治疗

口腔、外阴及皮肤损害首选沙利度胺、羟氯喹或氨苯砜;眼部损害需系统或联合局部给予糖皮质激素;特殊类型需给予较大剂量糖皮质激素,联合沙利度胺及细胞毒性药物等效果更佳。

【案例分析】

王某,女,19 岁,初诊日期:1964 年 4 月 25 日。

　　患者主因"双下肢出现红色结节3周"就诊。患者3周前两小腿内侧出现结节,皮色发红、疼痛肿胀,渐见结节增多,伴有畏寒、发热、髋关节、膝关节、踝关节疼痛,胃纳不馨,渴不思饮,在某医院诊断为结节性红斑,服药未效。检查:两大腿下端及小腿内侧可触及1~3cm大小不等之结节10余个,略高于皮肤,呈紫红色,按之不褪色,有压痛,足踝浮肿。

　　初诊予清热、通络、活血之法,服药4剂。

　　二诊(4月29日):追询病史,有口腔糜烂和阴部溃疡,反复发作已1年。检查:咽不红,扁桃体不大,颈、下颌及腹股沟淋巴结不肿大,心肺无异常,肝脾未触及,上下齿龈黏膜潮红,可见点状和小片糜烂,间有浅在小溃疡。大阴唇可见4个黄豆及豌豆大小较深之溃疡,边缘不整齐,无明显红晕,表面可见坏死白膜覆盖。做涂片检查为革兰氏染色阳性球菌,未发现杆菌。舌质红,苔黄腻,脉弦数。

　　中医诊断:狐惑病。

　　西医诊断:白塞病。

　　辨证:湿热化虫,上下相蚀,湿热阻络,气滞血瘀。

　　治法:苦辛通降,清化湿热。

　　处方:甘草泻心汤加减。生甘草9g,黄连4.5g,黄芩9g,干姜4.5g,大枣5个,制半夏6g。

　　三诊(5月5日):服药5剂后,齿龈糜烂已轻,溃疡缩小,大阴唇部四个溃疡明显缩小,结节尚无改变,畏寒、发热症状已去,仍觉口干不思饮,大便不干,腕关节疼痛。嘱仍服前方6剂,口腔搽冰硼散,阴部撒冰蛤散(蛤粉18g,冰片3g研末)。

　　四诊(5月11日):双小腿结节渐趋消退,尚有压痛,皮色暗褐,浮肿见消,口糜及阴部溃疡均已愈合,只左颊又出现一小脓疱。胃纳欠佳,二便正常。脉弦细,舌质正常。前方干姜改生姜6g。

　　五诊(5月22日):上方共服9剂,两小腿结节大部消退,小腿屈侧尚各留有1个1.5cm大小结节,暗红色,稍有压痛,行走时有酸胀感。口腔、阴部均未发生溃疡,纳食尚佳,服药时略有恶心,苔脉如前。嘱仍服前方6剂,隔日1剂,以资巩固疗效。

　　六诊(6月6日):复查时已基本痊愈。

　　隔4个月后来内科门诊治胃脘痛,称前症未复发。

　　按:此患者初诊时以结节性红斑为首发症状就诊,故治以清热通络活血为法。复诊时追问病史,结合口腔及外阴反复溃疡的病史,确诊为白塞病,予《金匮要略》甘草泻心汤治之而愈。白塞病复杂多变,涉及皮肤、内、妇、眼、口腔各科,患者临床症状各异,不宜统用甘草泻心汤治之,必须辨证选方用药,才有较好疗效。

(崔炳南　杨佼　徐晨琛)

第六节　青斑样血管病

　　青斑样血管病(livedoid vasculopathy)是一种反复发作的,以皮肤小血管内血栓形成、闭塞为表现,临床可见下肢网状青斑、溃疡、白色萎缩的血栓性皮肤病。中医古籍中并无本病病名,但是根据其临床皮损表现,可归属于"脉痹""脱疽""梅核丹""瓜藤缠""湿热流注"等范畴。

【病因病机】

西医学病因不明,可能和遗传、自身免疫及肿瘤相关。毛细血管栓塞,上方的表皮发生缺血性坏死,造成局部皮肤溃疡和白色萎缩性瘢痕。患者的凝血和纤溶活性正常,但血管内皮细胞的血栓调节素表达升高。

青斑样血管病以疼痛和溃疡为主要临床表现,为热毒湿邪痹阻经脉,气血运行不利所致,属“痹证”之脉痹范畴。本病多为禀赋不耐,腠理不密,风湿入络,阻于经脉,郁久化火,血分蕴热,外注肌肤所致。本病病在血脉,毒热湿邪为患,血脉瘀阻而见肿胀;局部气血运行不畅而发或青或紫斑,网状青斑样改变;瘀毒日久,热盛肉腐则发溃疡、坏死;瘀阻经脉,不通则痛可见疼痛明显。

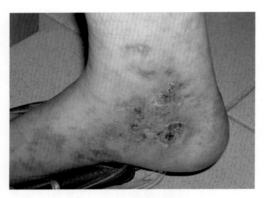

图 12-8 青斑样血管病

【临床表现】

具有慢性周期性复发特点,夏重冬轻,好发于下肢,尤其是踝部、足背部(图 12-8)。临床经过可分为 3 期:①初发,为葡萄状青斑或网状青斑或色素性紫癜样皮损,以及红色斑疹、丘疹,多伴疼痛;②溃疡期,表现为大小、形状不一的溃疡、结痂,自然病程 3~4 个月愈合;③白色萎缩期,可见星状或多角形瓷白色萎缩斑,周围可见色素沉着斑。

【组织病理】

真皮乳头层下毛细血管扩张,中上部小血管内皮细胞增生,明显的纤维素样变性,纤维蛋白的栓塞和血栓形成,血管周围可见出血,无真正血管炎表现(图 12-9)。后期表皮萎缩,真皮硬化,小血管扩张。血管壁上常有 IgM、C3 和纤维蛋白的沉积。

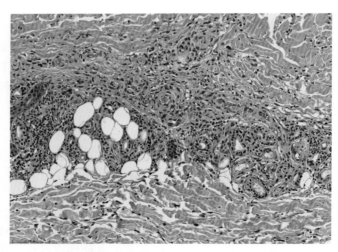

图 12-9 青斑样血管病组织病理(HE 染色,×200)

可见小血管增生,血管内可见透明血栓形成,部分血管壁可见纤维素样变性,血管周围少量淋巴细胞浸润

【诊断要点】

1. 踝及足背部疼痛性溃疡及白色萎缩性瘢痕。
2. 小腿色素性紫癜性皮病改变或网状青斑。
3. 组织学检查为纤维蛋白的栓塞和血栓形成,无真正血管炎表现。

【鉴别诊断】

1. 变应性皮肤血管炎　皮疹呈多形性,包括红斑、丘疹、风团、紫癜、水疱、大疱、脓疱、血疱、斑块、浅表小结节、坏死、溃疡等损害,最常见的特征性损害是可触及性紫癜。皮损好发于下肢,亦可发生于全身。本病可侵及黏膜、关节,以及肾脏、胃肠道、中枢神经等内脏系统。**鉴别要点**:皮疹多形,可有系统损害,组织病理为血管炎。

2. 色素性紫癜性皮病　青壮年男性多见,初起为群集的针尖大小红色瘀点,后密集成形态不规则的斑片,并逐渐向外扩展,中心部由于含铁血黄素的沉积逐渐转变为棕褐色,但新的瘀点不断发生,呈辣椒粉样小点。**鉴别要点**:原发皮损为针尖大小点状出血、瘀点,成片分布,消退遗留棕褐色含铁血黄素沉积,无溃疡及白色萎缩性瘢痕改变。

【辨证思路】

依据本病的临床表现和多发于下肢的发病部位特点,青斑样血管病的核心病机是"湿火",即"毒热为本,夹湿夹瘀"。清代高锦庭提出"外科三焦辨证"理论,对发生于上、中、下不同部位的疮疡,阐发了其各自的病因和病机。即《疡科心得集·例言》所云:"盖以疡科之证,在上部者,俱属风温风热,风性上行故也;在下部者,俱属湿火湿热,水性下趋故也;在中部者,多属气郁火郁,以气火之俱发于中也。"

本病好发于青年人,女性多见。青年人血气方刚,素体多阳热偏盛,血分蕴热,外感风寒湿易于入里化热,或外感热毒之邪入里,湿热郁阻,导致血络损伤、脉络瘀阻而发病。"妇人以血为本",女性患者如有肝郁气滞血虚征象,应辅以疏肝行气养血之品。

本病皮损部位以踝部及下肢为主,主要临床表现为皮肤红肿、溃疡,伴有剧烈疼痛。病初以邪实为主,表现为热毒内蕴或湿热下注之证,毒热湿邪,蕴阻经脉,发于下肢肌肤,而生红肿、溃疡;血瘀脉痹,不通则痛,溃疡日久不愈。治疗应以清热解毒凉血,活血通络利湿为原则。

【治疗】

一、中医治疗

1. 毒热炽盛证

主症:病程初起,踝部、足背及小腿红肿、斑块、小结节,色鲜红,伴明显疼痛及灼热感、压痛,破溃有渗出、结痂,小腿可见成片点状出血斑片。可伴有口干渴,小便黄,大便秘结。舌质红,苔黄,脉滑数。

治法:解毒凉血,清热通络。

方药:青斑八妙汤。金银花 15g,玄参 15g,当归 10g,生甘草 6g,丹皮炭 12g,赤芍 15g,

川牛膝 10g,木瓜 10g。

加减:早期局部水肿明显者,加赤小豆、泽兰、泽泻、黄柏、白茅根以凉血利水消肿;皮损鲜红灼热者,重用生地,加公英、地丁、生石膏以清热解毒凉血;关节酸痛加防风、威灵仙、秦艽、海桐皮、豨莶草以祛风胜湿。

2. 湿热下注证

主症:病程初起或日久,踝部、足背及小腿红肿色暗,多发溃疡坏死,渗液较多,伴有疼痛,但不剧烈。踝部或小腿浮肿,大便溏,女性可有白带增多,舌质红或淡,苔黄腻,脉滑。

治法:清热利湿,解毒消肿。

方药:青斑八妙汤合四妙丸。金银花 15g,玄参 15g,当归 10g,生甘草 6g,丹皮炭 12g,赤芍 15g,川牛膝 10g,木瓜 10g,苍术 10g,黄柏 12g,生薏苡仁 30g。

加减:足踝浮肿久不消退者,加黄芪、防己、陈皮以行气利水;脾虚者,加山药、茯苓、白术健脾除湿;瘀血阻滞者,加川芎、鸡血藤、丹参、桃仁活血祛瘀。

3. 气虚血瘀证

主症:多见于病程较久反复发作者,皮损暗紫红色,溃疡经久不愈,渗出少,结痂褐黑,色素沉着,萎缩性瘢痕,常见小腿网状青斑或瘀斑,疼痛。可伴有气短、食少、劳倦、头晕。舌暗淡有瘀斑,苔白,脉涩缓。

治法:益气活血,解毒祛瘀。

方药:青斑八妙汤合补阳还五汤加减。金银花 15g,玄参 15g,当归尾 6g,生甘草 6g,丹皮炭 12g,赤芍 15g,川牛膝 10g,木瓜 10g,炙黄芪 30g,地龙 6g,川芎 6g,桃仁 10g,红花 6g。

加减:病久体虚,溃疡难敛加党参、仙灵脾、白芍、熟地以补益气血;津亏口渴加生地、天花粉、知母以生津止渴;疼痛剧烈者,加细辛、乌药、乳香、没药。

二、西医治疗

可用抗血小板药物如小剂量阿司匹林、双嘧达莫和贝前列素,也可用周围血管扩张药如烟酸、硝苯地平、己酮可可碱等。针对本病的低纤溶性,可用低分子右旋糖酐短期缓解疼痛,亦可用达那唑治疗。

【案例分析】

患者女性,38 岁,2009 年 9 月 8 日初诊。

患者主因"双小腿溃疡疼痛 1 年"就诊。患者 1 年前无明显诱因双踝部出现淡红色丘疹,绿豆大小,不痒不痛,后皮疹逐渐增多,延及小腿部,并发展成瘀点瘀斑,伴疼痛,出现水疱、糜烂、小溃疡、黑痂,活动后双足背水肿,疼痛加重,曾在多家医院诊为"湿疹""血管炎"等,口服盐酸西替利嗪 10mg,每日 1 次;雷公藤多苷 20mg、芦丁 20mg,每日 3 次;外用糖皮质激素软膏,效果不显著,患者病情反复,时轻时重,溃疡愈后遗留色素减退性瘢痕,稍凹陷,持久不愈,并有色素沉着。患者发病以来,无发热、关节痛,饮食及二便正常。既往体健,家族中无类似疾病史。诊查:双小腿下部、踝部皮肤发红,可见紫红色丘疹、瘀点、瘀斑、糜烂、坏死性溃疡及黑色结痂,点状及小片状,散在分布,有压痛,并可见明显的象牙白色萎缩性瘢痕及色素沉着斑。舌质暗红,苔白腻,脉沉滑。实验室检查:血尿便常规及肝肾功能、抗核抗体谱未见异常。皮损组织病理检查:表皮轻度角化,真皮血管增生扩张,血管壁增厚,部分管腔变窄,血管周围有少量淋巴细胞浸润。

中医诊断：脉痹。

西医诊断：青斑样血管病。

辨证：毒热炽盛，血热夹瘀。

治法：清热解毒，凉血活血。

处方：青斑八妙汤加减。金银花 30g，玄参 20g，当归 20g，生甘草 10g，川牛膝 10g，丹参 15g，木瓜 10g，鸡血藤 15g，丹皮 15g，炮姜 10g。28 剂，水煎服，日 1 剂，分早晚两次服。

二诊：上方治疗 4 周后，患者皮肤红斑明显消退，已无新发丘疹、瘀点及瘀斑，溃疡大部分愈合，仅可见少数几个，无疼痛等自觉症状，结痂基本脱落，遗留萎缩性白斑及色素沉着，继服前方。

三诊：继续治疗 2 周后，患者皮肤红斑完全消退，无新发皮疹，溃疡全部愈合，仅遗留萎缩性白斑及色素沉着。随访 5 年，病情未复发。

按：本例病情为活动进展期患者，双小腿下部、踝部皮肤发红，可见紫红色丘疹、瘀点、瘀斑、糜烂、坏死性溃疡及黑色结痂，疼痛明显，证属毒热炽盛、血热夹瘀，法当清热解毒、凉血活血，方用青斑八妙汤加减。金银花、生甘草清热解毒；玄参滋阴清热、泻火解毒；丹皮清热凉血，使毒热之邪气血两清；当归、川牛膝、丹参、鸡血藤活血通络、行气止痛、祛瘀生新；木瓜舒筋活络、利湿消肿；炮姜温经止血，温中护胃。诸药合用，共奏清热解毒凉血、活血通络利湿之功，治疗 6 周后患者皮损痊愈。

【临证撷要】

青斑样血管病好发于青年人，夏季多发，发病部位以下肢、踝部为主，再依据临床表现，本病核心病机是"毒热为本"，但常夹湿夹瘀。因此，治疗上要将清热解毒凉血贯穿始终。根据病程长久、患者体质情况，以及临床症状，分清主次，兼顾清热利湿和活血通络。

本病女性多见，临床应注意有肝郁化火表现时需兼顾治疗。牛膝、木瓜等引经药及部位用药的使用可提高疗效。温热药物及糖皮质激素使用需慎重。另外，要重视本病的诊断和鉴别诊断，避免误诊、漏诊。

【最新进展】

目前普遍认为青斑样血管病的发病机制可能与凝血功能障碍相关，其核心病理改变为真皮微静脉内血栓形成，故抗凝治疗可对缓解疾病的进展有一定作用。一项系统评价提示单药抗凝是临床治疗青斑样血管病最常用的方法，有效率达到 98%（62/63），其中 54% 的患者使用的药物为利伐沙班。

利伐沙班是一种 Xa 因子抑制剂，可以抑制凝血酶的生成。它作用于凝血级联扩增阶段，对凝血酶诱导的血小板聚集功能不直接作用，不影响初级止血功能，故用药时无需常规监测凝血功能。相比于低分子肝素钠和华法林等药物，具有服药方式简便、安全性高、无需常规监测国际标准化比值（international normalized ratio，INR）和凝血功能等优势。Kerk 等在 2013 年最早使用利伐沙班 10mg/d 治疗 3 例青斑样血管病患者，患者服药 1 周时疼痛减轻，服药 1 个月时病情明显改善，维持治疗 1 年未见疾病复发。一项前瞻性多中心二期临床研究评价了利伐沙班治疗青斑样血管病的疗效，20 名患者均口服利伐沙班 10mg，每日 2 次，治疗 12 周后患者疼痛、红斑、溃疡的症状均有减轻，生活质量得到改善。一项韩国的单中心回顾性研究，以 15 名口服利伐沙班的青斑样血管病患者作为研究对象，所有患者在治疗

2 个月后症状均得到明显改善，76.9%（10/13）的患者在停药后疾病复发，疾病复发时间平均为 24.9 周。而所有复发的患者在再次治疗后都得到了很好的控制。Drerup 等报道了一例 49 岁男性青斑样血管病病例，该患者病情反复发作，在接受了 1 周的依诺肝素 100mg/d 和 4 周的利伐沙班 10mg/d 治疗后病情缓解，治愈后仍继续长期服用利伐沙班，14 个月后疾病仍未复发，由此提出长期服用利伐沙班可能会预防青斑样血管病的复发，该假说仍需进一步的随机对照研究证实。

（崔炳南　杨 佼　徐晨琛）

第七节　结节性红斑

结节性红斑（erythema nodosum）是发生于皮下脂肪小叶间隔的炎症性疾病，本病的临床特点是小腿伸侧散在的疼痛性皮下结节，皮色鲜红或暗红。根据本病临床证候特点，属于中医文献中"瓜藤缠""梅核火丹""梅核丹"范畴。好发于青年女性，常反复发作，以春秋季发病多见。

【病因病机】

西医学病因不明，但与感染密切相关，特别是溶血性链球菌，其他可能的病原微生物有结核杆菌、病毒、衣原体、真菌等；药物也可能与本病有关。某些系统性疾病如白塞病、炎症性肠病、结节病等，以及恶性肿瘤常可伴有结节性红斑。本病发病机制不明，目前认为是对致病微生物、药物等变应原的迟发性变态反应。

中医学认为本病病位在血分，《医宗金鉴·外科心法要诀》："湿毒流注……此证生于腿胫，流行不定，或发一二处，疮顶形似牛眼，根脚漫肿……若绕胫而发，即名瓜藤缠，结核数枚，日久肿痛。"本病病因虽有多端，但其最终转归均为络有瘀阻，气血瘀滞，故见红斑、结节绕胫而发。

1. 血分蕴热　素体血分蕴热，外感湿邪，湿与热结，阻塞脉络，以致气血运行失畅，气滞则血瘀，瘀阻经络，不通则痛，瘀乃有形之物，因此腿胫红斑结节如梅核。

2. 湿热下注　脾虚失司，水湿内生，湿郁化热，湿热下注，阻隔经络脉道，则气血瘀滞，结节丛生，而发本病。

3. 寒湿凝聚　体虚之人，气血不足，卫外失固，寒湿之邪易于外袭，寒湿客于肌肤腠理、阻隔络道，引起气血瘀滞，而发本病。

【临床表现】

中青年好发，女性多见。发疹前数天可出现上呼吸道感染等前驱症状，伴低至中度发热，关节、肌肉疼痛，乏力等。多发生于小腿伸侧，亦可发生于大腿与上肢伸侧甚至面部。皮损为红色结节，直径 1~5cm，数个至数十个，对称性散在分布，不融合（图 12-10）。皮

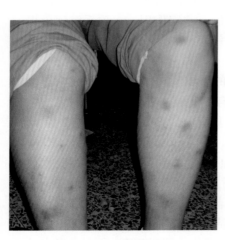

图 12-10　结节性红斑

损局部温度升高,自觉疼痛和压痛,数天后皮损变平,呈青色,这个临床过程对诊断有特征性。皮损一般经 3~6 周自行消退,不留痕迹,但可再发。部分患者皮损持久不退,持续 1~2 年亦不破溃,称为"慢性结节性红斑"或"迁延性结节性红斑"。

【组织病理】

间隔性脂膜炎为其特征。脂肪小叶间隔内水肿,红细胞外渗,血管周围中性粒细胞、淋巴细胞浸润;晚期还可见到由噬脂细胞和异物巨细胞构成的肉芽肿(图 12-11、图 12-12)。

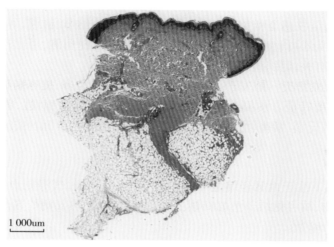

图 12-11　结节性红斑组织病理 1(HE 染色,×10)
表皮大致正常,皮下脂肪间隔增宽,脂肪小叶边缘可见炎症细胞浸润

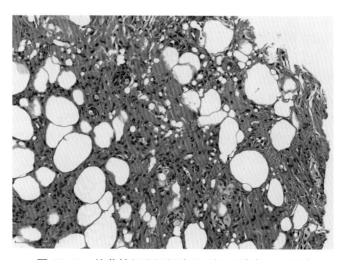

图 12-12　结节性红斑组织病理 2(HE 染色,×200)
脂肪小叶边缘可见淋巴细胞、组织细胞及少许中性粒细胞浸润,局灶组织细胞聚集形成肉芽肿性结构,可见噬脂细胞

【诊断要点】

1. 好发于小腿伸侧,亦可发于大腿、上肢伸侧,对称性的疼痛性结节,压之更甚,局部皮肤鲜红、肿胀、灼热,不破溃。

2. 一般经3~6周自行消退,不留痕迹,反复发作。

3. 组织学检查为间隔性脂膜炎。

4. 可出现上呼吸道感染等前驱症状。

【鉴别诊断】

1. 硬红斑　与结核感染相关,表现为下肢屈侧的皮下结节、破溃、坏死、结痂,可遗留瘢痕。组织病理表现为小叶性脂膜炎。**鉴别要点:** 发生于小腿屈侧,可出现溃疡,部分患者与结核分枝杆菌感染有关,组织病理表现为小叶性脂膜炎。

2. 变应性皮肤血管炎　好发于下肢和臀部,尤以小腿为多,皮疹多形性,以紫癜、溃疡、坏死和小结节为主要特征。皮损消退处遗留色素沉着或萎缩性瘢痕。**鉴别要点:** 皮疹表现多形性,如出血性斑丘疹、紫癜、血疱、坏死、结节、溃疡,可有色素沉着或浅表瘢痕。

【辨证思路】

本病由于湿热下注于血脉经络之中,致使气血运行不畅,气滞则血瘀,瘀阻经络,不通则痛,瘀乃有形之物,故可见结节形如梅核。结节初期焮红,热甚则灼热而肿,湿甚则腿跗浮肿,瘀久则结节趋于暗紫。

【治疗】

一、中医治疗

1. 内治法

（1）血热偏盛证

主症:首次发病或疾病进展期。下肢出现疼痛性结节,色红、肿胀、灼热、疼痛,可伴有发热,关节、肌肉疼痛。舌红,苔薄白或薄黄,脉数。

治法:凉血清热,活血化瘀。

方药:通络方加减。生地30g,丹皮10g,大青叶15g,金银花10g,川芎10g,当归12g,泽兰12g,桂枝12g,茯苓12g,地龙10g,防风10g,木瓜10g,丹参15g,甘草6g。

加减:结节硬而不散加鳖甲、昆布、橘核、莪术、三棱以软坚散结;足跗浮肿加黄芪、蚕沙以行气利水;关节酸痛加威灵仙、秦艽以祛风胜湿。

（2）湿热下注证

主症:病情反复发作,或迁延不愈。下肢出现疼痛性结节,色红或淡红,肿胀,局部温度升高或不高,可有下肢腿跗浮肿,发热不明显,伴有乏力,大便溏或黏腻。舌淡,苔白腻或黄腻,脉滑。

治法:清热利湿,活血化瘀。

方药:通络方合萆薢渗湿汤加减。苍术10g,黄柏10g,炒白术10g,白扁豆10g,滑石20g,苦参10g,冬瓜皮30g,萆薢15g,薏苡仁30g,茯苓10g,丹皮10g,通草6g,川芎10g,当归

12g,泽兰 12g,桂枝 12g,地龙 10g,防风 10g,丹参 20g,甘草 6g。

（3）寒湿凝滞证

主症：病情反复或迁延不愈,平素肢寒怕冷,四末不温。下肢出现疼痛性结节,颜色趋于暗紫,发热不明显。舌淡或紫暗,苔薄白或水滑,脉沉细涩。

治法：温化寒湿,活血化瘀。

方药：桂枝 10g,熟附子 6g,肉桂末（冲）3g,赤芍 10g,红花 10g,鸡血藤 12g,丹参 12g,炒白术 10g,秦艽 10g,炙甘草 10g。

加减：气虚重者加党参、炙黄芪；血虚者加当归、生地、熟地；下肢浮肿明显者加生薏仁、车前子、冬瓜皮。

2. 外治法

（1）如意金黄散,红肿疼痛明显者,可用龙井茶水调敷,每日 1 次。

（2）玉露膏外敷,每日 1 次,适用于初发红肿明显者。

二、西医治疗

寻找并去除病因是治疗与预防复发的关键,如有链球菌等感染者应用敏感抗生素。急性期应卧床休息,可选用羟氯喹、沙利度胺、碘化钾等药物,疼痛明显者可加用解热镇痛药,重症者可予小剂量糖皮质激素。

【案例分析】

病例 1

韩某,女,31 岁,初诊日期：1975 年 9 月 16 日。

患者主因"两小腿反复起红疙瘩、肿痛 2 月余"就诊。患者 2 个月前曾患感冒发热,退热后两下肢发现有红斑结节,走路痛,去附近医院治疗,有消有起,反复不愈,转来我院要求中医治疗。检查：两小腿伸侧可见散在大小不等的鲜红斑块六七处,灼热感,结节如樱桃大至指头大,触痛明显,行走不利。舌质红,苔薄黄腻,脉滑数。

中医诊断：瓜藤缠。

西医诊断：结节性红斑。

辨证：湿热下注,气滞血瘀。

治法：通络祛瘀,佐以利湿。

处方：地龙 9g,鸡血藤 15g,归尾 9g,红花 9g,牛膝 9g,香附 9g,赤芍 9g,泽兰 9g,茜草 9g,生薏苡仁 9g,王不留行 9g,黄芩 9g。5 剂,水煎服,日 1 剂,分早晚两次服。

二诊（9 月 21 日）：药后红斑基本消退,大便不畅,脉滑,舌苔黄腻已化。前方去黄芩、生薏苡仁,加桃仁 9g,服 5 剂。治愈后未再发。

病例 2

魏某,女,38 岁,初诊日期：1976 年 3 月 3 日。

患者主因"两小腿反复起红斑硬块 5 年"就诊。患者 1971 年春节后,两小腿后侧起指头大硬结 3 个,因无痛感,未予处理,后硬结增大。经某医院诊断为结节性红斑,治疗数月后渐消,但每年逢春季即复发加重,迄今不愈。检查：两下肢屈侧足踝上方各有 3~4 个、3~5cm 大小的暗红色硬结斑块,中等硬度,轻度压痛,左小腿留有暗褐色萎缩性瘢痕一处。以往有肺病史,月经后期,营养不良,面色无华,舌淡苔光,脉细无力。

中医诊断：瓜藤缠。

西医诊断：结节性红斑。

辨证：气虚血瘀，瘀阻经络。

治法：补气活血，通络祛瘀。

处方：黄芪 12g，当归 9g，赤芍 9g，红花 9g，鸡血藤 30g，川芎 6g，丹参 12g，香附 9g，茜草 9g，怀牛膝 9g。7 剂，水煎服，日 1 剂，分早晚两次服。

二诊（3 月 10 日）：药后硬结较小，已无压痛，前方加陈皮 6g，嘱服 10 剂。

三诊（3 月 21 日）：硬块明显缩小，面色转红，前方加王不留行 9g，7 剂。

四诊（3 月 29 日）：硬结继续消退，月经来临。继服前方 10 剂。

以后用前方增减调治 2 个月后，硬结全消。1 年后追踪未复发。

按：结节性红斑发于腿胫，类似医籍所载的"瓜藤缠"。治疗本病应多从血分来考虑用药，唐容川在《血证论》中曾提到"既已成瘀，不论初期已久，总宜散血，血散瘀去则寒、热、风、湿均无遗留之迹矣"。因此治宜通络祛瘀、行气活血为主。

【临证撷要】

《证治准绳》："或问：足股生核数枚，肿痛久之，溃烂不已，何如？曰：此名瓜藤缠，属足太阳经，由脏腑湿热流注下部所致。用防风通圣散加槟榔、牛膝、防己主之。"本病治疗除辨湿热、血热、血瘀之外，还应注意牛膝、木瓜等引经药和部位用药的运用。

本病以女性患者为多，因妇女以血为本，不论月经、胎孕、产褥都是以血为用，动易耗血，冲任受损，气血不调，血病则气不能独化，气病则血不能畅行，气滞则血瘀，气血失和，湿邪所凑，易酿此证。

（崔炳南　杨佼　徐晨琛）

参 考 文 献

1. CRIADO P R, ROMITI R, HALPERN I, et al. An unusual giant thrombus displaying percutaneous elimination [J]. Dermatol Online J, 2011, 17: 14.

2. MICIELI R, ALAVI A. Treatment for livedoid vasculopathy: A systematic review[J]. JAMA Dermatol, 2018, 154: 193-202.

3. KERK N, DRABIK A, LUGER T A, et al. Rivaroxaban prevents painful cutaneous infarctions in livedoid vasculopathy[J]. Br J Dermatol, 2013, 168: 898-899.

4. LEE J S, CHO S. Livedoid vasculopathy in Koreans: clinical features and response to rivaroxaban treatment[J]. J Eur Acad Dermatol Venereol, 2020, 34: e176-e178.

5. DRERUP C, GOERGE T. Prevention of livedoid vasculopathy recurrence by prolonged administration of rivaroxaban[J]. J Eur Acad Dermatol Venereol, 2017, 31: e532.

第十三章　皮肤附属器及黏膜相关疾病

第一节　痤　疮

痤疮（acne）是一种毛囊皮脂腺的慢性炎症性皮肤病，其主要表现是发生于颜面部和胸背部的开放性或闭合性粉刺（黑头粉刺或白头粉刺）及炎症性皮损，后者主要包括丘疹、脓疱、结节、囊肿等损害。常伴有色素沉着、瘢痕等显著的生理损害及抑郁、焦虑等心理损害。根据本病临床证候特点，属于中医文献中"粉刺""面粉渣""酒刺""粉花疮""肺风粉刺"等范畴。好发于青少年，成人亦不少见。

【病因病机】

西医发病机制尚未完全阐明。遗传、雄激素诱导的皮脂大量分泌、痤疮丙酸杆菌增殖、毛囊皮脂腺导管的角化异常、免疫炎症反应等都可能与其发病相关，情绪、饮食等因素变化亦可导致发病。毛囊皮脂腺受性激素的调控，当雄、雌激素水平失衡，雄性激素水平增高时，皮脂分泌增加，为痤疮丙酸杆菌提供厌氧环境，从而促进皮脂中的甘油三酯水解为游离脂肪酸，刺激毛囊及毛囊周围发生非特异性炎症反应，炎症反应使毛囊壁损伤破裂，引起毛囊皮脂腺单位周围炎症，出现丘疹、脓疱、结节和囊肿等。

中医学认为本病发生多素体血热偏盛，加之饮食不节、外邪侵袭所致，病因病机与湿、热、瘀相关。

1. 血热偏盛　素体阳热偏盛，血热外壅，体表络脉充盈，气血郁滞，因而发病。

2. 肺胃积热　辛辣之品属阳属热，偏嗜日久，助阳化热；鱼腥油腻肥甘之品，过食则中焦运化不周，积久亦可化生火热。血随热行，上壅于胸面，致粟疹色红且多发于颜面、胸背等处。

3. 气血凝塞　风热之邪外袭，与血热搏结，粟疹色红；冷水洗面，气血遇寒凉而郁塞，以致粟疹累累；不洁之物附着，更可见黑头粉刺。

4. 血瘀痰结　病情持久不愈，气血郁滞，化湿生痰，痰血瘀结，致使粟疹日渐扩大，出现结节，累累相连。

5. 冲任失调　多为女性患者，情志不畅，损伤冲任，致肝经瘀滞，气血失常，郁于肌表，发为此病。

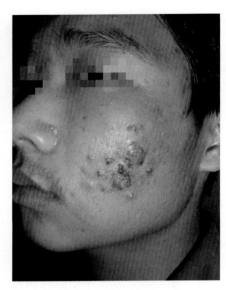

图 13-1　痤疮

【临床表现】

皮损好发于面颊部，其次是胸部、肩部、背部，常对称分布，初发皮损为与毛囊一致的圆锥形丘疹，如白头粉刺（闭合性粉刺）及黑头粉刺（开放性粉刺）；皮损加重，形成炎症丘疹，顶端可见小脓疱；进一步发展可形成大小不等的结节和囊肿，挤压时有波动感，破溃后常形成窦道和瘢痕（图 13-1）。本病一般症状轻微，严重时可有疼痛。病程慢性，炎症性痤疮消退后易并发炎症后色素沉着和持久性红斑，结节型和囊肿型痤疮易遗留瘢痕。

依据皮损性质，可将痤疮分为 3 度、4 级，即：

轻度（Ⅰ级）：仅有粉刺。

中度（Ⅱ级）：有炎性丘疹。

中度（Ⅲ级）：出现脓疱。

重度（Ⅳ级）：有结节、囊肿。

【诊断要点】

1. 好发于青年男女。

2. 皮损主要分布于颜面、前胸及肩背部，表现为粉刺、丘疹、脓疱、结节及囊肿，多对称分布。

【鉴别诊断】

1. 酒渣鼻　面中央为主的阵发性潮红、持久性红斑，面颊、口周、鼻部的毛细血管扩张及丘疹、脓疱。**鉴别要点**：发病年龄通常晚于痤疮，面部容易潮红或有持久性红斑，一般无粉刺。

2. 颜面播散性粟粒型狼疮　好发于眼睑及鼻周，表现为散在棕红色扁平或半球形丘疹、小结节。组织病理学检查，可见真皮中干酪样坏死性肉芽肿。**鉴别要点**：眼睑皮疹，典型皮损用玻片按压时，可见苹果酱色小点。

3. 粟丘疹　好发于眼睑、颊及额部，单个皮损表现为白色或黄白色丘疹，表面光滑，似米粒埋于皮内，数目常较多，一般无自觉症状。**鉴别要点**：皮损形态较一致，且很少超过数毫米，触之坚硬。

【辨证思路】

若初起面部、胸背红色丘疹，或见白黑头粉刺，可挤压出黄白色粉渣，多属风热所致；若丘疹红肿疼痛，甚或脓疱者，多属湿热蕴阻；若皮损暗红，甚或以结节、囊肿为主，多属痰瘀结聚；若皮损久不成脓，或脓成无法透发，多属阳郁寒凝。

观察皮损的同时，自觉症状和舌脉亦有助于辨证。如伴口干、咽干、便干等，多为风热犯肺，可见舌红，苔黄，脉弦；如伴面部、胸背油腻光亮，口臭、尿黄等，多为湿热困脾，可见舌红，苔腻，脉滑；如面色晦暗，或女性患者经行带血块，多为气血不畅，可见舌暗，脉细涩；如伴怕冷，手足欠温，多为阳郁寒凝，可见舌淡或紫暗，脉细或无力；如女性患者皮损随月经周期变

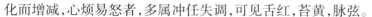

化而增减,心烦易怒者,多属冲任失调,可见舌红,苔黄,脉弦。

临床应结合局部皮损辨证和全身整体辨证,尽可能做到精准辨证,这样才能更好地指导选方用药。

【治疗】

一、中医治疗

1. 内治法

(1)肺经风热证

主症:颜面毛囊性红丘疹,多分布于前额、鼻翼两侧、下颌部位或鼻头处,甚者可见小脓疱,亦可见米粒大小淡黄色白头或黑头粉刺,自觉痒痛,伴口干、咽痛、大便偏干。舌质红,苔薄黄,脉弦滑或弦数。

治法:清热泻肺,凉血解毒。

方药:枇杷清肺饮或五味消毒饮。枇杷叶 9g,桑白皮 9g,黄连 6g,黄柏 9g,人参 6g,甘草 6g,金银花 15g,野菊花 6g,蒲公英 6g,天葵子 6g,紫花地丁 6g。

加减:若皮损红者加丹皮、大青叶;若咽痛者加桔梗、知母;若口渴者,酌加麦冬、玉竹、生石膏、知母;若大便干者,加大青叶或生大黄。

(2)肠胃湿热证

主症:颜面(额、双颊、下颌)、胸背油腻光亮,上述部位较多红色丘疹、粉刺、脓疱,皮损红肿疼痛,伴口臭,便秘,尿黄。舌质红,苔黄腻,脉滑数。

治法:清热除湿,解毒排脓。

方药:茵陈蒿汤加减。茵陈 12g,栀子 6g,酒大黄 6g。

加减:油脂分泌旺盛者,加生侧柏叶、生山楂;脓疱较多者,加金银花、野菊花、白花蛇舌草。

(3)气血郁滞证

主症:久治不愈,颜面等部位皮疹经年不消退,色红或暗红。女性患者经血来潮皮疹加重,经后减轻;素日月经不调,经行带血块,伴腹痛。男性患者面色晦暗或紫红。舌质暗红或有瘀斑,脉沉细涩。

治法:凉血清肺,化瘀理气。

方药:桃红四物汤加减。桃仁 9g,红花 6g,当归 9g,熟地 9g,白芍 9g,川芎 9g。

加减:伴口苦者,加胆草、生地;胃脘嘈杂者,加黄连、吴茱萸。

(4)血瘀结聚证

主症:面颊及下颌部之皮疹反复发作,经久不消,渐成黄豆或蚕豆大肿物,日久则融合,高突不平,或部分消退而遗留痕迹。舌质淡,苔滑腻,脉濡或滑。

治法:活血化瘀,软坚散结。

方药:海藻玉壶汤加减。海藻 9g,贝母 9g,陈皮 9g,海带 6g,昆布 9g,青皮 6g,川芎 9g,当归 9g,半夏 9g,连翘 9g,独活 9g。

加减:皮损瘙痒者加白鲜皮、白蒺藜;大便干结者加酒大黄;皮疹色红者,加丹皮、知母。

(5)冲任失调证

主症:女性患者,月经前皮疹明显增多或加重,月经后皮疹减少或减轻,可伴有月经不调,月经量少,经前心烦易怒,乳房胀痛。舌质红,苔薄黄,脉弦细数。

治法:调节冲任,疏肝理气。

方药:加味逍遥散加减。丹皮 6g,栀子 6g,柴胡 12g,当归 12g,白芍 12g,茯苓 12g,白术 12g,甘草 6g。

加减:伴口苦者,加胆草、生地;胃脘嘈杂者,加黄连、吴茱萸。

（6）阳郁寒凝型

主症:皮损颜色暗红,大多无明显疼痛,或无法成脓,或成脓但无法透发,伴有面色晦暗,怕冷,少汗,手足不温等。女性可见月经后期,量少色暗,痛经等。舌质淡胖,有齿痕,或舌质紫暗,脉沉细无力。

治法:温阳解郁,通络解毒。

方药:通阳解毒汤加减。生麻黄 6g,黑附片 6g,细辛 3g,黄连 6g,吴茱萸 3g,白芍 12g,炙甘草 6g,丹参 15g,白花蛇舌草 15g。

加减:大便溏泻者加炒白术、茯苓;皮疹肿痛明显者加连翘、地丁;舌质紫暗者加桃仁、红花;腹胀痛者加干姜。

2. 外治法

（1）颠倒散:大黄、硫黄等量研细末,用茶水或凉开水调涂,日 1~2 次,适用于肺经风热证和气血郁滞证之皮损。

（2）耳穴埋豆:取内分泌、皮质下、肺、心、胃等穴,用王不留行籽贴在穴位上,嘱患者每日按压 1 分钟,每 5 日更换一次。

（3）针刺治疗:主穴选百会、曲池、尺泽、大椎、合谷、肺俞等,配穴选四白、颧髎等,施平补平泻手法,得气后留针 30 分钟,每 1~2 日 1 次。

二、西医治疗

分为外用药物治疗和系统治疗。轻度及轻中度痤疮以外用药物治疗为主,中重度及重度痤疮应在系统用药的同时,辅以外用药物治疗。

1. 外用药物治疗

（1）维 A 酸类药物:可作为轻度痤疮的单独一线用药,具有改善毛囊皮脂腺导管角化、溶解微粉刺和粉刺、抗炎,预防和改善痤疮炎症后色素沉着、瘢痕作用。

（2）抗菌药物:过氧化苯甲酰,推荐作为炎性痤疮首选外用抗菌药物,目前尚无针对痤疮丙酸杆菌的耐药性出现,可缓慢释放出新生态氧和苯甲酸,具有杀灭痤疮丙酸杆菌、抗炎及轻度溶解粉刺作用。红霉素、夫西地酸等也具有抗痤疮丙酸杆菌和抗炎作用,但由于外用易诱导痤疮丙酸杆菌耐药,故不推荐单独或长期使用。

（3）其他:不同浓度与剂型的壬二酸、二硫化硒、水杨酸等药物也具有抑制痤疮丙酸杆菌、抗炎或轻微剥脱作用,亦可用于痤疮外用治疗。

2. 系统药物治疗

（1）抗菌药物:适用于中重度痤疮。首选四环素类药物:多西环素 100~200mg/d,米诺环素 50~100mg/d。四环素类药不能耐受或有禁忌证时,可考虑用大环内酯类:如红霉素 1.0g/d。使用抗生素治疗痤疮应规范用药剂量和疗程,疗程建议不超过 8 周。

（2）维 A 酸类:结节囊肿型重度痤疮的一线治疗药物,亦可用于伴皮脂溢出过多、其他方法效果不佳的痤疮。常见药物有:异维 A 酸,通常 0.25~0.5mg/（kg·d）作为起始剂量,之后可根据患者耐受性和疗效逐渐调整剂量,重度结节囊肿性痤疮可逐渐增加至 0.5~1.0mg/(kg·d)。维胺酯是我国自行研制生产的第一代维 A 酸类药物,每次 50mg,每日 3 次。本类药物有致畸的副作用。

3. 激素治疗　抗雄激素治疗,适用于伴高雄激素表现的女性痤疮患者,常用药物主要有雌激素、孕激素、螺内酯及胰岛素增敏剂等。

4. 物理与化学治疗　蓝光或红光治疗适用于轻中度皮损;光动力治疗适用于中重度痤疮;强脉冲光、脉冲染料激光适用于消退痤疮色素沉着及红斑;点阵激光治疗痤疮瘢痕。另外,果酸、水杨酸及复合酸等化学剥脱治疗,在减少痤疮皮损的同时改善皮肤质地,临床上可用于轻中度痤疮及痤疮后色素沉着的辅助治疗。

【临证撷要】

痤疮是一种好发于面部的损容性皮肤疾病,在药物规范治疗的同时,应加强健康教育和科学护肤的指导。健康教育:限制糖类、油腻及奶制品的摄入,避免熬夜,规律作息。科学护肤:清洁,可选择控油保湿清洁剂洁面,切不可过度清洁,忌搔抓、挤压;保湿,选择舒敏保湿类产品,谨慎使用化妆品。痤疮多呈慢性过程,易复发,应重视定期随访复诊,调整治疗及护肤方案,以防复发。

【最新进展】

四川大学华西医院的一项研究表明,痤疮皮损中的主要菌群为葡萄球菌、痤疮丙酸杆菌和马拉色菌,三者产生相互抑制或促进作用,以维持皮肤菌落的微生态平衡。其中,表皮葡萄球菌与马拉色菌在此微生态平衡中起到尤为重要的作用。有研究者发现,表皮葡萄球菌可诱导肺泡上皮细胞等人类细胞的炎症因子分泌,亦有体外实验检测到马拉色菌对人体角质形成细胞的炎症诱导作用。因此,虽然通常认为痤疮丙酸杆菌在炎症和毛囊角化中有重要作用,但其过度繁殖可能并不是痤疮发病的关键因素。有专家认为,在过去四十年中痤疮丙酸杆菌在痤疮致病中的作用被高估。由于皮肤微生态较为复杂,目前尚不能判断哪种细菌或真菌在痤疮的发病机制中所起的作用更重要,皮肤微生物多样性的丧失和先天免疫的激活可能导致慢性炎症的产生。在局部或全身应用抗生素治疗痤疮时,应考虑其对皮肤微生态平衡的可能损害以及临床相关的耐药问题。

(丁　旭　郭　润)

第二节　脂溢性皮炎

脂溢性皮炎(seborrheic dermatitis)是一种慢性丘疹鳞屑性、浅表炎症性皮肤病,好发于头面、躯干等皮脂溢出部位,可伴不同程度的瘙痒,多见于成人和新生儿。根据本病临床证候特点,属于中医文献中"白屑风""面游风""眉风癣"等范畴。

【病因病机】

西医发病机制尚不清楚。脂溢性皮炎主要发生于皮脂溢出部位,通常认为该病与皮脂分泌增多有关。也有报道脂溢性皮炎患者皮肤表面类脂质分泌并无增加,但其组成中胆固醇、三酸甘油酯及石蜡增加而角鲨烯减少,表明皮脂化学成分的改变也可能与该病发生相关。糠秕马拉色菌也被认为与脂溢性皮炎的发生和加重相关。此外,皮肤屏障受损、免疫反应及个体易感性也可能诱发该疾病。

中医认为本病总因风湿热互结而发。既有先天禀赋异常,又有后天外感风邪、饮食失节、情志内伤等原因。

1. 血热风燥 素体内热,外感风邪,湿热上蒸,急性发病,皮损潮红。

2. 脾胃湿热 后天饮食失节,嗜食肥甘厚味,致脾失健运,湿热内生,或兼感风邪,郁于肌肤,头面起疹,甚或流水结痂。

3. 阴伤血燥 病情日久不愈,或思虑无度,起居无常,耗伤阴血,血虚风燥,肌肤失养,干燥肥厚,脱屑,瘙痒。

【临床表现】

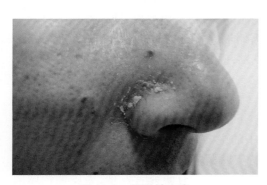

图 13-2 脂溢性皮炎

1. 婴儿脂溢性皮炎 常于出生后 2~10 周发病,好发于头顶及前囟区、耳周及褶皱部位,表现为薄厚不等的油腻性红色斑片,头皮处皮损可表现为灰黄色或黄褐色鳞屑或黏着性厚痂,严重者可见渗出、糜烂。一般 3 周至 2 个月逐渐减轻、痊愈。

2. 成人脂溢性皮炎 多见于头面部,皮损常对称,见油腻性鳞屑性斑片,基底潮红,伴不同程度瘙痒(图 13-2)。多对刺激敏感,日晒、高温及过度的局部治疗可能加重皮损。

【组织病理】

不同病期表现不同。急性脂溢性皮炎表现为毛囊口角化不全,表皮海绵水肿,真皮浅表血管周围、毛囊周围淋巴细胞为主的浸润,可见少量中性粒细胞。慢性脂溢性皮炎表现为不规则的棘层肥厚及灶状角化不全。

【诊断要点】

1. 境界清楚的红斑,上附有糠样油腻鳞屑。
2. 发生于皮脂腺活跃的时期,即出生后数月及青春期后。
3. 好发于皮脂溢出部位,如眉弓、鼻唇沟、胡须区域等。
4. 可伴不同程度瘙痒。

【鉴别诊断】

1. 头部银屑病 银白色云母状鳞屑性斑片,白色鳞片强行剥离可见点状出血,有典型束状发。鉴别要点:可见 Auspitz 征及束状发,且皮肤镜下可见亮红色背景上有较多球状、发夹状和环状血管。

2. 玫瑰糠疹 好发躯干及四肢近端,常不累及头面,皮损长轴大多沿皮纹分布,可见"母斑",有领圈样脱屑。鉴别要点:无皮脂溢出部位多发的表现。

3. 湿疹　皮损多表现为多形性,水疱、渗出、糜烂,头面部明显,瘙痒剧烈。**鉴别要点:** 多与婴儿脂溢性皮炎相鉴别,无皮脂溢出部位多发的表现,亦无油腻性鳞屑。

【治疗】

一、中医治疗

1. 内治法

（1）血热风燥证

主症:皮肤潮红,干燥瘙痒,伴心烦口渴,大便秘结。舌红,苔薄黄,脉弦滑。

治法:清肺胃热,凉血消风。

方药:消风散加减。当归 9g,生地 15g,防风 6g,蝉蜕 6g,知母 9g,苦参 6g,胡麻 9g,荆芥 9g,苍术 9g,牛蒡子 6g,生石膏 30g,甘草 6g。

（2）脾胃湿热证

主症:皮损淡红或黄,灰白色鳞屑,渗液,甚或流水结痂,瘙痒时作,大便干,小便黄。舌红,苔黄腻,脉滑数。

治法:利湿清热。

方药:龙胆泻肝汤加减。龙胆草 6g,栀子 6g,黄芩 9g,柴胡 9g,生地 15g,车前子 9g,泽泻 9g,当归 9g,甘草 6g。

（3）阴伤血燥证

主症:慢性病程,日久不愈,红斑基础上可见干性灰白糠秕状鳞屑,皮肤肥厚干燥、无光泽,瘙痒,伴脱发,大便干结。阴伤甚者则舌红苔剥脱,血虚甚者则舌淡苔薄,脉沉弦或弦细。

治法:阴伤则滋阴除湿;血虚则养血祛风止痒。

方药:阴伤予滋阴除湿汤;血虚予当归饮子。

滋阴除湿汤:生地 15g,玄参 9g,当归 9g,丹参 15g,茯苓 9g,泽泻 9g,白鲜皮 9g,蛇床子 9g。

当归饮子:当归 9g,熟地 9g,白芍 9g,川芎 6g,制首乌 6g,黄芪 9g,荆芥 9g,防风 6g,白蒺藜 9g,甘草 6g。

2. 外治法

（1）皮脂溢出或皮屑较多者,可用脂溢洗方（苍耳子 30g,苦参 15g,王不留行 30g,明矾 9g）,煎水洗头,每次 15 分钟。

（2）皮损色红,伴黏腻渗出者,可用马齿苋 30g、黄芩 10g、黄柏 10g,煎汤凉敷,每次 20 分钟,每日 1~2 次。

（3）干性者用润肌膏。

二、西医治疗

可口服维生素 B_2、维生素 B_6 或复合维生素 B,瘙痒明显时可口服抗组胺药,炎症反应明显时,可短期口服抗生素。外用药,对红斑、鳞屑性皮损可选用钙调磷酸酶抑制剂;少量渗出、糜烂者可外用 1% 雷凡诺尔锌氧油;头皮皮损可用二硫化硒洗剂或含酮康唑的洗剂。

【案例分析】

毛某,男,32 岁,1971 年 1 月 8 日初诊。

主因"头皮、面颊瘙痒伴脱屑 1 年余"就诊。患者 1 年多前开始出现头皮瘙痒,搔抓后脱屑,有结痂,继之前额发际、双耳耳郭、脸颊等处亦搔抓脱屑,经久不愈。诉平素冷水洗头。诊查:头皮大片潮红浸润,耳郭、颈项、脸颊有轻度浸润,上附细薄鳞屑。舌质红,苔净。

中医诊断:白屑风、面游风。

西医诊断:脂溢性皮炎。

辨证:血热风燥,伤阴耗血。

治法:滋阴清热,润燥止痒。

处方:生地 15g,玄参 9g,茯苓 6g,泽泻 9g,丹皮 9g,苍耳子 9g,地肤子 9g,麻仁 9g。7 剂,水煎服,日 1 剂,分早晚两次服。外用:祛湿膏。

二诊(1 月 15 日):药后瘙痒减轻,皮损渐薄,鳞屑减少。仍予前方加熟地 15g、丹参 9g,续服 7 剂。

三诊(1 月 22 日):头皮皮损已不显,痒轻,但脸颊仍痒,潮红、轻度浸润,并见痤疮样损害。用初诊方加枇杷叶 9g、桑白皮 9g,嘱服 7~14 剂。

1 个月后复诊,皮损基本消退。

按:本案病程慢性,日久不愈,致肌肤失养,有鳞屑,伴瘙痒,此为血燥表现;舌质红,苔净,此为虚证伤阴之象,故用滋阴息风法治之而愈。

(丁 旭 郭 润)

第三节　玫 瑰 痤 疮

玫瑰痤疮(acne rosacea),原称酒渣鼻,是一种好发于面中部、主要累及面部血管和毛囊皮脂腺单位的慢性炎症性疾病,具有多样的临床表现,皮损受累范围不一。根据本病临床证候特点,属于中医文献中"赤鼻""齄鼻疮"等范畴。多见于中年人。

【病因病机】

西医发病机制尚不十分清楚。目前认为,该病是由综合因素所致,但明确与血管高反应性相关。多数典型患者都有面部容易潮红伴肤色逐渐变红的病史,即局部血管舒缩功能失调,导致毛细血管长期扩张是主要原因。毛囊蠕形螨寄生在面中部大的毛囊皮脂腺中也被认为是该病的原因之一。此外,食用辛辣食物、饮酒、冷热刺激、精神紧张等刺激末梢神经,使其释放大量神经介质,进而维持血管舒张及血管高反应性,也是本病诱发和加重的重要因素。近年来,研究发现幽门螺杆菌(HP)与本病发生也存在一定关系。

中医认为本病总因热毒蕴积于上而发,病位在鼻,内关肺胃,过食辛辣、外邪侵袭常加重病情。

1. **肺经积热**　肺经气郁而化热,热与血相搏,血热入肺窍,使鼻渐红,发为此病。

2. **脾胃积热**　嗜酒或过食辛辣肥甘之物,助升胃火,脾胃积热,上蒸颜面,故发为红斑、丘疹、脓疱。

3. **寒凝血瘀**　湿热搏结,复感寒邪,湿热毒邪迫阻脉络,血瘀凝结,鼻部先红后紫,久则呈暗红,增生肥厚,形成鼻赘。

【临床表现】

好发于鼻头、鼻翼两侧，可延及额、两颊。根据各期皮损表现不同，临床上可分为四型。

1. 红斑毛细血管扩张型　面中部尤其是鼻部、两颊、前额、下颌等部位，反复发生潮红，在酒精、冷热环境、辛辣食物、运动等不同刺激下，日久形成持久不退的潮红。毛细血管扩张首先出现在鼻翼，然后向面颊部发展。

2. 丘疹脓疱型　在红斑毛细血管扩张的基础上，病情继续发展，出现丘疹、脓疱，但无粉刺形成，毛细血管扩张也更加明显（图 13-3）。此型表现通常会持续数年或更长时间。

3. 鼻赘型　多见于鼻部，在前两型基础上，由于皮脂腺过度增生并纤维化导致。

4. 眼型　此型多累及眼睑睫毛毛囊及眼睑相关腺体，常导致干眼及角膜、结膜病变，会出现眼睛干燥、异物感、流泪、畏光、视物模糊等不适症状。其严重程度并不与面部皮损的严重程度成正比，常与其他三型并存。

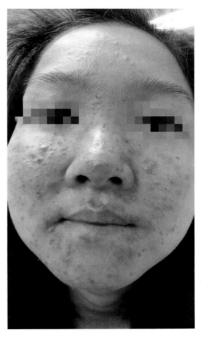

图 13-3　玫瑰痤疮

【组织病理】

组织病理改变各型均有不同。红斑毛细血管扩张型主要表现真皮内毛细血管扩张，血管周围非特异性炎症细胞浸润。丘疹脓疱型可见血管周围及毛囊周围淋巴组织细胞浸润。鼻赘型主要是皮脂腺增生明显，并可见弹性纤维组织溶解。该病没有粉刺形成，炎症最严重的可见毛囊周围非干酪样上皮样肉芽肿形成。

【诊断要点】

1. 面中部为主，反复发生的阵发性潮红或持久性红斑。

2. 根据病情进展，可出现面颊、口周、鼻部毛细血管扩张，或丘疹和脓丘疱疹，或鼻部、面颊、口周肥大增生改变，或有眼部症状。

3. 可伴有灼热、刺痛、干燥或瘙痒等主观症状。

【鉴别诊断】

1. 脂溢性皮炎　好发于皮脂溢出部位，毛孔粗大，易挤出白色皮脂，局部刺激后会出现暂时性充血性红斑，但不见毛细血管扩张及丘疹脓疱，可伴有不同程度瘙痒。**鉴别要点**：两者皮损部位有区别，脂溢性皮炎多在前额、眉弓、鼻唇沟等处，玫瑰痤疮多在面颊部、鼻翼及口周；另外，脂溢性皮炎可见油腻性鳞屑，玫瑰痤疮多表现潮红和毛细血管扩张。

2. 寻常痤疮　好发于青年男女，常见面部、前胸、肩背部，鼻部不常受累，除炎症性皮损外，还可见开放和闭合的粉刺，无充血性红斑及毛细血管扩张。**鉴别要点**：玫瑰痤疮无粉刺表现。

3. 口周皮炎　以口周部位为主，反复发生的淡红色丘疹、丘疱疹、脓疱等，红斑不显著，丘疹形态较小，群集存在。**鉴别要点**：本病不以毛细血管扩张为主要表现。

4. **盘状红斑狼疮**　皮损常累及面部,表现为扁平或微隆起的附有黏着性鳞屑的盘状红斑或斑块,剥去鳞屑可见其下的角栓和扩大的毛囊口,皮损中央逐渐出现萎缩、色素减退,而周围多色素沉着。需要血清自身抗体检测及组织病理学进一步检查。**鉴别要点:**如存在脓疱和丘疹或者睑缘炎则倾向玫瑰痤疮,如存在细小鳞屑、色素改变、毛囊角栓和瘢痕则倾向红斑狼疮。

5. **颜面播散性粟粒型狼疮**　好发于下眼睑及鼻周,表现为散在的棕红色扁平或半球形丘疹或小结节,质地柔软。诊断依据组织病理学检查,可见真皮中干酪样坏死性肉芽肿。**鉴别要点:**该病病理上与肉芽肿性酒渣鼻临床表现有些相似,肉芽肿性酒渣鼻组织病理学显示为肉芽肿性炎症反应。

【辨证思路】

初起鼻头或鼻翼两侧红赤,眉间、两颊、下颌等部位可渐成红斑,日久可见血丝显露,多为热盛所致;此时若治疗不及时,积热日久,热与血搏,出现红丘疹、脓疱,鼻部深红,为血热壅聚;若病程长久,调摄失宜,鼻部暗红或紫红,渐肥厚增生,热势未减,复感寒邪,经脉失畅,致血瘀凝滞,终形成鼻赘。

观察皮损的同时,自觉症状和舌脉亦有助于辨证。如局部红斑,伴饮食不节,嗜酒、辛辣,口干口渴,口臭,便秘等,多为肺胃热盛,可见舌质微红,苔薄黄,脉数;如局部丘疹、脓疱,伴口干口苦,大便干或不爽利,小便黄,多为血热壅聚,可见舌红或红绛,苔黄,脉滑数或弦数;若鼻部渐肥厚增生,可见局部毛孔粗大,此时可无明显自觉症状,多为血瘀凝滞,可见舌质暗红或瘀斑,苔白,脉弦涩。

【治疗】

一、中医治疗

1. 内治法

（1）肺胃积热证

主症:鼻部及鼻翼两侧、脸颊及前额等处,红斑阵作,持久不退,血丝渐露,伴口干口渴,喜冷饮,消谷善饥,便秘。舌质微红,苔薄黄,脉数。

治法:清肺胃热,凉血疏风。

方药:枇杷清肺饮加减。枇杷叶9g,桑白皮9g,黄连6g,黄柏9g,人参6g,甘草6g。

加减:可酌加生石膏、知母,以增加清胃热之力。

（2）血热壅聚证

主症:皮损局部红斑持久并渐成深红色,出现丘疹、脓疱,血丝显露,有灼热感,伴有口干口苦,大便干,小便黄。舌红或红绛,苔黄,脉滑数或弦数。

治法:清热解毒,凉血清肺。

方药:凉血清肺饮加减。生地黄15g,牡丹皮9g,赤芍9g,黄芩9g,知母9g,生石膏30g,桑白皮9g,枇杷叶9g,甘草6g。

加减:若有脓疱,可予三黄栀子汤与上方合方化裁。

（3）血瘀凝滞证

主症:鼻部暗红或紫红,逐渐肥大增生,或呈结节或瘤状,形成鼻赘,一般多无自觉症状。

舌质暗红或瘀斑,苔白,脉弦涩。

　　治法:活血化瘀,软坚散结。

　　方药:通窍活血汤加减。赤芍 6g,川芎 6g,桃仁 6g,红花 9g,大枣 9g,生姜 9g,老葱 6g。

　　加减:见红斑、丘疹,并白色黏稠皮脂溢出者,可配大黄䗪虫丸缓缓调治。

　　2. 外治法

　　（1）鼻部红斑、丘疹者,用颠倒散,茶水或凉开水调涂,日 1~2 次。

　　（2）鼻部脓疱者,用四黄膏,外涂,日 1~2 次。

　　（3）鼻赘形成者,三棱针放血后,用脱色拔膏棍贴敷,每 2~3 日换药 1 次。

　　（4）耳穴埋豆:取外鼻、肺、内分泌、肾上腺等穴,用王不留行籽贴在穴位上,嘱患者每日按压 1 分钟,每 5 日更换一次。适用于肺胃热盛证。

　　（5）针刺治疗:主穴选印堂、素髎、迎香、地仓、承浆、颧髎等,配穴选禾髎、大迎、合谷、曲池等,得气后留针 30 分钟,每 1~2 日一次。

二、西医治疗

　　1. 局部治疗

　　（1）一般护理:修复皮肤屏障是玫瑰痤疮的基础治疗,包括使用保湿润肤制剂、防晒、避免理化刺激、减少情绪波动等,应贯穿治疗始终。这不仅能缓解干燥、刺痛、灼热等敏感症状,也能减轻阵发性潮红的临床表现。

　　（2）局部冷敷或冷喷:对于红肿灼热明显的红斑毛细血管扩张型患者,冷敷或冷喷每次 15~20 分钟,能有效缓解敏感症状。

　　（3）外用药物治疗:①甲硝唑:对中重度红斑及炎性皮损有效,但对血管扩张无效。常用浓度为 0.75%,日 1~2 次,一般数周起效。②壬二酸:改善炎性皮损。常用 15%~20% 凝胶,日 2 次。③抗生素:为炎性皮损的二线用药。常用 1% 克林霉素或 2% 红霉素。④过氧化苯甲酰:多仅用于鼻部或口周丘疹脓疱处,点涂使用。⑤钙调磷酸酶抑制剂:对红斑效果优于丘疹脓疱,但对血管扩张无效。可用于糖皮质激素加重的玫瑰痤疮患者或瘙痒明显者,症状缓解后停用,一般使用不超过 2 周。常用有吡美莫司乳膏和 0.03% 他克莫司软膏。⑥外用缩血管药物:认为可暂时性减少面中部持久性红斑,但对已扩张的毛细血管及炎性皮损无效。常用 0.03% 酒石酸溴莫尼定凝胶,日 1 次。⑦其他:5%~10% 硫黄洗剂、菊酯乳膏及 1% 伊维菌素乳膏,均对炎性皮损有效。⑧眼部外用药物:可用含激素的抗生素眼膏,如妥布霉素地塞米松眼膏;并发干眼症时,可予人工泪液及抗炎治疗。

　　2. 系统治疗

　　（1）抗微生物制剂:抗生素是丘疹脓疱型玫瑰痤疮的一线治疗。常用多西环素 0.1g/d 或米诺环素 50mg/d,疗程 8 周。对于 16 岁以下及四环素类抗生素不耐受或禁用的患者,可选用大环内酯类抗生素,如克拉霉素 0.5g/d,或阿奇霉素 0.25g/d。抗厌氧菌类药物:可作为一线用药。常用甲硝唑片 200mg,每日 2~3 次,或替硝唑 0.5g,每日 2 次,疗程 4 周。

　　（2）羟氯喹:对阵发性潮红或红斑的改善优于丘疹脓疱。每次 0.2g,每日 2 次,治疗 2~4 周后视病情可减为每日 1 次,疗程共 8~12 周。若连续使用超过 3 个月,建议行眼底检查,以排除视网膜病变。

　　（3）异维 A 酸:可作为鼻肥大增生型患者首选,以及丘疹脓疱型患者在其他治疗效果不佳时的二线选择。常用 10~20mg/d,疗程 12~16 周。需警惕异维 A 酸与四环素类药物合用的副反应。

（4）β肾上腺素受体抑制剂：适用于难治性阵发性潮红和持久性红斑明显患者，常用卡维地洛。

（5）抗焦虑类药物：适用于长期精神紧张、焦虑过度患者。常用氟哌噻吨美利曲辛、阿普唑仑或地西泮。

3. 光电治疗

（1）LED 光：蓝光对丘疹脓疱型有效，黄光、红光可改善红斑及毛细血管扩张；强脉冲光、染料激光：对红斑及毛细血管扩张效果显著。

（2）ND：YAG 激光：对皮损局部较粗的血管扩张效果明显；CO_2 激光或铒激光：可祛除增生组织，适合早中期增生型患者。

【临证撷要】

玫瑰痤疮的临床表现具有多样化和多变性的特点，因此规范该病的诊断和治疗则尤为重要。目前诊断存在的争议，主要集中在仅有轻度持久红斑和 / 或可疑潮红的患者，对其诊断为玫瑰痤疮是否证据充足。这需要临床医生的问诊要足够详细全面，同时要认识到存在面部炎症性疾病的患者，也有可能同时存在玫瑰痤疮，而这部分患者在皮损表现、治疗方案及疾病转归上均有不同，要求医生谨慎诊断，制定个体化方案。此外，玫瑰痤疮患者通常对该病的认识度偏低，虽然会从各种途径获取大量疾病相关信息，但不能完全理解，导致情绪焦虑，治疗意愿强烈，治疗预期偏高，这就要求临床治疗的同时，重视心理干预，并给予正确的科普教育，避免情绪波动导致疾病的反复及过度治疗。

【最新进展】

安徽中医药大学第一附属医院皮肤科的一项研究，从微生物感染的角度探究不同类型玫瑰痤疮的患病机制，纳入 2018 年 1 月至 10 月就诊，且诊断为玫瑰痤疮的患者 172 例，其中红斑毛细血管扩张组 62 例，丘疹脓疱组 60 例，肥厚增生组 50 例，将 3 组患者分别分为对照组和治疗组，所有入组患者采用 ^{14}C 呼气试验进行检测，阳性患者治疗后复检一次。对照组口服盐酸米诺环素（每次 50mg，2 次 /d），治疗组除口服盐酸米诺环素外，还予红蓝光照光治疗（每周照光 2 次，红蓝光交替照射，4 周为 1 个疗程）。结果显示，红斑毛细血管扩张型 HP 感染率相对较低；丘疹脓疱型 HP 感染率较高且经口服盐酸米诺环素治疗后，HP 阴转率高以及症状评分显著下降；肥厚增生型患者 HP 阳性率也相对较高，但口服药治疗后阴转率不高。基于以上结果，丘疹脓疱型玫瑰痤疮患者抗 HP 治疗较敏感，提示此型玫瑰痤疮的发病可能与 HP 感染更为密切。

（丁　旭　郭　润）

第四节　斑　秃

斑秃（alopecia areata，AA）是一种常见的炎症性非瘢痕性脱发。临床表现为头皮突然发生的边界清晰的圆形斑状脱发，轻症患者大部分可自愈，约半数患者反复发作，可迁延数年或数十年。少数患者病情严重，脱发可累及整个头皮，称全秃；甚至全身毛发皆脱，称普秃。因头发成片脱落,头皮光亮,中医名为"油风"。

【病因病机】

西医学病因不明,目前认为斑秃是由遗传因素与环境因素共同作用所致的毛囊特异性自身免疫性疾病。遗传因素在本病发病中具有重要作用。部分斑秃患者可并发自身免疫性疾病,如自身免疫性甲状腺疾病及红斑狼疮等。斑秃还可并发特应性皮炎和过敏性鼻炎等过敏(炎症)性疾病,有学者认为特应性素质可能与斑秃的发生和预后相关。此外,精神应激也可能与斑秃发病有关。

中医认为此病或由情志不遂,五志化火,血热生风,风火相合化燥伤阴,毛发失于阴血濡养而突然脱落;或由情志内伤,气机逆乱,气滞血瘀,致血流不畅不能上奉于脑,清窍失养,毛发失荣而脱落。血气盛则肾气强,肾气强则骨髓充满,故发黑;血气虚则肾气弱,肾气弱则骨髓枯竭,故发白而脱落。因此,本病与血气虚、肝肾虚密切相关,久病或产后气血两虚、肝肾不足,精血亏虚,发无精血滋养,故毛根空虚,脱落成片,甚至全身毛发脱落。一般来说,青少年斑秃多为血热生风;若脱发日久,久病则瘀,瘀血不去,新血不生,血不养发,可发全秃。

【临床表现】

斑秃典型的临床表现是突然发生的斑状脱发,脱发斑多呈圆形或椭圆形,大小不等,可单发或多发,主要见于头发,也可累及胡须、眉毛、睫毛、阴毛、腋毛以及体毛,脱发斑通常边界清晰,皮肤外观基本正常,一般无明显自觉症状,大多在无意间发现,少数患者可有轻度头皮痒感或头皮紧绷感(图13-4)。部分患者可有指(趾)甲变化,如甲点状凹陷、点状白甲和甲纵嵴等。

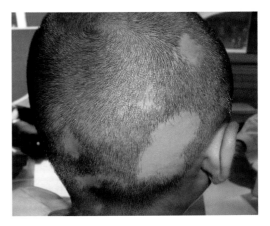

图13-4　斑秃

【皮肤镜检查】

皮肤镜检查在斑秃的诊断、鉴别诊断和病情活动性评判中有重要价值。斑秃的脱发区域毛囊开口完好存在,脱发区域可见感叹号样发、黑点征、黄点征、断发、锥形发(毛发近端逐渐变细)、毛干粗细不均、毳毛增多以及猪尾状发等。感叹号样发是斑秃的特异性皮肤镜表现。皮肤镜检查还可判断及监测斑秃的活动性,稳定期主要表现为黄点征,若出现黑点征、感叹号样发、锥形发、断发和毛干粗细不均等则提示病情处于活动期。

【组织病理】

斑秃的组织病理表现包括:毛球部周围炎症细胞浸润,可呈"蜂拥状";浸润细胞以淋巴细胞为主,可伴有少量嗜酸性粒细胞和肥大细胞;细胞浸润的程度常与病情严重程度不成比例,全秃和普秃患者皮损中并不一定有明显的炎症浸润;生长期毛囊减少,退行期和休止期毛囊增多(比例 >50%),并可见毛囊微小化及营养不良的生长期毛囊;急性期仅有轻度的炎症浸润,亚急性期以毛囊周期的改变和炎症浸润为特点,慢性斑秃皮损中炎症浸润不明显;

在同一患者的不同区域可同时出现不同时期的组织病理表现。

【诊断要点】

1. 头发突然成片脱落,脱发区头皮光亮,无自觉症状。
2. 皮肤镜检查:脱发区域可见感叹号样发、黑点征、黄点征、断发、锥形发(毛发近端逐渐变细)、毛干粗细不均、毳毛增多以及猪尾状发等。

【鉴别诊断】

1. 瘢痕性脱发　可由多种原因引起,常表现为局限性永久性的秃发,如盘状红斑狼疮、毛发扁平苔藓、局限性硬皮病及秃发性毛囊炎等;头皮的物理或化学性损伤、感染等也可以引起瘢痕性秃发。瘢痕性秃发常常有炎症过程,脱发区域头皮可见萎缩、瘢痕或硬化,标志性的表现为毛囊开口消失,此时毛囊被彻底破坏,不能再生。**鉴别要点:**脱发区域头皮可见红斑、萎缩、瘢痕或硬化,皮肤镜检查可见毛囊开口消失及白色条纹,局部可见原发病皮肤镜改变。

2. 拔毛癖　常表现为斑片状脱发,但脱发区形状往往不规则,边缘不整齐,脱发区毛发并不完全脱落,可见大量牢固的断发。多见于儿童,可存在拔毛行为史。皮肤镜下可见到黑点征、长短不一的断发及断发的断端卷曲或分叉,皮损组织病理亦具有特征性表现。**鉴别要点:**脱发区形状不规则,毛发部分脱落,可见大量断发,皮肤镜下可见较多断发及断端卷曲分叉现象。

【辨证思路】

斑秃治疗应先分虚实。青少年及急性期以实证为主,病情日久或素体虚者,多为虚证。结合发病年龄、病程、诱因及伴随症状进行辨证。

实证者,在较短时间里突然发现大块脱发;患者多为青少年,体质壮实,性情急躁,容易偏激动怒;脉象弦、数、紧、实居多;舌质正常,或红、微绛,苔薄黄。血热生风证可伴有头部烘热,心烦易怒,急躁不安;血瘀毛窍证在头发脱落前,可先有头痛、偏头痛,或者头皮刺痛等自觉症状。

虚证者,病程迁延日久不愈,或因久病、大病、产后,头发呈斑块状脱落;部分兼有气血两虚,或者有肝肾不足的内症出现。气血两虚证,往往是渐进性加重,范围由小而大,在脱发区还能见到少数散在性参差不齐的残存头发,但轻轻触摸就会脱落,头皮松软光亮。伴有唇白,心悸,气短语微,头昏,嗜睡,倦怠无力等全身症状。肝肾不足证,平素头发焦黄或花白,发病时头发常以均匀的方式大片脱落,病情严重时,还会相继出现阴毛、腋毛、眉毛乃至毳毛的脱落。患者年龄多数在 40 岁以上。伴有面色㿠白,肢冷畏寒,头昏耳鸣,腰膝酸软等症。

【治疗】

一、中医治疗

1. 内治法
(1)血热生风证
主症:多见于青少年斑秃。症见少年发白或突然掉发,脉弦细带数,舌红绛或舌尖红,苔薄黄。

治法:凉血清热。

方药:生地 60g,当归 60g,丹参 60g,白芍 60g,女贞子 30g,桑椹子 30g,旱莲草 30g,黑芝麻 60g。研末,炼蜜为丸,每丸 9g,每日早晚各服 1 丸。

(2)肝肾不足证

主症:头皮痒、屑多,或见腰酸腿软,头发日渐稀落,舌质红,无苔,脉弦细。

治法:滋阴补肾,养血息风。

方药:生熟地各 60g,何首乌 90g,菟丝子 30g,女贞子 30g,当归 60g,白芍 60g,丹参 60g,羌活 30g,木瓜 30g。研末,炼蜜为丸,每丸 9g,早晚各服 1 丸。

(3)气血两虚证

主症:见于病后、产后。头发脱落,头顶发稀疏,可见面色萎黄、唇舌淡白,或头晕眼花、心悸气短、失眠等症。舌质淡,脉细无力。

治法:大补气血。

方药:人参养荣丸、十全大补丸、补中益气丸、八珍益母丸,选用一种。

(4)血瘀毛窍证

主症:斑秃日久不长或全秃,须眉俱落,或见头痛、偏头痛,或者头皮刺痛。舌质紫暗,脉细涩。

治法:活血祛瘀。

方药:通窍活血汤加减。当归尾 60g,赤芍 90g,桃仁 30g,红花 30g,紫草 60g,黄芩 30g,炒栀子 30g。研末,炼蜜为丸,每丸 9g,每日早晚各服 1 丸。

2. 外治法

(1)生姜切片,擦患处,至皮肤微红有灼热感。每日 2~3 次。

(2)选用生发酊外擦,每日 2 次。

3. 针灸治疗

(1)梅花针:斑秃区局部叩刺,每日 1 次。并可随证头部配穴。

(2)体针:①邻近取穴法:主穴选百会、头维、生发穴(风池与风府连线的中点);配穴选翳明、上星、太阳、风池、鱼腰透丝竹空、安眠穴(合谷与三间连线的中点)。手法:实证施泻法;虚证施补法。每次取穴 5~6 个,交替应用,2~3 日针刺 1 次。②循经取穴法:主穴选足三里、三阴交;配穴选头维、足临泣、侠溪、昆仑、太冲、太溪。手法:实证施泻法;虚证施补法。每次取穴 3~5 个,每日针刺 1 次。③局部围刺法:斑秃区常规消毒后,用 32~35 号毫针呈 15°,斜刺于皮损区四周,留针 15~30 分钟,每隔 5 分钟捻转 1 次,间日针刺 1 次。

二、西医治疗

斑秃的治疗方法包括局部免疫疗法,外用米诺地尔、糖皮质激素,系统应用糖皮质激素、免疫抑制剂,PUVA 光疗以及生物制剂治疗等。

【案例分析】

病例 1

单某,女,23 岁,初诊日期:1974 年 11 月 20 日。

患者主因"头发全部脱落 1 年余"就诊。患者于 1973 年 10 月突然发现头发脱落三四片,无明显原因,此后心情着急,接着头发大片脱落,不到 2 个月头发全部脱光,眉毛亦然。称头发未脱之前,头皮有 1 片白发。检查:头发、眉毛全部脱落,头皮发亮,可见散在之少数小白毳毛。在原长白发处可见一片 5cm×7cm 大小的白斑。脉弦细,舌质淡,苔薄白。

中医诊断:油风。

西医诊断:全秃。

辨证:气血不和,发失所养,风动发落。

治法:滋养肝血,活血消风。

处方:生熟地各 120g,黑芝麻 120g,当归 90g,茜草 60g,紫草 60g,姜黄 60g,白鲜皮 60g。研末,炼蜜为丸,每丸 9g,日服 2~3 丸。

二诊(1975 年 1 月 17 日):服上方 1 个月后,头发已完全生长,发根已黑,头发顶端尚白,头皮白斑处亦见部分转黑。嘱前丸药方加侧柏叶 30g,继续服用 1 个月。

三诊(3 月 3 日):药后头发长得密而粗,有光泽,头发顶端转黄。前方去白鲜皮,加何首乌 60g、黄芪 60g,研末蜜丸,继续服用 1 个月。

四诊(6 月 24 日):头发顶端尚未完全转黑。仍以前丸方加旱莲草 30g、女贞子 30g,为蜜丸,继服 1 个月。

病例 2

邹某,男,30 岁,技术员,初诊日期:1967 年 8 月 15 日。

患者主因"头发全部脱落 1 月余"就诊。患者 1 个月前头发突然大片脱落,占全头三分之一,以后继续脱发,布及全头。患者未有忧、思、悲、恐、惊等因素,胃纳、睡眠一般,无家族史。检查:头发全部脱落,略有白色毳毛。眉毛、腋毛、阴毛未见明显脱落。脉弦细,舌质淡,苔薄白。

中医诊断:油风。

西医诊断:全秃。

辨证:气血不足,发失所养。

治法:益气养血。

处方:黄芪 12g,炒白术 9g,党参 9g,当归 9g,白芍 9g,首乌 9g,茯苓 9g,菟丝子 9g,生甘草 6g。水煎服,日 1 剂,分早晚两次服。每日配合服补中益气丸 1 包,夏枯草膏 30g。

药后逐渐长出黑发,以后间断服药,从前方增减(先后用川芎 6g,熟地 12g,羌活 9g,木瓜 9g,首乌 15g)。半年后,发已大部长出。

按:此两例全秃患者,均辨以虚证为主,虚证以补以摄为要。补可祛虚,摄可密精,精血得补,更能助益毛发的生长。

【临证撷要】

中医认为,发为血之余,肾其华在发,故中医治疗脱发,多从精血论治。其中,血脉的充盈及正常运行与肝、脾两脏最为相关。脾胃中焦受气取汁变化而赤是为血,为气血生化之源,故治脱发疾病要重视脾胃;又肝藏血,主疏泄,调节情志,斑秃的发病多与情绪相关,多为肝郁不舒或肝阳上亢。肾气不足,肾精亏虚亦可导致脱发。斑秃的治疗在脏腑辨证基础上,还需分清虚实。实证以清以通为主,血热清则血循其经,血瘀祛则新血易生,都有利于毛根营养物质的改善和摄取。虚证以补以摄为要,精血得补,气血充盈,更能助益毛发的生长。

【最新进展】

近年来,国内外有研究报道一些新的药物或治疗方式对斑秃有一定疗效,如口服 JAK 抑制剂、抗组胺药物(如依巴斯汀和非索非那定等)和复方甘草酸苷,外用前列腺素类似物,以及应用补骨脂素长波紫外线(PUVA)、窄谱中波紫外线(UVB)、308nm 准分子激光、低能量激光及局部冷冻治疗等,但这些治疗方法的疗效及安全性还有待进一步评估。

(崔炳南　杨佼　徐晨琛)

第五节　雄激素性脱发

雄激素性脱发(androgenetic alopecia, AGA)是皮肤科常见脱发疾病,临床以前额及顶部头发稀疏变细脱落,伴随头发油腻、多屑、瘙痒为主要特征。根据临床证候特点,属于中医古籍记载的"蛀发癣""发蛀脱发"等名称。好发于青中年,男性多于女性。

【病因病机】

病因未明。目前认为本病与雄激素代谢产物二氢睾酮和毛囊雄激素受体相结合后导致毛囊周期改变、毛囊微小化相关。同时,本病亦与遗传、头皮微循环功能障碍、情志因素等相关。

中医学认为本病因先天禀赋不足或情志不调或饮食不节等因素,致使肝肾亏虚,血虚风燥,精血不足,不能荣养毛发而致脱落;或湿热内蕴,上蒸毛窍,黏滞油腻,致气血运行不畅,发失所养而脱落。

1. 肝肾亏虚　禀赋不足,思虑过度,劳伤肝肾,致毛发失养,干枯脱落。

2. 血热风燥　素体血热,复感风邪,风盛则燥,耗伤阴血,不能上颠顶濡养毛发,而致脱落。

3. 湿热内蕴　饮食不节,脾胃运化失调,湿热内生,上蒸颠顶,致毛发黏腻脱落。

【临床表现】

主要表现为前额及顶部头发稀疏变细脱落,常伴随头发油腻、多屑、瘙痒。男女均可患病。男性主要表现为脱发由两额角开始逐渐扩展至头顶部,或由头顶部开始逐渐向前额扩展(图 13-5);女性一般症状较轻,主要表现为头顶部毛发稀疏,并逐渐扩展至颞部及枕部。

【实验室检查】

可检测血清睾酮,部分患者伴随血清睾酮升高。

【皮肤镜检查】

皮肤镜下可见较多变细毛发;毛发直径粗细不

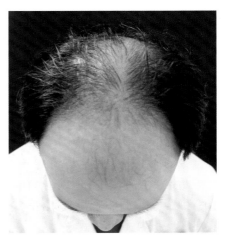

图 13-5　雄激素性脱发

一,毛干直径的差异 >20%;毛囊周围可见褐色环。

【诊断要点】

1. 双侧前额及顶部头发稀疏、纤细、脱落,伴有头皮多屑、瘙痒,头发油腻。
2. 青壮年男性好发,起病较缓。
3. 皮肤镜检查可见特征性改变。

【鉴别诊断】

1. 斑秃　表现为头发突然发生斑块状脱落,可发生于头部任何区域,严重者可头发或全身毛发全部脱落。**鉴别要点**:头发呈斑状脱落,病程常较急。

2. 脂溢性皮炎　以皮肤油腻而出现红斑、覆有鳞屑而得名,常发生在皮脂溢出部位,临床以头发、皮肤多脂发亮,油腻,脱屑,瘙痒为主要症状,常无脱发表现或轻微脱发。**鉴别要点**:不伴随或仅伴随轻微脱发。

【辨证思路】

本病的病因病机,是由于先天禀赋不足,肝肾亏虚,阴血不足,不能化生精血,发无生长之源,从而脱落。或素体血热,复感风邪,风盛则燥,耗伤阴血,不能上行颠顶濡养毛发,导致毛发脱落;病久不愈亦可出现血虚风燥之证。临床诊治患者,应先观察毛发荣枯及头皮油脂、脱屑情况,如头皮油腻、鳞屑结痂难于去除者多为肝胆湿热;头发干枯,白屑细碎易于脱落者多为血热血燥之证;如头发细软干枯、头皮轻度出油,病程长伴有肾虚诸症者多为肝肾不足表现。

【治疗】

一、中医治疗

1. 内治法
(1) 肝胆湿热证
主症:头发细软油腻,脱落较多,头皮出油多,状如擦油或水浸,鳞屑油腻,难涤除,瘙痒明显,病程初起或日久,伴有脾气急,口气热臭,大便黏腻。舌红,苔黄腻,脉滑。
治法:清热除湿。
方药:龙胆泻肝汤加减。龙胆草 6g,黄芩 10g,栀子 6g,泽泻 10g,通草 6g,车前子 10g,当归 10g,生地黄 15g,柴胡 10g,甘草 6g。
(2) 血热风燥证
主症:头发干枯,略有焦黄,均匀稀疏脱落,头皮瘙痒明显,搔之则白屑飞扬,伴头部烘热。舌红,苔薄白,脉数。
治法:凉血润燥。
方药:消风散加减。荆芥 10g,甘草 6g,川芎 10g,羌活 10g,白僵蚕 10g,防风 10g,茯苓 10g,蝉蜕 6g,厚朴 6g,陈皮 12g。
(3) 肝肾不足证
主症:头发细软干枯,脱落较多,头皮轻度出油、瘙痒,病程长,常伴头昏耳鸣,腰膝酸软。

舌红,少苔,脉细。

治法:补益肝肾。

方药:七宝美髯丹加减。制何首乌 6g,茯苓 10g,牛膝 10g,当归 10g,枸杞子 10g,菟丝子 10g,补骨脂 6g。

2. 外治法

(1)头发油腻时,可选用山豆根、桑白皮、蔓荆子、五倍子、厚朴、侧柏叶各 15g 外洗;头发干焦可选用桑白皮、五倍子、青葙子各 20g 外洗。

(2)野菊花、金银花、川椒各 30g,浸于 75% 乙醇 7 天制成酊剂外用。

二、西医治疗

由于雄激素性脱发是一个进行性加重的过程,因此应当强调早期治疗的重要性,一般治疗越早,疗效也越好。治疗方法主要包括内用药物、外用药物和毛发移植等。

1. 非那雄胺　用于男性患者。1mg/d,口服,一般服药 3 个月后毛发脱落减少,6~9 个月头发开始生长,连续服用 1~2 年达到较好疗效。如需维持疗效,须较长时间服药。

2. 米诺地尔酊　男性用 5% 浓度,女性用 2% 浓度,每日 2 次,每次用量 1.0~1.5ml。

3. 毛发移植　毛发移植是将先天性对雄激素不敏感部位的毛囊(一般为枕部)分离出来,然后移植到脱发部位。移植后的毛囊一般可以保持长久的存活。

【最新进展】

1. 度他雄胺　是Ⅰ型和Ⅱ型 5α 还原酶的双重抑制剂,口服度他雄胺(0.5mg/d)可使血清二氢睾酮水平降低 90% 以上,其药效强于非那雄胺。

2. 低能量激光　激光照射可改善头皮微循环,使局部代谢加快,并使与头发生长相关的酶及生长因子水平提高,从而令毛囊进入生长期,促进头发生长。目前能量为 5mW 的 600~1 400nm 波长的光已建议作为一种有效治疗 AGA 的选择。

3. 富血小板血浆(PRP)　PRP 含有多种生长因子,包括血小板衍生生长因子、转化生长因子 -β(TGF-β1 和 TGF-β2)、上皮生长因子(EGF)、血管内皮生长因子(VEGF)等。这些生长因子帮助调节细胞的增殖、分化及诱导血管生成。有研究表明 EGF、VEGF、TGF-β1 和 TGF-β2 等,可以刺激毛细胞分化增殖和促进毛囊生长,使毛发周期由休止期进入生长期。有研究在头皮局部使用 5% 米诺地尔的基础上,联合应用 PRP,6 个月后联合组的 AGA 患者脱发情况较单纯局部使用米诺地尔的对照组患者有明显改善。

4. A 型肉毒毒素　目前有研究发现肉毒毒素可促进 AGA 患者毛发生长,有效原因可能为肉毒毒素松弛头皮肌肉,从而减少了血管压力,改善血液流动及氧浓度。

(颜志芳　赵　洁)

第六节　唇　炎

唇炎(cheilitis)是发生在唇部的炎症性疾病的总称,不同类型的唇炎,表现也不相同,但通常可见唇部脱屑、肿胀、渗出等。根据本病临床证候特点,属中医学"唇风""舔唇风""唇紧""唇湿"等范畴。

【病因病机】

病因不明,多与各种化学或物理因素刺激、气候影响、日光照射、精神因素、药物、食物以及免疫等因素有关,也与舔唇及咬唇等不良习惯有关。

中医认为本病多因阳明胃热,脾经血燥,或复感风邪,风热相搏所致。素食膏粱厚味、辛辣刺激之品致胃经热盛,或因心火亢盛,火热之邪循足阳明胃经上行,灼伤津液,致口唇干燥、脱屑,甚则热盛肉腐成脓出现口唇糜烂、结痂;或思虑过度、劳倦所伤而致脾气不足,使脾气升清功能失调,气血水谷精微不能上承,口唇失于濡养而出现口唇皲裂、粗糙;或外感六淫,侵袭肌表,伤及腠理,口唇失养,故见口唇干燥、皲裂、渗出等。

【临床表现】

主要表现为唇红肿胀、糜烂、渗出、干燥、脱屑、皲裂,或伴有疼痛或瘙痒,甚则唇部动作受阻,病情缠绵难愈,可长达数月或更长。根据皮损临床特点主要分为以下几种类型。

1. 变应性接触性唇炎　是指唇部因接触外界化学物质而发生的局部刺激性或变应性反应。多表现为急性或慢性唇炎。临床上反复发作,时轻时重。急性期唇黏膜肿胀,水疱甚至糜烂、结痂。轻者仅有局部脱屑。慢性者可见口唇浸润、肥厚、干燥、皲裂。可发展成白斑和疣状结节。慢性接触性唇炎有发生癌变的可能。

2. 光线性唇炎　又称日光性唇炎,有急性和慢性两型。急性少见,多有强烈日光照射史,以下唇肿胀、充血、糜烂为主要特征,重者可形成浅表溃疡,反复不愈的患者形成慢性光线性唇炎。慢性者与长期受紫外线照射、慢性刺激和吸烟等有关。口唇干燥、皲裂、结痂,常有灰白色变和萎缩,久者表面角化过度,唇红缘分界线丧失,最终可发展成疣状结节。

3. 剥脱性唇炎　以唇红部干燥脱屑为主要症状,有时可伴有纵裂沟,如果裂沟较深,可以出血,形成血痂(图13-6)。患者因为感觉唇部干燥、疼痛,常常习惯用舌头舔唇加以湿润,反而愈舔愈严重。

4. 腺性唇炎　又称唇部黏液腺炎,以唇部异位唾液腺的增大和继发性炎症性改变为特征。好发于下唇,局部肿胀、麻木,可见唇内侧黏液腺导管口微红,有稀薄的或脓性黏液从导管口渗出,呈小水珠状。

5. 肉芽肿性唇炎　本病多见于20~40岁的人,以上唇多见,唇部突发性弥漫性实质性肿胀,颜色正常,扪之较软。多呈复发性,缓解期不能完全消退,或呈进行性加重,如此而成为持久性的肿大。

6. 浆细胞性唇炎　多表现为唇部发亮、发红的水肿性斑块,后期可发生萎缩性改变,常持续存在。在诊断时,应有组织病理学改变的证据,唇部鳞癌或黏膜白斑,也可伴有真皮广泛性浆细胞浸润,但组织学上可看到上皮明显的间变或癌变。

7. 人工性唇炎　见于情绪不稳定的年轻女性。表现为唇部血痂、角化过度及表皮剥脱等。检查时,一般可发现患者有咬唇、舔唇等不

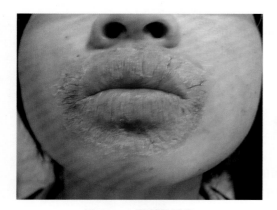

图13-6　剥脱性唇炎

同形式的癖好。但在诊断时仍需排除其他原因所致的唇炎。

【实验室检查】

疑为接触性唇炎应行斑贴试验,如是化妆品性唇炎需仔细了解所用化妆品的成分,以保证所有致敏原皆受到检测,特别是一些较隐匿的过敏原,更应仔细加以调查。

【组织病理】

1. 光线性唇炎　表皮角化过度,角化不全,棘层肥厚,真皮弹力纤维嗜碱性变性,炎细胞浸润以淋巴细胞和组织细胞为主,还有少数浆细胞和多核巨细胞。真皮血管明显扩张。

2. 腺性唇炎　棘层肥厚,表皮不规则增生,伴有海绵形成。黏膜下腺体增生,腺管扩张,分泌性上皮细胞出现颗粒状变性,扩张的腺组织有时形成囊肿,并有慢性炎细胞浸润,主要为淋巴细胞和浆细胞,或呈肉芽肿改变,有的部位大量中性粒细胞浸润。

3. 肉芽肿性唇炎　最主要改变为慢性肉芽肿性炎细胞浸润,真皮上部最明显,向下可扩展到真皮深部甚至肌层。浸润细胞常为淋巴细胞、浆细胞、上皮样细胞,有时为嗜酸性粒细胞和多核巨细胞。

4. 浆细胞性唇炎　黏膜上皮轻度增生,上皮嵴狭长,上皮有不同程度的海绵形成。真皮内水肿,并有慢性炎细胞浸润,细胞成分几乎全为成熟的浆细胞,弥漫分布。真皮深部血管周围有较多的浆细胞浸润,血管本身无炎症。

5. 其他　变应性接触性唇炎、剥脱性唇炎、人工性唇炎的组织病理似一般皮炎。

【诊断要点】

1. 唇红、肿胀、糜烂、渗出、干燥、脱屑、皲裂为主,或伴疼痛 / 瘙痒。
2. 发作或加重前有明确的诱因。
3. 组织病理学检查支持。

【鉴别诊断】

1. 慢性盘状红斑狼疮　为局限性病变,境界清楚,边缘浸润,中央萎缩有鳞屑附着,毛细血管扩张。**鉴别要点**:皮疹除见于唇部外,鼻背、颊部,耳郭也常见,境界清楚,组织病理可鉴别。

2. 扁平苔藓　皮肤的多角形扁平丘疹,可相互融合成斑块。糜烂型者,唇部糜烂范围较小,可有黏膜损害。**鉴别要点**:皮疹除见于唇部外,皮肤及口腔黏膜亦有损害,组织病理可鉴别。

3. 多形红斑　唇部损害一般为药物引起,起病急,多见于青年人,以糜烂出血、血痂为其特征。**鉴别要点**:以糜烂出血、血痂为主,唇部之外,亦可累及口腔黏膜。

【辨证思路】

脾开窍于口,其华在唇,足阳明胃经环唇夹口。口唇疾病可从脾胃论治,唇炎多属脾胃湿热,久郁化火,伤阴化燥,治宜清热润燥、养阴益胃。

【治疗】

一、中医治疗

1. 内治法

（1）风火上蒸证

主症：唇红肿胀，疼痒，口渴，口臭，尿赤便秘，舌质红，苔黄，脉洪数。

治法：祛风清热，泻胃伏火。

方药：消风散合泻黄散加减。当归 10g，生地 15g，防风 10g，蝉蜕 6g，知母 10g，苦参 6g，荆芥 10g，苍术 6g，牛蒡子 10g，石膏 15g，甘草 6g，通草 6g，藿香 10g，栀子 6g。

（2）脾胃湿热证

主症：唇部糜烂、渗出、肿胀、痒痛、灼热，大便干，口渴不欲饮，舌红苔黄厚，脉滑数。

治法：清热解毒，健脾除湿。

方药：五味消毒饮合除湿胃苓汤加减。金银花 10g，野菊花 6g，蒲公英 6g，紫花地丁 6g，天葵子 6g，防风 10g，苍术 6g，白术 10g，茯苓 10g，陈皮 12g，厚朴 10g，猪苓 10g，栀子 6g，通草 6g，泽泻 10g，滑石 6g。

（3）血虚风燥证

主症：病变迁延，唇肿燥裂，结痂，脱屑，小便赤涩，大便干燥，舌干少津，脉细无力。

治法：养血润燥。

方药：益胃汤加减。沙参 10g，麦冬 15g，生地黄 15g，玉竹 10g，玄参 10g，淡竹叶 10g，栀子 6g。

2. 外治法

（1）湿敷法：可用黄柏、马齿苋、菊花、白及等药物水煎冷湿敷。

（2）油膏剂：复方紫草油、龙珠软膏、湿润烧伤膏等外用。

二、西医治疗

1. 去除刺激因素，避免日光过度照射，停用或停食可疑的药物或食物，避免干燥、高温风吹的环境，纠正舔咬唇部的不良习惯，戒烟酒等。

2. 干燥脱屑者，局部外用鱼肝油软膏，抗炎或含激素类软膏，防裂唇膏。口服维生素 A、维生素 B_6 以改善上皮代谢，减少鳞屑。

3. 渗出结痂者，湿敷 1∶5 000 呋喃西林溶液或 3% 硼酸水。

4. 病情反复及严重者，可外用他克莫司软膏、氟芬那酸丁酯软膏、咪喹莫特等；口服维生素 B、抗生素等。皮下注射免疫调节剂，以及冷冻、光动力疗法、CO_2 激光、手术治疗等亦可根据病情选择应用。

（颜志芳　赵　洁）

参 考 文 献

1. 徐小茜，SUSHMITA PRADHAN，冉玉平. 痤疮相关微生物菌群间相互作用机制研究进展［J］. 中国皮肤性病学杂志，2021，35（2）：222-227.

2. 何素敏,刘涛峰,张虹亚,等.不同类型玫瑰痤疮与幽门螺杆菌相关研究及临床疗效观察[J].安徽医科大学学报,2019,54(9):1458-1461.

3. PHAN K, SEBARATNAM D F. JAK inhibitors for alopecia areata: a systematic review and meta-analysis[J]. J Eur Acad Dermatol Venereol, 2019, 33(5): 850-856.

4. VAROTHAI S, BERGFELD W F. Androgenetic alopecia: an evidence-based treatment update[J]. American Journal of Clinical Dermatology, 2014, 15(3): 217-230.

5. WIKRAMANAYAKE T C, RODRIGUEZ R, CHOUDHARY S, et al. Effects of the Lexington laser comb on hair regrowth in the C3H/He J mouse model of alopecia areata[J]. Lasers Med Sci, 2012, 27(2): 431-436.

6. H KIM, J W CHOI, J Y KIM, et al. Low-level light therapy for androgenetic alopecia: a 24-Week, randomized, double-blind, sham device-controlled multicenter trial[J]. Dermatol Surg, 2013, 39(8): 1177-1183.

7. LANZAFAME R, BLANCHE R, BODIAN A, et al. The growth of human scalp hair mediated by visible red light laser and LED sources in males[J]. Lasers Surg Med, 2013, 45(8): 487-495.

8. ZHANG H, NAN W, WANG S, et al. Epidermal growth factor promotes proliferation and migration of follicular outer root sheath cells via Wnt/β-catenin signaling[J]. Cell Physiol Biochem, 2016, 39(1): 360-370.

9. SHAH K B, SHAH A N, SOLANKI R B, et al. A comparative study of microneedling with platelet-rich plasma plus topical minoxidil(5%)and topical minoxidil(5%)alone in androgenetic alopecia[J]. Int J Trichology, 2017, 9(1): 14-18.

10. FREUND B J, SCHWARTZ M. Treatment of male pattern baldness with botulinum toxin: A pilot study[J]. Plast Reconstr Surg, 2010, 126: 246-248.

第十四章 色素性皮肤病及内分泌代谢性皮肤病

第一节 黑 变 病

黑变病是色素代谢异常导致皮肤或其他器官发生的边缘不清的灰褐色色素沉着的皮肤病。常见于面部,自觉症状不明显。里尔黑变病(Riehl melanosis)和焦油黑变病(tar melanosis)较为常见。根据黑变病临床证候特点,本病类似于中医古籍记载的"黧黑皯黯"。本病好发于女性。

【病因病机】

一般是由于长期暴露于焦油及其衍生物导致接触性皮炎,随后出现的皮肤色素沉着。患者常有使用粗制的化妆品史,焦油及其衍生物中含有的蒽、菲、萘类化合物有显著的光敏性作用,故光敏性与光毒性反应是本病的重要发病机制。

中医学认为本病总因肝郁气滞,命门火衰或肾阴不足所致。

1. 肝郁气滞 肝气郁结,情志不遂,则气机紊乱,血弱失华,气血不能荣润肌肤,则变生黑斑。

2. 命门火衰 房室过度,纵情恣欲,惊恐伤肾,或先天禀赋不足者,均可损及命门真阳,阳虚则水无所制,肾之本色显露于外;或命火不足,虚阳上浮亦可出现黑斑。

3. 肾阴不足 禀赋素弱,房劳过度,损伤肾精,或热病灼伤真阴,则水亏火滞,外发为黑斑。《外科正宗》曰:"水亏不能制火,血弱不能华肉,以致火燥结成斑黑,色枯不泽。"

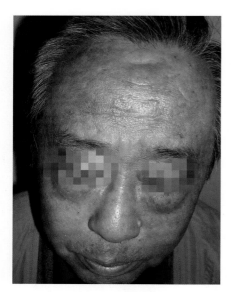

图 14-1 黑变病

【临床表现】

主要表现为面、颈等暴露部位弥漫性或网状的青灰色到暗褐色色素沉着(图 14-1)。临床常见以下两型。

1. 里尔黑变病 本病任何年龄均可发生,以中年女性多见。皮损以面、颈部,特别是额、颞、颧、耳后、颈部的两侧和其他暴露部位最为明显,不累及黏膜。身体其他部位也可见色素沉着,多见于摩擦部位,如腋前线、脐部,皮损初为局限在毛孔周围的淡褐色斑,呈网点状,逐渐成大小不一的斑片,上覆微细的粉状鳞屑,呈特征性的粉尘样外观。

2. 焦油黑变病　初期在暴露部位可出现炎症性的红斑水肿,主要分布在面、颈、眶周、颧颞部及手和前臂等,在急性炎症消退过程中伴有脱屑,可出现毛囊性丘疹和黑头粉刺特征性痤疮样反应,之后发展为弥漫性或网状的青灰色到暗褐色色素沉着,若长期持续暴露,色素沉着会更明显。

【组织病理】

可见基底层液化变性,真皮血管周围淋巴细胞为主的炎症细胞浸润,可见噬黑素细胞,细胞内外有大量黑素颗粒。后期表皮正常,炎症浸润消失。焦油黑变病伴毛囊角化过度,表皮下层水肿变性。

【诊断要点】

1. 有光敏感,皮损以面、颈部暴露部位为主,不侵犯黏膜。
2. 弥漫性或网状的青灰色到暗褐色色素沉着,有特征性的粉尘样外观,境界不清。
3. 组织病理:基底层液化变性,真皮血管周围炎症细胞浸润,噬黑素细胞内外有大量黑素颗粒。

【鉴别诊断】

黄褐斑:皮损为褐色斑片,大小不定,呈蝶形或地图形,发病前无红肿、瘙痒等症状,无网格状色素沉着,对称分布于颜面,不波及躯干、四肢。**鉴别要点**:面部褐色斑片,境界清楚,不波及躯干、四肢,与接触光敏物质无关,组织病理可鉴别。

【辨证思路】

本病的病因病机较复杂,凡七情内伤、劳倦内伤均可致本病。临床中肝郁气滞型患者较为常见,伴有胸胁满闷,烦躁易怒,正如《外科证治全书》中所说:"面色如尘垢,日久煤黑,形枯不泽。或起大小黑斑,与面肤相平。由忧思抑郁,血弱不华。"

【治疗】

一、中医治疗

1. 内治法
（1）肝郁气滞证
主症:黑色或黑褐色斑片分布于前额、耳后、颜面、四肢等处,伴有胸胁满闷,烦躁易怒,舌红苔薄,脉弦滑。
治法:疏肝理气,活血消斑。
方药:逍遥散加减。柴胡 9g,当归 9g,白芍 9g,茯苓 10g,白术 10g,薄荷 6g,白蒺藜 10g,生黄芪 15g,炙甘草 6g,丹皮 9g,炒栀子 6g,红花 9g,香附 9g,青皮 9g。

（2）命门火衰证

主症：灰黑色斑片分布于颜面、颈周、脐周、腰腹、腋下等处，皮损境界不清，伴有面色晦暗，恶寒肢冷，神情委顿，完谷不化，小便清长，舌淡而胖，脉细弱。

治法：温肾助阳，引火归原。

方药：金匮肾气丸加减。熟地 15g，山药 15g，山萸肉 9g，茯苓 10g，泽泻 10g，牡丹皮 10g，肉桂 6g，黑附片 9g，丹参 15g，炒白术 12g，炙甘草 6g。

（3）肾阴不足证

主症：黑色或黑褐色斑片分布于前额、颈两侧、手背、前臂、脐部等处，伴眩晕、耳鸣、失眠、健忘，腰膝酸软，遗精早泄，五心烦热，舌红少苔，脉细涩。

治法：滋阴补肾，降火清斑。

方药：六味地黄丸加减。生地 15g，熟地 15g，牡丹皮 15g，龟甲 15g，知母 15g，黄柏 15g，丹参 30g，杜仲 12g，鸡血藤 12g，合欢皮 12g。

2. 外治法

（1）白僵蚕 10g 研细末，水调外涂患处，每日 1 次。

（2）生半夏 10g 研细末，米醋调敷患处，每日 1 次。

二、西医治疗

减少日光照射，补充 A、B 族维生素和维生素 PP。外用褪色剂如氢醌乳膏、维 A 酸乳膏等。

【临证撷要】

本病多发于女性患者，因其损容性病变严重影响患者身心健康，使其伴有焦虑、郁闷等不良情绪，这又加重了病情，造成恶性循环。中医中药治疗本病，可收到很好效果，但治疗周期较长。在治疗中一定要与患者充分沟通，给予其信心，鼓励患者坚持用药。在临床中应根据不同类型的黑变病，尽量寻找可疑的致病因素，有效地去除病因，同时避免日晒，保持七情和顺，减少涂抹用品。部分患者可配合宝石激光治疗。

（沈冬 王俊慧）

第二节 黄 褐 斑

黄褐斑（chloasma）是一种临床常见的面部获得性色素增加性皮肤病，其临床特点是面部局限性褐色色素沉着斑，对称分布，形状不规则，边界清楚，无自觉症状，日晒后加重。本病与中医学文献记载的"面尘""黧黑斑""肝斑"等相类似。

【病因病机】

黄褐斑的病因复杂，涉及多种因素，主要有以下几个方面。内分泌因素：可能与雌激素和孕激素在体内增多，刺激黑素细胞分泌黑素和促进黑色素的沉着堆积有关，常见于妊娠、口服避孕药或其他不明原因所引起。另外，还与妇科疾病如炎症、肿瘤、月经异常者等相关。日晒：此病较常见于夏季、南方、户外工作者，以及长期在强光及电脑前工作者，提示日光是一促发因素。遗传易感性：深肤色的人种发病率相对比较高，有家族史者占30%左右。精神因素：精神紧张、压力大、失眠、熬夜，或者焦虑、抑郁等亦可诱发。

本病病因、病机较复杂，凡七情内伤、肝郁气滞、饮食劳倦、妇人经血不调等均可致病。

1. 情志不遂　凡情志失调，如肝气郁结、暴怒伤肝、思虑伤脾、惊恐伤肾等，皆可使气机紊乱。气血悖逆，不能上荣于面，则生褐斑。

2. 劳伤脾土　凡饮食不节，劳倦过度，偏嗜五味，使中土转输失职，或土虚不能制水，水气上泛，气血不能温煦，则变生褐斑。《诸病源候论》曰："面黑皯者，或脏腑有痰饮，或皮肤受风邪，皆令气血不调，致生黑皯。"

3. 肾精受损　凡房室过度，久伤阴精，则水不能制火，虚火上炎，颜面不得荣养而酿成褐斑。

4. 气滞血瘀　一些慢性疾病致营卫失和，气血运行不畅，气滞血瘀，面失所养而成。

总之，本病与肝脾肾三脏功能失调相关甚密，气血不能上荣于面为主要病机，病位在皮，病因在内，宜外病内治。

【临床表现】

男女均可发生，尤以青中年女性多见，皮损夏重冬轻。对称发生于颜面，尤以两颊部、眉颊、鼻、上唇等颜面处为多见；皮损为淡褐色至深褐色、淡黑色斑片，大小不等，形状各异，孤立散在或融合成片，边缘较明显，一般多呈蝴蝶状（图14-2）。无自觉症状，病程不定，慢性经过。

【实验室检查】

通过皮肤镜等检查，可以看见皮肤弥漫的色素沉着，有时伴有血管扩张。

【组织病理】

表皮中色素增加，基底细胞层色素颗粒增多，真皮中可见噬黑素细胞。有时在血管和毛囊周围有少数淋巴细胞浸润。

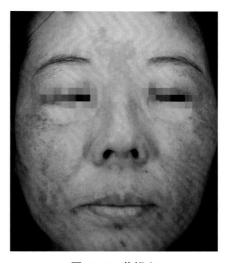

图14-2　黄褐斑

【诊断要点】

1. 淡褐色至深褐色、淡黑色斑片，边界清楚，对称发生。
2. 好发于中年女性，日晒加重。
3. 皮肤镜可看见皮肤弥漫的色素沉着，有时伴有血管扩张。

【鉴别诊断】

1. 雀斑　皮疹分散且不融合，斑点较小，有家族史。**鉴别要点**：粟米大小色素斑，大小一致，不融合，青少年时期发生。

2. 颧部褐青色痣　损害为颧部散在的色素斑点，直径1~3mm，灰褐、灰蓝或深褐色，对称分布于两颊,不累及眼及上腭。发病较早(10岁以后),可有阳性家族史。**鉴别要点**:青年发病,逐渐加重,日晒无关,皮损不融合。

3. 黑变病 有长期接触煤焦油或染发史,皮损为弥漫性褐黑色斑片,深浅不一,好发于面、颈部、耳后等暴露部位,亦可发于前臂、手背、腋窝、脐部等,初起局部发红、自觉瘙痒,以后逐渐变为点状蓝褐色,有似细网纹状色素沉着。**鉴别要点**:焦油等接触史,面积弥漫,伴有瘙痒。

【辨证思路】

本病多因肾阴不足,水衰火旺,肾水不能上承;或因肝郁气结,郁久化热,灼伤阴血而发病;或者脾土虚不能制水,水气上泛,气血不能温煦。内治应以疏肝、健脾、补肾、化瘀为基本治疗原则,并注重化"瘀",祛湿利水。其中以肝肾不足型最为常见,宜滋补肝肾,疏肝理气。

【治疗】

一、中医治疗

1. 内治法

(1)肝郁气滞证

主症:皮损为浅褐至深褐色斑片,大小不定,匡廓易辨,边缘不整,呈地图状或蝴蝶状,对称分布于目周、颜面,可伴胁胀胸痞,烦躁易怒,纳谷不馨,女子月事不调,经前斑色加深,两乳作胀,舌苔薄白,脉象弦滑。

治法:疏肝解郁。

方药:柴胡疏肝散加减。陈皮10g,柴胡6g,川芎6g,香附10g,枳壳12g,赤白芍各15g,炙甘草6g。

加减:胸闷乳胀者加郁金、炒川楝子;口苦舌红加龙胆草、栀子。

(2)肝脾不和证

主症:皮损多为栗皮色、地图状斑片,边缘不整,匡廓较清,对称分布于两颧、目下、颜面、鼻周、口周,伴胸脘痞闷,两胁胀痛,腹胀便溏,妇人经血不调,舌苔白腻,脉象弦滑。

治法:疏肝健脾。

方药:逍遥散加减。柴胡10g,当归10g,茯苓15g,白芍15g,白术10g,炮姜6g,薄荷6g,甘草10g,川芎6g,升麻12g。

加减:妇人经血不调者,加丹参、益母草;经来血块者加桃仁、红花;两乳胀痛者,加青皮;腹胀便溏者,加党参、炒山药。

(3)劳伤脾土证

主症:皮损为灰黑色斑片,状如蝴蝶,对称分布于鼻翼、前额、口周,境界模糊,自边缘向中央逐渐加深,伴短气乏力、腹胀纳差,或素有痰饮内停,脉象弦滑,舌淡苔腻。

治法:温阳健脾。

方药:苓桂术甘汤或四君子汤加减。茯苓15g,桂枝6g,白术15g,甘草12g,党参6g,鸡血藤15g,川芎6g,丹参15g,炒蒺藜9g,枳壳10g。

加减:大便溏薄者,加煨姜、炒山药;腹胀纳差者,加炒山药、陈皮。

（4）肾水不足证

主症：皮损为黑褐色斑片，大小不定，形状不规则，匡廓鲜明，多以鼻为中心，对称分布于颜面，伴头眩耳鸣，腰酸腿软，五心烦热，男子遗精，女子不孕，舌红少苔，脉象细数。

治法：滋阴补肾。

方药：六味地黄丸加减。熟地15g，山茱萸肉12g，山药12g，丹皮10g，泽泻10g，茯苓10g，川芎6g，菟丝子10g。

加减：伴阴虚火旺者，加知母、黄柏；遗精盗汗者，加金樱子、芡实；失聪多梦者，加生龙骨、生牡蛎。

2. 外治法

（1）去斑膏：大枫子仁、杏仁、核桃仁、红粉、樟脑各30g。共研细末，加麻油调涂局部，日1次。

（2）玉容散：白牵牛、白蔹、白细辛、甘松、白及、白莲蕊、白芷、白术、白僵蚕、白茯苓、白附子、白扁豆各30g，荆芥、独活、羌活、防风各15g。上药共研细末，水调药粉为膏，外涂，日1次。

3. 其他疗法

（1）针刺疗法：局部取穴，依色斑部位不同而选，颧颊部取颧髎、四白、颊车；前额取上星、阳白；鼻梁取印堂、迎香。并于色斑处取阿是穴针刺。治疗方法：局部围刺。患者取仰卧位，以针灸针沿色斑边缘斜刺，留针10分钟，每日1次，治疗5日停针2日，7日为一疗程，治疗3个疗程。

（2）耳针疗法：取内分泌、皮质下、肺、肝、胆、肾、肾上腺、交感、面颊等。消毒皮肤后用三棱针尖刺破至微出血，再以消毒棉球覆盖。

二、西医治疗

黄褐斑病因复杂，顽固难愈，目前没有单一特效的治疗方法。治疗周期一般较长，因此在临床上多采用综合疗法。首先要避免诱发因素，如停服避孕药，防晒，避免熬夜等，并注重患者的保湿和局部皮肤屏障功能的修复。合理选择外用药物，如3%过氧化氢、氢醌霜等。口服维生素EC合剂、谷胱甘肽等。另外，可用化学剥脱术、强脉冲光治疗。

【案例分析】

黎某，女，42岁，2013年1月10日初诊。

患者主因"两颧部褐色3年，加重2个月"就诊。患者3年前无明显诱因两颧部出现淡褐色色素沉着斑，后斑片逐渐扩大，颜色变深，日晒后加重，多方治疗无明显效果，无痒痛等自觉症状。2个月前因情绪波动，面部斑片颜色加深，面积扩大至面颊部，心烦、焦虑、失眠、健忘，口干口苦，饮食不香，小便黄，大便偏干。月经量少，痛经。舌淡红苔白，脉沉细。既往体健。诊查：面部两颊及颧部深褐色色素沉着斑，深浅不一，表面光滑无鳞屑，眼周暗黑。

中医诊断：黧黑斑。

西医诊断：黄褐斑。

辨证：肾虚肝郁，气滞血瘀。

治法：滋肾疏肝，理气活血，兼养血安神。

处方：丹栀逍遥散加减。柴胡10g，当归10g，白芍15g，白术10g，丹皮10g，栀子6g，石斛 15g,枸杞子 10g,丹参 15g,益母草 15g,生山楂 15g,山茱萸 10g,茯苓 10g,甘草 6g,远志 10g,枣仁 15g。

30 剂,水煎服,日 1 剂,分早晚两次服。

二诊(2 月 13 日):患者面部两颊及颧部色素斑稍变浅,睚周颜色稍淡,口干,饮食及大小便均可,睡眠不安,舌淡红苔薄白,脉沉细。病情好转,继续上述治疗,中药以滋肾疏肝,理气活血,兼养血安神为法,巩固疗效,上方加珍珠母 15g,口服治疗 30 剂。

三诊(3 月 18 日):患者面部褐色斑片部分变浅消退,两颊及颧部淡褐色斑片,口苦,饮食及大小便均可,睡眠多梦,月经淋漓不尽,量少,色淡,舌淡红苔薄白,脉沉细。病情继续好转,宗上述治疗,中药减生山楂,加炙黄芪 15g,口服 30 剂。

四诊(4 月 25 日):患者面部褐色斑片明显变浅,睚周暗黑消退,饮食及大小便均可,睡眠欠安,舌淡红苔薄白,脉沉细。病情继续好转,以滋肾疏肝,理气活血,兼养血安神为法,巩固疗效,上方减远志,口服治疗 30 剂。

五诊(6 月 6 日):患者面部灰褐色斑片大部分消退,两颧部散在淡褐色斑片,口干,饮食及大小便均可,睡眠仍多梦,舌淡红苔薄白,脉沉细。病情基本痊愈,继续上述治疗巩固疗效,上方加青蒿 10g、薏苡仁 15g,口服治疗 30 剂。

半年后电话随访,患者诉停药后病情稳定,未复发。

按:本例患者为中青年女性,并未生育,发病有明显的情志致病的过程,治疗以疏肝解郁、活血补肾,兼养血安神为主。对于这类因情志致病的患者,临证在疏肝解郁的同时,还要注重安神的意义。患者睡眠充足,则有利于机体各项功能的恢复及身体的自我修复,即注重调理心、肝、肾,治疗心身疾病。

【临证撷要】

黄褐斑病因复杂,目前认为可能与内分泌失调、遗传、化妆品、氧自由基、紫外线照射、局部微生态失衡、黑素代谢失调、精神紧张等多种因素相关,尚缺少特效药物。中医认为,本病病位在皮,病因在内,应采取"外病内治"法。病机与肝、脾、肾三脏失调有关,证多虚实夹杂,但血虚、血瘀是其总的病机。治疗以调理脏腑、畅达气血、平衡阴阳为主,多辅以活血药或侧重于活血法,亦可配合白芷、白附子、白僵蚕等祛风药。配合中药外用,以及针灸、按摩等治疗方法,可明显增加疗效。近年来,随着人们对黄褐斑发病机制的深入认识,皮肤屏障功能受损、皮肤微炎症等是发病的重要因素,治疗也应积极去除病因,如选用清热凉血除湿中药以抗炎,清热滋阴润肺中药促进表皮再生修复等。对于女性内分泌失调,有学者通过调整女子月经周期治疗黄褐斑,取得了显著疗效。因此,中医治疗可在月经后以补肾养血、调摄冲任为法,月经前以活血化瘀、疏肝理气为法,等待月经来潮,此为一个治疗周期。

(吴小红　孔倩)

第三节　白癜风

白癜风(vitiligo)是一种常见的后天色素性皮肤病,皮损为色素脱失斑,常为乳白色,也可为浅粉色,表面光滑无皮疹。白斑境界清楚,边缘色素较正常皮肤增加,白斑内毛发正常或变白。本病属于中医古籍记载的"白驳风""白癜"等疾病范畴。

【病因病机】

病因未明。白癜风的发生是在遗传背景下由多种因素促发,出现自身免疫、黑素细胞自毁及精神神经等多方面功能障碍,导致酪氨酸酶系统抑制和黑素细胞破坏,最终使患处色素脱失。

中医学认为本病总因先天禀赋不足,气血失和,瘀血阻络,以致体肤失养,酿成白斑。

1. 肝肾不足 先天禀赋不足,肝肾亏虚,因肝藏血而肾藏精,精亏不能化血,血虚不能生精,荣卫无畅达之机,皮毛腠理失其所养而致病。

2. 气血不和 七情内伤、五志不遂均可使气机紊乱,气血违和,失其温煦之职,使风邪易于袭表,阻滞经脉,酿成白斑。

3. 瘀血阻络 凡跌扑损伤,积而为瘀,或大怒伤肝而气滞血瘀、络脉阻滞不通,则新血不生,肌肤失养而致病。

【临床表现】

主要表现为境界清楚的白斑,无萎缩、硬化及肥厚等改变。常无自觉症状,进展期偶有瘙痒。白斑内毛发正常或变白。除皮肤损害外,口唇、阴唇、龟头及包皮内侧黏膜也常受累。可单发或泛发,呈对称或不对称发病,形状不定,大小不等。本病可分为进展期和稳定期。在进展期,白斑扩大、增多,边缘呈浅白色或灰白色,边界模糊,形成三色白癜风,易发生同形反应。在稳定期,白斑停止发展,呈乳白色或瓷白色,边界清楚,可见色素岛或边缘色素加深。

根据皮损范围和分布,本病可分为节段型、非节段型、混合型和未定类型 4 型。

1. 节段型白癜风 沿某一皮神经节段单侧分布,完全或部分匹配皮肤节段,少数呈双侧或同侧多节段分布(图 14-3);本型具有儿童易发、早期毛囊受累及白发形成、病情在进展后期相对稳定的特点。

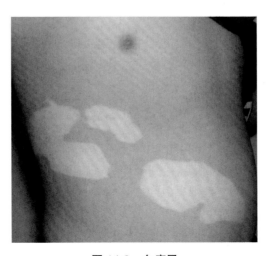

图 14-3 白癜风

2. 非节段型白癜风　包括散发型、泛发型、面肢端型和黏膜型。散发型白斑≥2 片,面积为 1~3 级;泛发型为白斑面积 4 级(>50%);面肢端型白斑主要局限于头面、手足,尤其好发于指(趾)远端及面部腔口周围,可发展为散发型、泛发型;黏膜型白斑分布于 2 个或以上黏膜部位。

3. 混合型白癜风　指节段型和非节段型并存。

4. 未定类型白癜风　指非节段型分布的单片皮损,面积小于体表面积的 1%。

【实验室检查】

通过 Wood 灯检查,进展期皮损呈灰白色荧光,边界不清;稳定期呈高亮蓝白色荧光,边界清楚,可见色素岛或边缘色素沉着。

【组织病理】

白斑处表皮黑素细胞与色素颗粒完全缺失,DOPA 或 Melan-A 染色阴性;进展期皮损边缘真皮可见淋巴细胞浸润。

【诊断要点】

1. 皮损为境界清楚的白斑,无萎缩、硬化及肥厚等改变。

2. Wood 灯检查,皮损处可见灰白色或蓝白色荧光。

【鉴别诊断】

1. 贫血痣　出生后或儿童时期发生,为局限性色素减退斑,单个或多发,呈圆形、卵圆形或不规则形,边界清楚但不规则,是因先天性血管发育异常导致。**鉴别要点:**在摩擦患处时,浅色斑本身不发红,周围皮肤却发红充血,使白斑更趋明显。此时若用玻片压迫,周围皮肤充血退去,浅色斑就不易辨认了。Wood 灯检查贫血痣消失。

2. 无色素痣　先天性、局限性色素减退斑,大小不一,且为一致的不完全脱色,境界模糊而不规则,有时边缘呈锯齿状。**鉴别要点:**出生时或出生不久即发生的色素减退斑,没有白癜风那样明显,边缘模糊而不规则。

3. 炎症后色素减退　本病是后天获得性色素减少症,是发炎部位皮肤的继发性色素减少,见于多种炎症性皮肤病,如红斑狼疮、扁平苔藓、银屑病、玫瑰糠疹、单纯糠疹等疾病。**鉴别要点:**继发于炎症性皮肤病的色素减退斑。

【辨证思路】

本病应从调补肝肾着手。肝肾不足,则精血无以充养体肤,故风邪易于外袭,阻遏经脉,体肤失养而发为白斑。先天禀赋不足者,则可伴有家族病史;肝肾不足,病时较久,白斑很少扩展,毛发可因之变白;体肤失养,则斑色纯白。同时外感风邪、跌扑损伤,以及情志内伤、亡血失精等,可使气血失和、瘀血阻络,亦可酿成本病。临床可分下述几型:气血不和型,多见于进展期;瘀血阻络型及肝肾不足型,多见于稳定期。

【治疗】

一、中医治疗

1. 内治法

（1）气血不和证

主症：发病时间长短不一，多在半年至 3 年左右。皮损多是偶然发现，呈乳白色圆形或椭圆形或不规则的云片状，散发或重叠分布，斑内无痒痛感，数目多少不定，可逐渐发展，境界可模糊不清。发病前体质较弱，或有精神刺激，舌淡红，脉象细滑。

治法：调和气血。

方药：八珍汤加减。党参 10g，白术 10g，茯苓 10g，当归 10g，川芎 10g，白芍 10g，熟地黄 15g，炙甘草 10g。

（2）瘀血阻络证

主症：病程长久，白斑局限一处或泛发全身，或仅存少许正常皮肤，也少再扩展。白斑亦可发生于外伤后的部位上。皮损多呈地图形、斑片状，境界清楚而易辨，边缘整齐呈深褐色或紫褐色，压之不褪色。白斑中心多有岛状褐色斑点或斑片，局部或可有轻度刺痛。舌质暗，有瘀点或瘀斑，脉象涩滞。

治法：活血化瘀，疏通经络。

方药：通窍活血汤加减。赤芍 9g，川芎 9g，桃仁 9g，大枣 9g，红花 9g，老葱 9g，鲜姜 9g，麝香 0.15g。

（3）肝肾不足证

主症：发病时间较长，可伴有家族病史。白斑局限一处或泛发各处，静止而不扩展，斑色纯白，境界清楚而边缘整齐，斑内毛发亦多变白，舌淡无华，脉细无力。

治法：滋补肝肾。

方药：一贯煎加减。北沙参 10g，麦冬 10g，当归 10g，生地黄 20g，熟地黄 20g，枸杞子 10g，川楝子 6g。

2. 外治法

（1）白驳酊：补骨脂 20~30g、菟丝子 20g、当归 10g、细辛 3g，以 75% 乙醇 100~150ml 浸泡 1 周后，过滤，外用白斑处，每日早晚各 1 次。

（2）针刺疗法：皮损周边用围刺法；发于头面部配用合谷、风池；发于腹部配用中脘；发于胸部配用膻中；发于上肢配用曲池；发于下肢配用血海、三阴交。气血不和证，取血海、三阴交、足三里、曲池、风池；肝肾不足证，取肝俞、肾俞、命门、太冲、太溪、三阴交；瘀血阻滞证，取三阴交、血海、行间、风市、膈俞。每次可选用 2~4 穴。肝肾不足证用补法，气血不和证用平补平泻法，瘀血阻滞证用泻法。留针 15~20 分钟，每日 1 次或隔日 1 次，10~15 日为 1 疗程。

（3）耳针疗法：选取与皮损相应的穴区，并配合内分泌、肾上腺、交感、枕部等穴位，每次选用 2~3 穴，单耳埋针，双耳交替，每周轮换 1 次。

（4）梅花针疗法：以梅花针刺激皮损处，边缘用强刺激手法，中心用弱刺激手法。

（5）刺络拔罐法：用三棱针在皮损中心点刺，呈梅花点状，再以火罐拔除污血。本疗法尤其适于瘀血阻络证，每周可进行 1~2 次。

二、西医治疗

1. 激素治疗

（1）局部外用糖皮质激素：适用于白斑累及面积 < 3% 体表面积的进展期皮损。面部、皱褶及柔嫩部位皮肤用 1 个月后，应更换为钙调神经磷酸酶抑制剂（如他克莫司软膏），肢端可持续使用。糖皮质激素应避免用于眼周。如果连续外用治疗 3~4 个月无复色，则表明治疗效果差，需更换药物或者联合其他局部治疗方法。同时在使用过程中应注意局部皮肤萎缩、毛细血管扩张等不良反应。

（2）系统应用糖皮质激素：主要适用于皮损快速进展的白癜风患者，口服或肌内注射可以使进展期白癜风尽快趋于稳定。

2. 光疗

（1）局部光疗：窄谱中波紫外线（NB-UVB）或 308nm 准分子激光，治疗皮损局部每周 2~3 次，根据不同部位选取不同的初始治疗剂量。

（2）全身 NB-UVB 治疗：适用于皮损散发或泛发全身的非节段型或混合型白癜风，需注意眼面部及外生殖器的防护。

3. 钙调神经磷酸酶抑制剂　外用钙调神经磷酸酶抑制剂包括他克莫司软膏及吡美莫司乳膏，治疗应持续 3~6 个月，间歇应用可更长。面部和颈部复色效果最好，特殊部位如眶周可首选，黏膜部位和生殖器部位也可使用。

4. 移植治疗　适用于稳定期白癜风患者（稳定 6 个月以上），尤其适用于节段型白癜风患者，其他型白癜风暴露部位皮损也可采用。

5. 遮盖疗法　用于暴露部位皮损，采用含染料的物理或者化学遮盖剂搽白斑处，使颜色接近周围正常皮肤色泽。

【案例分析】

马某，女，29 岁，2003 年 10 月 5 日初诊。

患者主因"右腹股沟白斑 2 年"就诊。患者 2 年前突然发现右侧腹股沟处白斑，无明显自觉症状。当地医院诊断为白癜风，先后经中西医多方治疗，时轻时重。近期白斑不断扩大，周围有新出白色斑片。月经正常，眠可，偶感劳倦，纳佳便调。检查可见右腹股沟处 10cm×15cm 大小瓷白色色素脱失斑，边缘轻度色素沉着，周围散在大小不等的色素脱失斑，舌红，苔薄，脉沉细。

中医诊断：白驳风。

西医诊断：白癜风。

辨证：血虚生风，肝肾不足。

治法：祛风养血，疏肝补肾。

处方：羌活 15g，独活 15g，牛膝 10g，防风 10g，白芷 10g，当归 10g，丹参 15g，川芎 10g，制何首乌 15g，菟丝子 15g，补骨脂 15g，女贞子 15g，浮萍 10g，刺蒺藜 15g，桃仁 10g，红花 10g，

黄芪15g,生地20g,甘草10g。20剂,水煎服,每日1剂,早晚分服。同时予白驳酊外涂白斑处。

二诊:服上方20剂后,患者自感服药后精力较前好转,睡眠安,月经调。舌红少苔,脉沉细。继续以祛风养血,滋补肝肾法治疗,上方加强补肾益髓之力。处方:当归10g,川芎10g,制何首乌15g,菟丝子15g,羌独活各10g,红景天10g,补骨脂15g,浮萍10g,刺蒺藜15g,黄芪15g,骨碎补10g,牛膝10g,鸡血藤10g,女贞子15g,旱莲草15g,生地20g。40剂,水煎服。同时予白驳酊外涂白斑处。

三诊:服上方40剂后,查其右腹股沟处白斑较前缩小,且有色素岛出现。精力转佳,眠安,月经期腰部冷痛,二便调。舌红,少苔,脉沉。调整处方加强养血温阳之力。处方:羌独活各10g,防风10g,白芷10g,熟地20g,当归10g,川芎10g,黄芪15g,补骨脂15g,牛膝10g,浮萍10g,刺蒺藜15g,枸杞子10g,荜茇10g,骨碎补10g,桃仁10g,红花10g,马齿苋10g,炙甘草10g。40剂,水煎服。同时予白驳酊外涂白斑处。

四诊:服上方40剂后,色素岛已连成大片,腰痛症状消失,月经正常,精神好。时气急心烦,舌红,苔薄,脉弦细。女子以血为本,血虚则肝郁。仍以上方治疗,加强疏肝养血柔肝之力。处方:柴胡10g,郁金10g,当归10g,丹参15g,羌独活各10g,防风10,白芷10g,五味子10g,熟地20g,黄芪15g,制何首乌15g,菟丝子15g,补骨脂15g,浮萍10g,茜草10g,骨碎补10g,山茱萸10g,枸杞子10g,泽兰10g,红花10g,甘草10g。90剂,水煎服。

半年后随访,患者诉服上方90剂后,白斑仅剩绿豆大小两块。自行停药,未再扩大。

按:本例患者治疗效果较满意,白斑基本消退,患者服中药治疗半年余,未出现毒副作用。白癜风是以肝肾不足为本,本例患者初诊时除皮肤白斑外,无明显不适症状,仅偶感疲倦,舌红,苔薄,脉沉细,故先予白癜风汤加减,以祛风养血,疏肝补肾。二诊时,患者自觉服药后疲劳有好转,证明方药有效,故在原方基础上加强补肾益髓之力,以期更好的效果。三诊时,已可见白斑上有色素岛出现,但月经期有腰部冷痛,故调整处方加强养血温阳之力。四诊时,患者又感气急心烦,故调整处方,加强疏肝养血柔肝之力。患者共服药半年余,效果良好,白斑基本消失。

【临证撷要】

本病治疗疗程较长,起效较慢,若中药治疗病情未能得到控制,应中西医结合治疗。在治疗过程中注重心理疏导,帮助患者消除精神紧张、焦虑、抑郁情绪,保持良好的精神状态。应提醒患者避免外伤、曝晒,平时积极补充维生素B、维生素E、叶酸、钙、硒及抗氧化剂等。

【最新进展】

Janus激酶抑制剂:Janus激酶(JAK)是一个细胞因子家族,其在Janus激酶-信号转导及转录激活因子通路上发挥重要作用,并可介导造血、自身免疫、炎症反应等多种生物进程。近些年的研究表明,JAK抑制剂用于白癜风也有积极的治疗意义。目前用于治疗白癜风的JAK抑制剂主要包括托法替尼和鲁索替尼。有学者在12例白癜风患者中使用1.5%鲁索替尼乳膏进行了为期20周的试验,结果显示面部斑点成功修复,而其他解剖部位的修复无明显改善。

光疗是目前白癜风治疗的一线方案,光疗与JAK抑制剂相联合或有更佳效果。有学者回顾分析了10例白癜风患者使用托法替尼治疗的过程,其中5例同时接受了光照或低剂量NB-UVB疗法。结果显示,托法替尼联合光照/低剂量NB-UVB治疗白癜风的效果更佳。

(颜志芳　赵　洁)

第四节　月　经　疹

月经疹又称为自身免疫性孕酮皮炎、雌激素皮炎,是一种以育龄期女性为主要发病人群的皮肤疾病。本病皮损为多形性,伴有不同程度瘙痒,好发于躯干及四肢,也可见于面部及黏膜部位,多在月经来潮前3~10天内发生,月经结束后减轻或消退。根据本病临床证候特点,属于中医"经行风疹块""经行瘾疹""经行口糜"等范畴。

【病因病机】

病因尚未完全明确,与体内性激素引起的自身免疫相关,Ⅰ型和Ⅳ型超敏反应均与本病发生有关系。

中医学认为本病总因气血失和,风邪外袭所致。如《杂病广要·调经》中提到:"妇人血气,或通身痒,或头面痒,如虫行皮中,缘月水来时,为风所吹。"

【临床表现】

育龄期女性特有的皮肤疾病,多在月经前1周内加重,随月经结束而减轻或者消退,皮疹多形,可见红斑、丘疹、脓丘疹、风团、小水疱或大疱、紫癜、色素沉着或单纯瘙痒等(图14-4),若累及黏膜可以出现糜烂、溃疡,其中以荨麻疹样皮损最为常见,本病少数病例可突发过敏性休克危及生命。

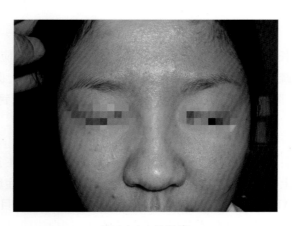

图14-4　月经疹

【实验室检查】

1. 常规检查项目　血常规、免疫球蛋白定量、补体水平及女性激素水平,但本病实验室检查结果常缺乏特异性。

2. 孕酮、雌激素皮内试验　在前臂屈侧应用孕酮/雌激素皮内注射,如在试验后立即出现风团样反应,或24~48小时出现迟发性风团样反应并持续存在,即认为孕酮/雌激素试验阳性。在进行皮内试验时需警惕过敏性休克的发生。

3. 孕酮、雌激素激发试验　在月经周期非黄体期采用肌内注射或口服为激发方式,但可能导致患者症状加重,不作为诊断试验首选。

此外,还可通过酶联免疫吸附法(ELISA)进行孕激素特异性IgE检测等。

【组织病理】

皮损组织病理检查缺乏特异性,表现与皮疹临床表现相符,通常可见真皮血管周围淋巴细胞及嗜酸性粒细胞浸润,免疫荧光检查通常为阴性。

【诊断要点】

1. 育龄期女性发病为主。
2. 皮疹发作与月经周期平行。
3. 皮损呈多形性,但患者每次发病皮疹形态基本一致。
4. 雌激素、孕酮激发试验或皮内试验阳性。
5. 口服雌孕激素及类似物的男性或绝经期女性中,出现周期性发作、治疗抵抗的皮疹,也需要考虑该病的可能。

【鉴别诊断】

本病皮损具有多形性,需要与多种皮肤疾病相鉴别。如药疹,可表现为荨麻疹样皮疹、红斑水疱性皮疹等多种形态,尤其是固定性药疹,每次发病部位较为一致。**鉴别要点**:缺乏明显与月经相关的周期性变化规律,实验室检查孕酮、雌激素皮内试验阴性,可资鉴别。

【辨证思路】

女性以血为本,血是化生月经的基本物质,女子以肝为先天,肝主藏血,体阴而用阳。肝肾同源,肝木赖水滋养,水足则木旺,水亏则木缺滋荣。经行之际,经血下至,肌腠空虚,阴伤于内,阳发于外,风火相煽,乘虚而发。营虚血燥,营血失和,是本病发病的关键,治疗应以调和气血为主,祛风为辅。

【治疗】

一、中医治疗

1. 血虚证

主症：多由久病失养或产后失血过多，营血不足，经行阴血更虚，生风化燥所致。丘疹多在经后发作，瘙痒，入夜尤甚，月经量少，错后，色淡，舌质淡红，苔薄少，脉细弱。

治法：养血消风。

方药：四物消风散加减。生地 30g，当归 10g，荆芥 10g，防风 9g，赤芍 15g，川芎 10g，白鲜皮 10g，蝉蜕 6g，薄荷 6g，独活 8g，柴胡 9g，甘草 6g。

2. 血热证

主症：多因素体阳盛或过食辛辣之品，使血分蕴热，经行则热盛风动而发。疹块多在行经前或经期出现，疹色发红，感风遇热后瘙痒加剧，月经先期，量多、色红，常伴有口渴心烦，舌质红，苔薄黄或薄少，脉数。

治法：凉血清热、活血祛风止痒。

方药：清经汤加减。黄柏 15g，青蒿 30g，丹皮 15g，地骨皮 12g，熟地 30g，白芍 20g，白茯苓 10g。

二、西医治疗

目前对雌激素皮炎的治疗研究较少，多为个案报道。自身免疫性孕酮皮炎治疗研究较多，初期以控制症状为主，可用抗组胺药、外用糖皮质激素及口服小剂量糖皮质激素治疗。若症状缓解不明显，可配合口服避孕药。但由于目前所有避孕药中均含有孕酮，故口服避孕药仅使一部分患者症状完全消退，部分患者疾病症状不能完全缓解，甚至还会加重。

1. 雌激素 可以使大多数患者获得部分缓解，少数患者可以通过雌激素治疗得到完全缓解，但长期应用雌激素治疗将导致子宫内膜癌发病风险增加，并且可能会降低雌激素的心血管保护作用。

2. 促性腺激素释放激素 更适用于围绝经期患者，雌激素水平降低会产生相关并发症，如阴道干燥、潮红、骨质疏松症等。

3. 他莫昔芬 是一种可与雌激素受体结合的非激素类抗雌激素制剂，该药也有雌激素水平降低导致的潮红、骨质疏松等不良反应。此外，长期应用他莫昔芬可导致血栓形成及子宫癌风险增加。

4. 达那唑 是合成雄激素，具有弱雄激素活性，兼有蛋白同化作用和抗雌激素作用，但无孕激素和雌激素活性。不良反应主要包括毛发异常生长及肝功能异常。

5. 手术治疗 重症患者可选择子宫切除术及双侧输卵管卵巢切除术，所有采取手术治疗的患者，皮损和症状均在 1 个月内获得完全缓解。手术选择仅限于病情严重、无生育意愿的患者。

6. 孕酮脱敏 在常规口服避孕药效果不佳，或需要大剂量孕激素治疗时应用。脱敏流程为逐渐增加阴道孕酮栓剂剂量直至成功怀孕。或每月注射孕酮并逐渐增加剂量直到皮肤试验阴性。部分患者通过治疗后能够改善临床症状。

（沈冬　王俊慧）

第五节　原发性皮肤淀粉样变

原发性皮肤淀粉样变（primary cutaneous amyloidosis，PCA）是指淀粉样蛋白沉积在既往正常的皮肤内，而无其他器官受累的一种慢性疾病。其特征为斑状或苔藓样皮损和真皮内淀粉样蛋白沉积。根据其临床表现，类似于中医文献中"顽癣""松皮癣"。本病多见于成年人。

【病因病机】

本病病因尚不明确，可能与遗传、长期摩擦、环境等因素相关。目前认为淀粉样物质是由于灶性表皮损伤，角质细胞纤维变性、凋亡，纤维团块脱入到真皮转变而来。也有人认为苔藓样淀粉样变患者，对真皮乳头胶样小体的免疫耐受有利于其被转变为淀粉样物质。

中医学认为本病为风湿搏结或气血瘀滞所致。

1. 内有蕴湿，外感风邪，风湿搏结，聚积于肌肤，局部气血运行不畅，肌肤失养而发病。

2. 年老气虚，血行乏力而瘀滞；或因情志不畅，肝气郁结，气滞则血瘀；瘀血不去，新血不生，日久则肌肤失去濡养，生风化燥而发为本病。

【临床表现】

根据临床表现，可分为多种类型，其中临床多见苔藓样淀粉样变、斑状淀粉样变、结节或肿胀型皮肤淀粉样变。

1. 苔藓样淀粉样变　皮疹常对称分布在胫前、臂外侧、腰部、背部和大腿，腓部、踝、足背、腹部、胸壁、龟头等部位也可累及。初起为针头大小褐色斑疹，后逐渐增大，形成直径2mm左右的丘疹，形状为半球形、圆锥形或多角形扁平隆起，皮疹为棕色、褐色、褐黑色、黄色、淡红色或近似正常肤色，表面有蜡样光泽，或少许鳞屑、角化过度、粗糙。早期皮疹散在，后密集成片，不融合。瘙痒是本型的主要症状，可先于皮疹1~2个月出现。长期搔抓可发生苔藓化或丘疹融合成苔藓样斑块，表面呈疣状，常有色素沉着或色素减退。病程慢性，无自愈倾向。

2. 斑状淀粉样变　主要见于肩胛间区，亦可发生在四肢、胸部和臀部。皮疹为成群的1~3mm褐色斑疹，融合成网状或波纹状，自觉轻度至中度瘙痒（图14-5）。斑状型可因搔抓等

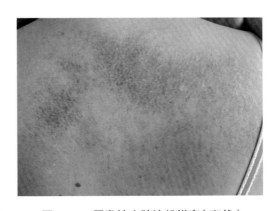

图14-5　原发性皮肤淀粉样变（斑状）

慢性刺激而转变为苔藓样型,与苔藓样型皮疹并存时称为双相型淀粉样变病。好发于中年妇女。

3. 结节或肿胀型皮肤淀粉样变 皮疹发生在面、躯干、四肢及生殖器。皮疹为数毫米至数厘米大小的结节或斑块,表面光滑,淡红色或黄褐色,可见毛细血管扩张和瘀点。本型罕见,好发于中年人,女性多见。

4. 其他类型 包括皮肤异色病样淀粉样变、肛门及骶骨部皮肤淀粉样变、摩擦性皮肤淀粉样变、大疱性淀粉样变及少见淀粉样变等。

【实验室检查】

血沉增快,球蛋白异常,γ 球蛋白或 β 球蛋白升高。Nomland 试验阳性。

Nomland 试验:把 1.5% 刚果红溶液注入可疑皮疹皮内,24~48 小时后观察到红色残留为阳性,用皮肤显微镜观察,阳性率达 80%。

【组织病理】

苔藓样和斑状皮肤淀粉样变的淀粉样蛋白沉积物局限于真皮乳头层,为大小不一的团块状,内多有裂纹,HE 染色呈嗜伊红性无结构的团块样物质,为淀粉样蛋白,与周围胶原纤维不易鉴别,沉积物与表皮间有裂隙,所在位置真皮乳头增宽,可见基底层液化变性和色素失禁(图 14-6、图 14-7)。

结节型皮肤淀粉样变的表皮萎缩变平,大块的淀粉样蛋白沉积物位于真皮全层和皮下脂肪组织,在血管壁内、汗腺的固有膜及脂肪细胞周围也可见淀粉样蛋白沉积物。

淀粉样物质刚果红染色或结晶紫染色阳性。

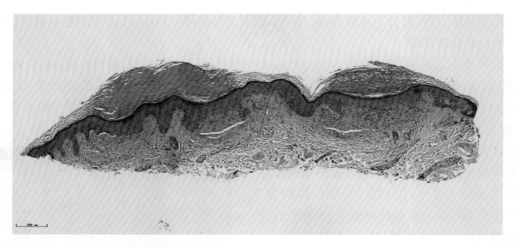

图 14-6 原发性皮肤淀粉样变组织病理 1(HE 染色,×50)
表皮角化过度伴角化不全,棘层增生肥厚,表皮突向下延伸,部分真皮乳头增宽,可见嗜酸性均质样团块,可见裂隙,真皮浅层血管周围灶性淋巴细胞浸润,可见个别噬色素细胞

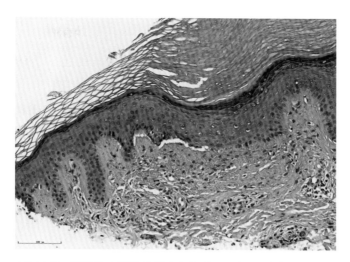

图 14-7　原发性皮肤淀粉样变组织病理 2（HE 染色，×200）

嗜酸性团块样物质在真皮乳头沉积,可见裂隙

【诊断要点】

1. 褐色斑状或苔藓样斑疹、丘疹,伴瘙痒。
2. 好发于四肢伸侧、肩胛部。
3. 组织病理有淀粉样蛋白沉积。

【鉴别诊断】

1. 慢性单纯性苔藓　发病前有瘙痒或摩擦等刺激,颈项部、上眼睑、肘部皮肤出现皮纹加深和皮嵴隆起的典型苔藓样变,皮损为正常皮色或淡红色、淡黄色扁平丘疹,瘙痒。**鉴别要点**:好发部位不同,苔藓样变,瘙痒严重。

2. 肥厚性扁平苔藓　好发于踝周围和胫前及指(趾)节间关节,皮损为疣状增殖性肥厚性斑块,紫蓝色或红褐色,伴有黏着性鳞屑,斑块为单个或多个圆形或长圆形,周围有散在性扁平小丘疹。对称分布,剧烈瘙痒。**鉴别要点**:紫蓝色或红褐色,肥厚增殖性斑块,组织病理可鉴别。

【辨证思路】

本病皮疹顽固难愈,初期多为风湿为患,内外搏结,聚积于肌肤,发为本病,湿性黏腻而致病势缠绵;风湿结聚之证多表现为皮色或淡褐色斑丘疹,融合成片,瘙痒,好发于下肢。患病日久,邪气羁留,气血瘀滞,瘀血不去,新血不生,日久则肌肤失去濡养,亦可化燥生风;血瘀血燥之证多表现为丘疹、苔藓样变为主,干燥脱屑,不易消退。

【治疗】

一、中医治疗

1. 内治法

（1）风湿结聚证

主症：小腿伸侧淡褐色丘疹，坚实粗糙，密集成片，阵发性剧痒，或肩胛部淡褐色网状斑片，舌质淡红，苔白或腻，脉濡或滑。

治法：祛风除湿，通络止痒。

方药：全虫方加减。全虫（打）6g，皂角刺12g，刺蒺藜9g，炒槐花15g，威灵仙12g，苦参6g，白鲜皮15g，黄柏15g。

加减：皮疹坚硬干燥者，可加当归、丹参、地龙、鸡血藤；瘙痒剧烈者加海桐皮。

（2）血瘀血燥证

主症：皮损为淡褐色网状斑丘疹，或暗褐色坚实丘疹，密集成片，肥厚粗糙，瘙痒，舌质暗红有瘀斑，苔薄，脉沉细。

治法：活血软坚，养血润燥。

方药：血府逐瘀汤。桃仁12g，红花12g，当归12g，生地12g，川芎6g，赤芍9g，牛膝12g，桔梗6g，柴胡6g，枳壳9g，甘草6g。

加减：皮疹粗糙肥厚者加三棱、莪术、皂角刺、鸡血藤。

2. 外治法

（1）药物疗法：若皮疹初起，瘙痒剧烈，以苍肤水剂熏洗，或以苦参酒涂擦，每日2次。若皮疹肥厚坚硬，选用止痒洗方熏洗；或用疯油膏、止痒药膏外涂，每日2次。

（2）针刺疗法：取曲池、血海、大椎、足三里、合谷、三阴交等穴，隔日1次。

（3）梅花针疗法：皮疹粗糙肥厚者用梅花针在患部叩刺，每日1次。

二、西医治疗

口服抗组胺药物，外用或口服维A酸类药物缓解瘙痒，或外用糖皮质激素制剂及皮内注射糖皮质激素。局部皮损也可应用手术、冷冻、二氧化碳激光、电灼疗法，还可配合光疗。

【临证撷要】

本病是一种病程长久、顽固难愈的皮肤病，诊断时应结合发病诱因、皮肤损害、皮疹部位、伴随症状，病理检查可进一步明确诊断。

中医内治以祛风、除湿、活血、软坚为主要治法，如患病日久或有老年人阴血不足者，应兼顾滋补养血。治疗时采取活血治法，疏通体表经络，对软化皮损有一定作用。同时，患者应减少皮肤摩擦，避免搔抓、烫洗。

（崔炳南　闫雨荷）

参 考 文 献

1. HARRIS J E, RASHIGHI M, NGUYEN N, et al. Rapid skin repigmentation on oral ruxolitinib in a patient with coexistent vitiligo and alopecia areata［J］. J Am Acad Dermatol, 2016, 74（2）: 370-371.

2. ROTHSTEIN B, JOSHIPURA D, SARAIYA A, et al. Treatment of vitiligo with the topical Janus kinase inhibitor ruxolitinib［J］. J Am Acad Dermatol, 2017, 76（6）: 1054-1060.

3. LIU L Y, STRASSNER J P, REFAT M A, et al. Repigmentation in vitiligo using the Janus kinase inhibitor tofacitinib may require concomitant light exposure［J］. J Am Acad Dermatol, 2017, 77（4）: 675-682.

第十五章　肿瘤性皮肤病与性传播疾病

第一节　蕈样肉芽肿病

蕈样肉芽肿病（mycosis fungoides, MF）是皮肤 T 细胞淋巴瘤中最常见的一种类型，早期常表现为浸润性的红色斑片或斑块，表面可见鳞屑，晚期表现为皮肤肿物，可累及血液系统和内脏。晚期预后较差，死亡率高，因此早期诊断是本病诊治的关键。中医文献中无相应病名。

【病因病机】

本病病因未明，可能与遗传免疫、感染及环境因素相关。皮肤淋巴细胞归巢机制在 MF 的发病过程中起着重要作用，细胞黏附分子也参与其中。目前，本病的分子机制仍不清楚，较为明确的是，可能与 Th 细胞相关。病变内可见大量 CD4 阳性 T 细胞聚集，这些细胞存在凋亡障碍，从而导致肿瘤的发生。同时 Fas 受体的减少可能也与本病有关。此外，也有很多癌基因与本病相关。感染和环境因素在发病中也起到了一定作用，但具体机制尚不清楚。

中医学认为本病内因为正气不足，情志失调，阴阳失衡；外因为风湿热邪侵袭，郁于血分，致使血热蕴毒，结于肌肤，则肤生红斑；久则邪毒耗气伤阴，阴虚血燥而致皮损干燥、脱屑；气虚毒聚，而致肤生斑块、肿瘤。

【临床表现】

蕈样肉芽肿病除了经典类型外，还有 3 个临床组织学亚型，即亲毛囊型、Paget 病样网状组织细胞增生症和肉芽肿性皮肤松弛。下面主要介绍经典型蕈样肉芽肿病的临床表现。

1. 红斑期　皮损分为非萎缩性斑片和萎缩性斑片两种类型。前者表现为扁平、淡红色、鳞屑性斑片，后者表现为表皮萎缩、光亮或出现皱纹，伴有毛细血管扩张，色素沉着或减退。瘙痒常为早期或唯一的自觉症状，这种瘙痒常难以忍受，常规治疗难以缓解，并可长期持续存在。

2. 斑块期　常由红斑期进展而来。此期浸润不断增加，往往呈暗红色厚垫状、环状或不规则状隆起斑块，表面紧张、光亮、高低不平，甚至呈疣状，或表面反复渗出结痂呈砺壳状。浸润斑块可泛发全身，也可局限于某些原发皮损部位。皮损颜色呈淡红、黄红、砖红、暗红至紫红色不等。斑块有的可自行消退而不留痕迹，亦可融合为大的斑块，边缘呈环状、弓形或匍行性（图 15-1）。

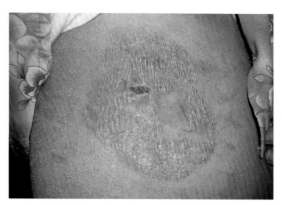

图 15-1　蕈样肉芽肿病（斑块期）

3. 肿瘤期　在浸润斑块的基础上逐渐出现肿瘤。常在陈旧浸润斑块的边缘或中央发生。肿瘤向表面突起，甚至如蕈样，时有破溃，也可如半球状，基底浸润较宽。肿瘤迅速增大，数目增多。颜色为灰白、黄红、棕红色。肿瘤多见于面部、背部和四肢近端。完整的肿瘤一般无痛感，破溃者有剧痛。肿瘤破溃后留有萎缩性瘢痕，色素改变。可见淋巴结肿大，此时往往内脏器官也有病变。几乎所有内脏器官均可受累。晚期患者可有贫血。

【实验室检查】

本病早期仅累及皮肤时，缺乏有效的实验室检查指标。晚期血液系统及内脏受累，血常规检查可见贫血，血涂片可见非典型淋巴细胞。CT 检查可见淋巴结肿大及其他器官受累证据。

【组织病理】

典型组织病理改变表现为表皮内或毛囊上皮不典型淋巴细胞浸润，有时可见 Pautrier 微脓疡形成，真皮血管周围淋巴细胞呈苔藓样浸润。不典型淋巴细胞核大深染，核呈脑回状（图 15-2、图 15-3）。肿瘤期表皮萎缩，无明显淋巴细胞浸润，真皮内大量异型性淋巴细胞浸润，与表皮间可见无浸润带，浸润较深，甚至可深达脂肪层。免疫组化染色：肿瘤细胞 CD2、CD3、CD4、CD5、CD45RO 等 T 细胞标记阳性，CD7、CD26 阴性，CD20、CD79a 一般为阴性。

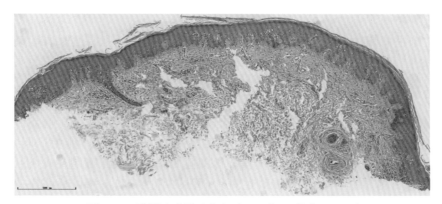

图 15-2　蕈样肉芽肿病组织病理 1（HE 染色，×40）

表皮角化过度伴角化不全，棘层肥厚，基底层灶状液化变性，可见单一核细胞移入表皮，局部可见 Pautrier 微脓肿样结构，真皮浅层带状单一核细胞浸润

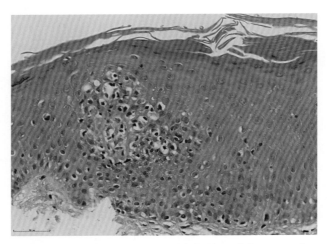

图 15-3 蕈样肉芽肿病组织病理 2（HE 染色，×400）
可见单一核细胞进入表皮，部分细胞核大深染，形态不规则，
染色深，部分呈脑回状，周围棘细胞间未见明显水肿

【诊断要点】

1. 皮损早期表现为鳞屑性红斑及淡红斑，迁延不愈，长期存在，无明显自觉症状。晚期可出现肥厚性浸润性斑块及肿瘤。

2. 组织病理学检查可见非典型单一核细胞进入表皮，有时形成经典的 Pautrier 微脓疡。晚期斑块期及肿瘤期可见大量非典型单一核细胞于真皮内浸润。

3. 免疫组化染色表达 T 细胞标记物，B 细胞相关标记物缺失。

4. TCR 基因重排检查有时可见 α/βT 细胞或 γ/δT 细胞克隆性增殖。

【鉴别诊断】

1. **皮炎湿疹** 是最常见的炎症性皮肤病，病情反复发作，临床表现为躯干四肢对称分布的红斑、丘疹、斑块，可见脱屑、结痂，瘙痒明显。**鉴别要点**：皮炎湿疹类疾病反复发作，皮疹可自愈，完全消退，而蕈样肉芽肿病皮损往往持久存在。皮肤镜及组织病理检查可鉴别。

2. **寻常型银屑病** 发病多具有季节性，表现为反复发作的肥厚性鳞屑性斑块，Auspitz 征阳性，多发生于四肢伸侧，常累及头面部位。**鉴别要点**：季节性发作，多累及头皮，鳞屑明显，Auspitz 征阳性，皮肤镜检查可见一致性分布的点状及球状血管，白色鳞屑。组织病理检查可鉴别。

3. **副银屑病** 为一类疾病的总称，包括大斑块副银屑病、苔藓样副银屑病、小斑块副银屑病。其中，大斑块副银屑病与蕈样肉芽肿病不易区分，部分病例可能为早期蕈样肉芽肿病；苔藓样副银屑病临床较为常见，慢性苔藓样副银屑病常见于儿童期及成人后期，皮疹表现为躯干、四肢屈侧为主，无症状的淡红色斑片，可见少量鳞屑，皮疹可长期存在，部分呈复发经过。**鉴别要点**：副银屑病组织病理进行免疫组化染色可见多克隆 T 细胞浸润。部分病例临床及组织病理均鉴别困难，建议临床长期随访监测。

【辨证思路】

本病病程可长达数十年,病机复杂多变,需根据患者体质、疾病分期、临床表现及全身症状进行辨证治疗。蕈样肉芽肿病早期,如红斑期或早期斑块期,多责之血热毒蕴,发于肌肤血脉所致;红斑期或斑块期,皮损颜色变暗或变淡,或呈萎缩性斑片,或见色素减退、皮肤异色,为毒瘀之邪内蕴,阴虚风燥之症;晚期斑块期或肿瘤期,可见肿物、溃疡,为病程日久,损耗正气,气虚毒聚,发于肌肤、血脉和内脏所致。

【治疗】

一、中医治疗

1. 内治法

（1）血热毒蕴证

主症:皮损颜色鲜红,少量鳞屑;伴有口干舌燥,咽喉疼痛,心烦易怒,大便干结,小溲黄赤。舌质红,苔薄黄,脉滑数。

治法:清营透热,凉血解毒。

方药:清营汤加减。水牛角 15g,生地黄 30g,丹皮 12g,玄参 15g,丹参 15g,赤芍 15g,白茅根 15g,炒蒺藜 9g,白花蛇舌草 15g,草河车 15g,紫草 10g,白鲜皮 15g。

（2）阴虚毒蕴证

主症:皮损颜色变暗或变淡,或呈萎缩性斑片,或出现色素沉着或减退,干燥脱屑;可伴有便秘溲赤,咽干口燥。舌紫暗少苔,脉细数或沉细。

治法:滋阴养血,化瘀解毒。

方药:增液解毒汤加减。生地 30g,玄参 12g,麦冬 9g,石斛 9g,沙参 9g,丹参 9g,赤芍 9g,天花粉 9g,金银花 15g,连翘 9g,炙鳖甲（先煎）9g,炙龟板（先煎）9g,白花蛇舌草 15g,草河车 15g,甘草 6g。

（3）气虚毒聚证

主症:躯干或四肢不规则形肥厚性浸润性斑块或肿物,隆起似蕈样,表面高低不平,也可破溃形成深在性溃疡;伴虚弱无力。舌淡暗,苔白腻或黄腻,脉细弱。

治法:益气解毒,化痰散结。

方药:托里消毒散合消瘰疬丸加减。黄芪 15g,当归 10g,川芎 10g,莪术 9g,赤芍 10g,炒白术 10g,陈皮 10g,茯苓 10g,金银花 10g,连翘 10g,白芷 10g,玄参 10g,生牡蛎 15g,浙贝母 12g,甘草 6g。

2. 外治法

（1）红斑期:黄连膏、青黛膏外用,每日 3 次。

（2）斑块期及肿瘤期:芙蓉膏外用,破溃不愈合者可外用玉红膏、白降膏。

二、西医治疗

1. 局部治疗　对于早期局限性患者,多采用局部用药或物理治疗。

（1）局部药物治疗：包括局部使用糖皮质激素、免疫抑制剂、维A酸治疗,外用糖皮质激素及氮芥治疗早期单一皮损MF有效率高,且副作用小。近年来发现,外用他扎罗汀、咪喹莫特治疗早期MF可能存在较好疗效。

（2）光化学疗法：常用补骨脂素+UVA照射（PUVA）,这是治疗MF的重要手段,为一线治疗方法。对于早期MF以及毛囊型MF的治疗,有明显效果,也可作为联合治疗,用于肿瘤期蕈样肉芽肿病患者的治疗。考虑到口服补骨脂素的副作用,如恶心、腹痛,也可单用NB-UVB治疗或UVA治疗,但UVB照射深度较浅,易导致治疗失败和复发。PUVA的副作用包括：皮肤刺激、色素改变、皮肤肿瘤等。

（3）放射治疗：包括局部放疗和全身放疗。局部放疗对于早期MF的完全缓解率可达到95%~100%,也可作为晚期蕈样肉芽肿病患者的姑息治疗方法,联合干扰素及光化学疗法,可提高有效率,减少不必要的系统化疗。全身放疗也有一定疗效,可用于治疗早期MF、红皮病型MF、肿瘤期MF等,但副作用较大,目前应用已较少。

（4）光动力治疗：也有一定疗效,且选择性和可重复性强,光敏性及致癌性低。

2. 系统治疗　进展期难治性患者则多采用系统治疗或联合治疗。

（1）干扰素：治疗皮肤T细胞淋巴瘤的主要机制可能是通过维持或增强Th1细胞活性,进而促进细胞毒性T细胞介导的免疫反应,杀伤恶性T细胞。PUVA与干扰素联合应用,治疗早期MF,总缓解率高达92%,完全缓解率达到62%~70%。α-干扰素的不良反应主要包括骨髓抑制、转氨酶升高、剂量相关性流行性感冒样反应等。

（2）维A酸：系统应用维A酸有抑制细胞增殖、诱导分化、促进凋亡以及免疫调节作用。口服维A酸治疗MF的缓解率在40%~60%,副作用包括口干、眼干、偏头痛,血脂及谷丙转氨酶升高等。

（3）化疗：包括单一化疗和联合化疗,一般用于晚期伴系统受累的MF,而目前文献报道系统化疗是否能够延长患者生存期尚存争议,所以不作为首选一线治疗。

（4）靶向治疗：包括阿仑单抗、伏立诺他、西达本胺等,一般用于治疗复发性和难治性蕈样肉芽肿病。

（崔炳南　徐晨琛　杨佼）

第二节　梅　毒

梅毒（syphilis）是由梅毒螺旋体引起的一种慢性性传播疾病。梅毒病程长,症状复杂,可以侵犯皮肤、黏膜和全身任何器官,产生多种多样的临床症状和体征。在整个病程中有时症状明显,有时呈无症状的潜伏状态,主要通过性交传染,也可以通过胎盘传染给下一代而发生胎传梅毒,危害极大。本病中医称之为"杨梅疮""霉疮""广疮""时疮""梅花疮""秽疮"等。

【病因病机】

梅毒是人类独有的疾病,显性和隐性梅毒患者是传染源,感染梅毒的人的皮损及其分泌物、血液中含有梅毒螺旋体。性接触是梅毒的主要传播途径,占 95% 以上。感染梅毒的早期传染性最强,随着病期的延长,传染性越来越小,一般认为感染后 4 年以上性接触的传染性十分微弱。患有梅毒的孕妇可通过胎盘传染给胎儿,引起胎儿宫内感染,可导致流产、早产、死胎或分娩胎传梅毒儿。

通过直接或间接途径,梅毒螺旋体经黏膜或破损皮肤进入机体后即在侵入处组织中繁殖,形成硬下疳,成为一期梅毒。由于局部免疫反应,部分螺旋体被消灭,局部损害逐渐消退,成为一期潜伏梅毒。硬下疳消退约 3~4 周后,潜伏的螺旋体大量繁殖,进入血液循环,侵入多种组织内,全身皮肤黏膜广泛出现梅毒疹,成为二期梅毒。由于机体的免疫力,皮肤黏膜的梅毒疹也可消退。但当机体的抵抗力低下时,未被自身免疫力消灭的梅毒螺旋体仍然可以引起皮损的再发,成为二期复发性梅毒。一二期梅毒统称为早期梅毒,2 年后进入晚期,此期可为无症状的晚期隐性梅毒。如有复发,则可侵犯任何组织,如皮肤黏膜、神经系统及心血管系统等重要脏器,受累组织内梅毒螺旋体虽少,但具有极大的破坏性而致组织缺损及功能障碍,成为三期梅毒。

中医对梅毒的认识,其核心部分是"毒",其传染途径是淫,即性接触。《景岳全书》指出:"大都此证,必由淫毒传染而生。盖此淫秽之毒,由精泄之后,气从精道乘虚直通命门,以灌冲脉。所以外而皮毛,内而骨髓。凡冲脉所到之处,则无所不到,此其为害,最深最恶。"因此,从中医的观点来看,梅毒的发病是由于房事不洁,感受淫毒之邪,淫毒内侵,蕴热化火,内伤脏腑,外攻肌肤所致。

【临床表现】

1. 获得性显性梅毒

(1)一期梅毒:标志性临床特征是硬下疳。好发部位为阴茎、龟头、冠状沟、包皮、尿道口;大小阴唇、阴蒂、宫颈;肛门、肛管等。也可见于唇、舌、乳房等处。①硬下疳:特点为感染后 7~60 天出现,大多数患者硬下疳为单发、无痛无痒、圆形或椭圆形、边界清晰的溃疡,高出皮面,疮面较清洁,有继发感染者分泌物多。触之有软骨样硬度。持续时间为 4~6 周,可自愈。硬下疳可以和二期梅毒并存。②近卫淋巴结:出现硬下疳后 1~2 周,部分患者出现腹股沟或近卫淋巴结肿大,可单个也可多个,肿大的淋巴结大小不等、质硬、不粘连、不破溃、无痛。

(2)二期梅毒:以二期梅毒疹为特征,有全身症状,一般在硬下疳消退后相隔一段无症状期再发生,可侵犯皮肤、黏膜、骨骼、内脏、心血管、神经系统。①初发梅毒疹:80%~95% 的患者可发生。特点为疹型多样和反复发生、广泛而对称、不痛不痒、愈后多不留瘢痕、驱梅治疗迅速消退(图 15-4)。主要疹型有斑疹样、丘疹样、脓疱性梅毒疹及扁平湿疣、掌跖梅毒疹等。②复发性梅毒疹:初期的梅毒疹自行消退后,约 20% 的二期梅毒患者于 1 年内复发,以环状丘疹最为多见。③黏膜损害:约 50% 的患者出现黏膜损害。发

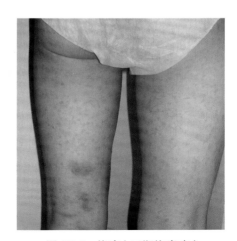

图 15-4 梅毒(二期梅毒疹)

生在唇、口腔、扁桃体及咽喉，为黏膜斑或黏膜炎，有渗出物，或发生灰白膜，黏膜红肿。④梅毒性脱发：约占患者的 10%。多为稀疏性，边界不清，如虫蚀样；少数为弥漫样。⑤骨关节损害：骨膜炎、骨炎、骨髓炎及关节炎，伴疼痛。⑥二期眼梅毒：梅毒性虹膜炎、虹膜睫状体炎、脉络膜炎、视网膜炎等，常为双侧。⑦二期神经梅毒：多无明显症状，脑脊液异常，脑脊液 RPR 阳性。可有脑膜炎或脑膜血管症状。⑧全身浅表淋巴结肿大。

（3）三期梅毒：1/3 未经治疗的显性感染发生三期梅毒，其中 15% 为良性晚期梅毒，15%~20% 为严重的晚期梅毒。①皮肤黏膜损害：结节性梅毒疹好发于头皮、肩胛、背部及四肢的伸侧。树胶样肿常发生在小腿部，为深溃疡形成，萎缩样瘢痕；发生在上额部时，组织坏死，穿孔；发生于鼻中隔者则骨质破坏，形成马鞍鼻；舌部者为穿凿性溃疡，阴道损害则出现溃疡，可形成膀胱阴道瘘或直肠阴道瘘等。②近关节结节是梅毒性纤维瘤缓慢生长的皮下结节，对称、大小不等、质硬、不活动、不破溃、表皮正常、无炎症、无痛、可自行消退。③心血管梅毒主要侵犯主动脉弓部位，可发生主动脉瓣闭锁不全，引起梅毒性心脏病。④神经梅毒发生率约 10%，可在感染早期或数年、十数年后发生。可无症状，也可发生梅毒性脑膜炎、脑血管梅毒、脑膜树胶样肿、麻痹性痴呆。脑膜树胶样肿为累及一侧大脑半球皮质下的病变，可发生颅内压增高、头痛及脑局部压迫症状。实质性神经梅毒系脑或脊髓的实质性病损，前者形成麻痹性痴呆，后者表现为脊髓后根及后索的退行性变，有感觉异常、共济失调等多种病征，即脊髓痨。

2. 获得性隐性梅毒　后天感染梅毒螺旋体后未形成显性梅毒而呈无症状表现，或显性梅毒经一定的活动期后症状暂时消退，梅毒血清试验阳性、脑脊液检查正常，称为隐性（潜伏）梅毒。感染后 2 年内者称为早期潜伏梅毒；感染后 2 年以上者称为晚期潜伏梅毒。

3. 妊娠梅毒　妊娠梅毒是孕期发生的显性或隐性梅毒。妊娠梅毒时，梅毒螺旋体可通过胎盘或脐静脉传给胎儿，形成以后所生婴儿的先天梅毒。孕妇常因发生小动脉炎导致胎盘组织坏死，造成流产、早产、死胎，只有少数孕妇可生健康儿。

4. 先天性显性梅毒

（1）早期先天梅毒：患儿出生时即瘦小，出生后 3 周出现症状，全身淋巴结肿大，无粘连、无痛、质硬；多有梅毒性鼻炎；出生后约 6 周出现皮肤损害，呈水疱 - 大疱型皮损（梅毒性天疱疮）或斑丘疹、丘疹鳞屑性损害；可发生骨软骨炎、骨膜炎；多有肝、脾大；血小板减少和贫血；可发生神经梅毒；不发生硬下疳。

（2）晚期先天梅毒：发生在 2 岁以后。一类是早期病变所致的骨、齿、眼、神经及皮肤的永久性损害，如马鞍鼻、哈钦森牙等，无活动性。另一类是仍具活动性损害所致的临床表现，如角膜炎、神经性耳聋、神经系统表现异常、脑脊液变化、肝脾大、关节积水、骨膜炎、指炎及皮肤黏膜损害等。

5. 先天潜伏梅毒　母亲患有梅毒，未经治疗，也无临床表现，但梅毒血清反应阳性，年龄小于 2 岁者为早期先天潜伏梅毒，大于 2 岁者为晚期先天潜伏梅毒。

【实验室检查】

1. 暗视野显微镜检查　取患者的可疑皮损（如硬下疳、扁平湿疣、丘疹等），在暗视野显

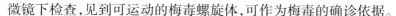

微镜下检查,见到可运动的梅毒螺旋体,可作为梅毒的确诊依据。

2. 梅毒血清学试验 方法很多,所用抗原有非螺旋体抗原(心磷脂抗原)和梅毒螺旋体特异性抗原两类。前者有快速血浆反应素环状卡片试验(RPR)、甲苯胺红不加热血清学试验(TRUST)等,可做定量试验,用于判断疗效和病情活动程度。后者有梅毒螺旋体抗体颗粒凝集试验(TPPA)、梅毒螺旋体酶联免疫吸附试验(TP-ELISA)等,特异性强,用于感染的确证试验。

3. 脑脊液检查 梅毒患者出现神经症状者,或者经过驱梅治疗无效者,应做脑脊液检查。这一检查对神经梅毒的诊断、治疗及预后的判断均有帮助。检查项目应包括:细胞计数、总蛋白测定、RPR 及 TPPA 试验等。

【组织病理】

梅毒的基本病变主要是:①血管内膜炎,内皮细胞肿胀与增生;②血管周围炎,有大量淋巴细胞与浆细胞浸润。晚期梅毒除上述变化外,尚有上皮样细胞和巨细胞肉芽性浸润,有时有坏死。

【诊断要点】

1. RPR、TPHA 等实验室检查。
2. 不洁性交史。
3. 硬下疳、扁平湿疣、掌跖梅毒疹等特征性皮损。

【鉴别诊断】

1. 软下疳 与硬下疳鉴别。软下疳是由感染杜克雷嗜血杆菌所致的性病,潜伏期短,发病急;炎症明显,基底柔软,溃疡较深,表面有脓性分泌物,疼痛剧烈,常多发。**鉴别要点:**本病基底柔软,表面有脓性分泌物,疼痛剧烈,常多发,梅毒螺旋体镜检可鉴别。

2. 玫瑰糠疹 与二期梅毒疹鉴别。玫瑰糠疹皮损为椭圆形、红色或紫红色斑,其长轴与皮纹平行,附有糠状鳞屑,常可见较大母斑,自觉瘙痒。**鉴别要点:**本病皮疹向心性分布,手掌、足底无皮疹出现,淋巴结无肿大,梅毒血清检查阴性。

3. 尖锐湿疣 与梅毒扁平湿疣鉴别。尖锐湿疣为红色、暗红色的菜花状、刺状赘生物。**鉴别要点:**本病躯干四肢无皮疹,醋酸白试验阳性,梅毒血清检查阴性,皮肤病理可鉴别。

4. 瘰疬性皮肤结核 与梅毒树胶肿鉴别。瘰疬性皮肤结核主要侵犯颈部、腋部淋巴结及周围皮肤,可形成溃疡及瘘管。**鉴别要点:**本病结核菌素试验阳性,梅毒血清检查阴性,皮肤病理可鉴别。

【辨证思路】

梅毒治疗初期以祛邪为主,突出湿、毒等邪;中后期兼顾脏腑虚实,补泻结合。

【治疗】

一、中医治疗

1. 内治法

（1）肝经湿热证

主症：多见于一期梅毒，皮疹为外阴疳疮，色红质硬，溃烂而润，或伴有横痃；兼见胸胁胀痛，心烦易怒，口苦纳呆，尿短赤，大便秘结；舌质红，苔黄腻，脉滑数。

治法：清热利湿，解毒祛梅。

方药：龙胆泻肝汤加减。龙胆草 5g，生地 10g，车前子 10g，川木通 5g，泽泻 10g，土茯苓 10g，金银花 10g，牡丹皮 10g，虎杖 10g。

加减：散结选夏枯草、昆布、海藻；横痃肿胀者，重用土茯苓。

（2）血热毒蕴证

主症：多见于二期梅毒，周身起杨梅疮，形态各异，疹色暗红或古铜色，而无痛痒；兼见全身不适，口舌生疮，咽干而红，便干溲赤；舌质红绛，苔薄黄干，脉数。

治法：凉血解毒，驱梅消斑。

方药：清营汤加减。水牛角 10g，生地 10g，玄参 10g，金银花 10g，连翘 10g，土茯苓 10g，黄连 10g，黄芩 10g，栀子 10g，大青叶 10g。

加减：毒结筋骨，伴关节、骨骼疼痛夜甚，行走不便者，加五虎汤，可用五灵脂、木鳖子、穿山甲、白芷、大黄、全蝎、蜈蚣、僵蚕等。

（3）痰瘀毒结证

主症：患梅毒数年，头部或下肢出现树胶肿样损害，边缘整齐，腐臭不堪；舌紫暗，苔腻，脉弦滑。

治法：化痰散结，解毒活血。

方药：海藻玉壶汤合血府逐瘀汤加减。海藻 3g，昆布 3g，制半夏 6g，陈皮 6g，青皮 6g，连翘 10g，贝母 3g，当归 10g，川芎 10g，独活 6g，桃仁 10g，红花 9g，生地 10g，赤芍 10g，牛膝 10g。

加减：结节较大者，加全蝎、蜈蚣等解毒活血通络，并加夏枯草软坚散结。

（4）肝肾亏损证

主症：见于晚期脊髓痨，患杨梅疮数十年，逐渐两足瘫痪或萎弱不行，肌肤麻木或虫行作痒，筋骨窜痛，腰膝酸软，小便困难；舌淡嫩，苔水滑，脉沉细。

治法：滋补肝肾，填精补髓。

方药：地黄饮子加减。熟地黄 9g，巴戟天 9g，山茱萸 9g，肉苁蓉 9g，石斛 9g，附子（先煎）9g，五味子 9g，茯苓 9g，麦门冬 9g，石菖蒲 9g，远志 9g，土茯苓 9g。

加减：肝风内动者，加钩藤、白僵蚕；痰湿阻滞者，加半夏、竹茹。

（5）心肾亏虚证

主症：见于心血管梅毒患者。症见心慌气短，神疲乏力，下肢浮肿，唇甲青紫，腰膝酸软，动则气喘；舌质淡有齿痕，苔薄白而润，脉沉弱或结代。

治法：养心补肾，祛瘀通阳。

方药：苓桂术甘汤加减。茯苓 9g，桂枝 9g，白术 9g，甘草 9g，土茯苓 9g。

加减：舌唇发绀者，加三七、丹参、山楂等。

2. 中成药

（1）龙胆泻肝丸：清肝胆实火，泻下焦湿热，适用于肝经湿热者。

（2）羚羊角胶囊：平肝息风，清肝明目，散血解毒，适用于血热毒蕴者。

（3）六味地黄丸：滋阴补肾，适用于晚期梅毒肝肾亏损者。

3. 外治法

（1）硬下疳：选用《医宗金鉴》鹅黄散、珍珠散掺于患处，每日 3 次。

（2）梅毒横痃：未溃时，选用金黄膏；破溃时先用四黄膏，脓尽后再用生肌散。外敷患处，每日 1~2 次。

（3）二期梅毒疹：可用土茯苓、金银花、蒲公英等量煎水外洗，每日 1 次。

二、西医治疗

目前治疗梅毒以西医为主。一旦确诊为梅毒，应及早实施驱梅疗法，并要足量、连续、保证疗程、规则用药。

1. 早期梅毒　包括一期、二期及早期潜伏梅毒。

（1）推荐方案：苄星青霉素 G，240 万 U，分两侧臀部肌内注射，每周 1 次，共 2~3 次；或普鲁卡因青霉素 G，80 万 U，每日 1 次，肌内注射，连续 15 日。

（2）替代方案：头孢曲松 1g，每日 1 次，肌内注射或静脉给药，连续 10 日。

（3）对青霉素过敏者：服用四环素或红霉素 500mg，每日 4 次，口服，连续 15 日；或多西环素 100mg，每日 2 次，口服，连续 15 日。

2. 晚期梅毒及二期复发梅毒　包括三期皮肤、黏膜、骨骼梅毒，晚期潜伏梅毒，或不能确定病期的潜伏梅毒。

（1）推荐方案：苄星青霉素 G，240 万 U，分两侧臀部肌内注射，每周 1 次，共 3 次；或普鲁卡因青霉素 G，80 万 U，每日 1 次，肌内注射，连续 20 日为 1 疗程。也可根据情况，2 周后进行第 2 个疗程。

（2）对青霉素过敏者：多西环素 100mg，每日 2 次，口服，连续 30 日；或用盐酸四环素（肝肾功能不全者禁用）或红霉素 500mg，每日 4 次，口服，连续 30 日。

3. 心血管梅毒

（1）推荐方案：水剂青霉素 G，第 1 日，10 万 U，一次肌内注射；第 2 日，10 万 U，每日 2 次肌内注射；第 3 日，20 万 U，每日 2 次肌内注射；第 4 日起按照下列方案治疗：普鲁卡因青霉素 G，每日 80 万 U，肌内注射，连续 15 日为 1 个疗程，共 2 个疗程（或更多）。疗程间停药 2 周。

（2）对青霉素过敏者：多西环素 100mg，每日 2 次，口服，连续 30 日；或用四环素（肝肾功能不全者禁用）或红霉素 500mg，每日 4 次，口服，连续 30 日。

4. 神经梅毒

（1）推荐方案：水剂青霉素 G，每日 1 800 万 ~2 400 万 U，静滴（300 万 ~400 万 U，每

4 小时 1 次)，连续 10~14 日，继以苄星青霉素 G 240 万 U，肌内注射，每周 1 次，共 3 次。或普鲁卡因青霉素 G，每日 240 万 U，分次肌内注射，同时口服丙磺舒，每次 0.5g，每日 4 次，共 10~14 日。必要时，继以苄星青霉素 G 240 万 U，肌内注射，每周 1 次，共 3 次。

（2）替代方案：头孢曲松，每日 2g，肌内或静脉注射，连续 10~14 日。

（3）对青霉素过敏者：可使用四环素、多西环素或红霉素，连服 30 日。注意：治疗心血管梅毒、神经梅毒为避免吉 - 海反应，青霉素注射前应口服泼尼松，每次 10mg，每日 2 次，连续 3 日。妊娠梅毒禁服四环素、多西环素。

5. 胎传梅毒

（1）早期胎传梅毒（2 岁以内）：①脑脊液异常者：水剂青霉素 G，每日 10 万 ~15 万 U/kg，出生后 7 日内的新生儿，以每次 5 万 U/kg 静脉注射，每 12 小时 1 次。出生 7 日后的婴儿每 8 小时 1 次，总疗程 10~14 日。或普鲁卡因青霉素 G，每日 5 万 U/kg，肌内注射，每日 1 次，疗程 10~14 日。②脑脊液正常者：苄星青霉素 G，5 万 U/kg，1 次注射（分两侧臀肌）。如无条件检查脑脊液者，可按照脑脊液异常者治疗。

（2）晚期胎传梅毒（2 岁以内）：普鲁卡因青霉素 G，每日 5 万 U/kg，肌内注射，每日 1 次，连续 10 日为 1 个疗程。注意：对于较大儿童，青霉素用量，不应超过成人同期患者的治疗量。替代方案：对青霉素过敏者可用红霉素治疗。8 岁以下儿童禁用四环素。

【临证撷要】

治疗早期梅毒以解毒除湿为主，土茯苓是解毒驱梅的要药，宜重用，常用量为 30~60g。晚期梅毒出现肝肾不足等证候，宜扶正祛邪、标本兼治，对梅毒引起的神经损害，特别是梅毒性脊髓痨患者，应用河间地黄饮子治疗，可取得良好疗效。无论早期或晚期梅毒，西医的驱梅治疗是必不可少的。

（王煜明　魏　璠）

第三节　尖锐湿疣

尖锐湿疣（condyloma acuminatum，CA）是人乳头瘤病毒（HPV）感染引起的一种疣状增生性疾病，是最常见的性传播性疾病之一。本病的特点是好发于外阴及肛周皮肤黏膜交界处，主要通过性接触传染，少数通过间接接触传染。尖锐湿疣属于中医"臊疣""瘙瘊"范畴。生于前后阴皮肤黏膜交界处的疣由于湿润、柔软，形如菜花，污秽而色灰，故民间有"菜花疮"之称。

【病因病机】

尖锐湿疣系由人乳头瘤病毒（HPV）感染所致。该病毒属 DNA 病毒，目前已经发现有 90 个亚型。主要感染上皮，人是唯一宿主。尖锐湿疣主要的感染型为 6、11、16、18 等型，病毒通过局部细微损伤的皮肤黏膜而接种在患部，经过一定的潜伏期而出现赘生物。HPV-16、18、45、56 型为最常见的致宫颈癌高危型。性接触是最主要的传播途径，部分患者可通过间接接触传染。此外,母亲患 HPV 感染时,胎儿可通过有 HPV 的产道而受感染,也可因出生后和母亲密切接触而感染。

中医认为本病是由于气血失和,腠理不密,加之房事不洁,受湿热淫毒之邪,蕴积下注,肝胆湿热搏于肌肤,日久瘀毒凝结,而致疣状增生。

【临床表现】

本病大多有不洁性交史,少数可通过被污染的物品感染或母婴传播。潜伏期 1~8 个月,平均 3 个月。典型损害:初发为淡红色柔软小丘疹,以后逐渐增大、增多,部分可融合,形成乳头状、鸡冠状、菜花状的赘生物。疣体表面高低不平、粗糙、大小不一,可为粟粒大、米粒大、黄豆大、花生大,也可呈巨大菜花状(图 15-5)。好发部位:男性依次为冠状沟、包皮系带、龟头、包皮内侧、尿道口、阴茎体、肛周、阴囊等处;女性依次为大小阴唇、阴道口、阴道壁、阴蒂、子宫颈、尿道口、会阴及肛周,偶可发生在生殖器以外的部位。约 70% 患者无自觉症状,少部分患者有瘙痒或灼疼感,阴道及宫颈损害可引起白带增多,性交时可出血。巨大尖锐湿疣长期不愈可发生癌变。

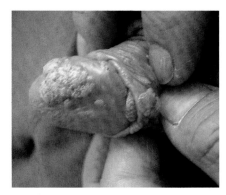

图 15-5 尖锐湿疣

【实验室检查】

醋酸白试验:用 3%~5% 醋酸溶液外涂或湿敷 35 分钟后,病变局部变白为阳性,除疣体可变白外,还可检出肉眼看不到的亚临床感染,呈边界清楚的变白区。

【组织病理】

角化过度伴角化不全,乳头瘤样增生,颗粒层和棘细胞层上部出现空泡化细胞为特征性改变。真皮乳头血管扩张,浅层血管周围中等量淋巴细胞为主的炎症细胞浸润,可见浆细胞。

【诊断要点】

1. 生殖器、肛周部位疣状赘生物,不痛。
2. 不洁性交史。
3. 组织病理示,颗粒层和棘细胞层上部出现空泡化细胞。
4. 醋酸白试验阳性。

【鉴别诊断】

1. 扁平湿疣 是二期梅毒的一种皮肤表现,好发于肛周、外阴等皱褶多汗部位。初为表面湿润的扁平丘疹,扩大或融合成扁平斑块,基地宽广,表面可有糜烂、渗液。**鉴别要点**:分泌物暗视野检查可找到梅毒螺旋体,梅毒血清试验阳性,组织病理可鉴别。

2. **假性湿疣**　多发生于 20~30 岁的女性外阴，特别是小阴唇内侧和阴道前庭，皮损为直径 1~2mm 大小的白色或淡红色小丘疹，表面光滑如鱼子状，群集分布。无自觉症状或微痒不适。长时间不增大、不发展，无传染性。**鉴别要点**：女性外阴 1~2mm 大小的白色或淡红色小丘疹，表面光滑，均匀一致不增大，醋酸白试验阴性。

3. **珍珠样阴茎丘疹**　多见于青壮年男性，皮损为肉色、白色或红色半透明小丘疹，沿冠状沟排成一行或数行。**鉴别要点**：发于男性外阴黏膜，皮疹表面光滑，大小一致不增大，醋酸白试验阴性。

【辨证思路】

中医以祛除湿毒为主，兼顾脏腑虚实。

【治疗】

一、中医治疗

1. 内治法

（1）湿毒下注证

主症：外生殖器或肛门等处出现疣状赘生物，呈菜花状或鸡冠状，表面灰白湿润或粉红滑润，质地柔软；女性白带增多；可伴小便色黄或不畅。舌苔黄腻，脉滑或弦数。

治法：利湿化浊，清热解毒。

方药：萆薢化毒汤加减。萆薢 9g，丹皮 9g，牛膝 9g，防己 9g，木瓜 9g，薏苡仁 9g，秦艽 9g，虎杖 9g，莪术 9g，茵陈 9g，土茯苓 9g，板蓝根 9g。

加减：皮损鲜红广泛者，加马齿苋、败酱草、白花蛇舌草；瘙痒重者，加地肤子、白鲜皮等。

（2）脾虚毒蕴证

主症：外生殖器或肛门等处反复出现疣状赘生物，屡治不愈；伴体弱肢倦，食少纳差，声低懒言，大便溏，小便清长。舌质淡胖，苔白，脉细弱。

治法：益气健脾，化湿解毒。

方药：参苓白术散合黄连解毒汤加减。党参 9g，白术 9g，山药 9g，茯苓 9g，薏苡仁 9g，虎杖 9g，板蓝根 9g，黄连 9g，黄芩 9g，栀子 9g。

加减：皮损干燥粗糙者，加红花、桃仁、浙贝；气短懒言，神疲乏力者，加生黄芪、当归。

2. 外治法

（1）熏洗法：龙胆草、虎杖、大黄、香附各 30g，枯矾、皂矾、莪术各 20g，侧柏叶、薏苡仁各 50g。煎水，先熏后洗，每天 1~2 次。

（2）点涂法：五妙水仙膏点涂疣体或鸦胆子油点涂患处，使用时保护周围正常皮肤，适用于疣体小而少者。

二、西医治疗

1. 外用三氯乙酸溶液、酞丁安等点涂皮损。

2. 可选用 CO_2 激光、微波、高频电刀等去除疣体。

3. 巨大疣体可手术切除。

【临证撷要】

尖锐湿疣用激光等物理方法治疗,以及一些中、西外用药物点涂,能去除肉眼可见之疣体。但由于有临床表现不典型的亚临床感染及隐性感染,其病毒潜伏导致尖锐湿疣的反复发作,尤其是一些免疫力低下者,可采用中药治疗,对于提高患者机体免疫功能,减少复发有一定作用。对于复发性尖锐湿疣,其核心病机是脾气虚弱,湿毒留恋。因此,健脾益气、祛湿解毒是常用的治疗大法。

（王煜明　魏　璠）

附篇　朱仁康学术思想概要

第十六章　朱仁康学术体系

中国中医科学院广安门医院皮肤科的开创者、现代中医皮肤科泰斗朱仁康先生，师从外科"心得派"传人江南名医章治康，最为推崇高锦庭《疡科心得集》的学术思想。心得派强调"外疡实从内出"，并率先将温病理论运用于疡科。朱仁康的学术思想根植于《疡科心得集》，全面继承了心得派学术思想及学术特色，经过近百年的发展，逐渐形成了完整的皮肤病诊治体系，强调内外一体的整体观，将温病学卫气营血理论融于皮肤病辨治，开创性地提出皮肤病的皮损辨证体系。

第一节　内外整体论治皮肤病

高秉钧，字锦庭，是明清外科三大学派之一"心得派"的开山鼻祖和代表人物。他申明"外疡实从内出"，主张"治外必本于内"，这是高氏疡科的核心学术思想，也是心得派有别于正宗派和全生派的主要特征。《疡科心得集》由高锦庭所著，孙尔准作序赞道："高子是书出，使人知必深明内科，始可言外科"，而批评当时"治其外而不知其内，循其末而不论其本"的做法。《疡科心得集·疡证总论》中又言："经曰：治病必求其本。本者何？曰脏也，腑也，阴阳也，虚实也，表里也，寒热也。得其本，则宜凉、宜温、宜攻、宜补，用药庶无差误；倘不得其本，则失之毫厘，谬以千里，可不慎诸。"因此，高氏疡科学说，是以内治为体，阴阳表里寒热虚实为用，以外治法为补充。

朱仁康师从心得派传人章治康，师承相续，最为推崇高锦庭《疡科心得集》一书，赞赏高锦庭"无论内外科疾病，均为内外因所致"的思想，认为治疗应以"治病求本"为原则，主张在皮肤病的临床诊治中，应从整个机体的阴阳表里、气血营卫、脏腑经络着手，审证求因，循因施治，在中医整体观的指导下辨证论治。"夫病之来也，变动不一，总不越乎内证外证两端。而其致病之由，又不越乎内因外因二者"，朱老认为皮肤病的发生大抵分为外因、内因两类，内外因不能截然分开，而内因是根本，是皮肤病内治法的主要依据；外因通过内因及个人体质起作用。在皮肤病的病因病机方面，他结合温病卫气营血辨证及脏腑辨证、八纲辨证、六淫辨证的思想，形成了较为完善的皮肤病辨治体系。

一、从整体观出发认识皮肤病的病因病机

"皮肤病虽发于外,肌肤乃机体的一部分,故与整个机体营卫气血,经络脏腑,息息相关",这是朱仁康对于皮肤病发病机制的基本观点。他既注意到了皮肤病体表局部的病理改变,又重视体内脏腑、气血、经络功能失调对皮肤造成的影响。对于皮肤病的发病原因,朱仁康认为其多由"卫气营血之不和"及"脏腑病机失调"等内因所致,外因为六淫之邪、疫疠毒邪等外来致病因素。但内因与外因不能截然分开,往往是内因与外因相互结合而成病。但朱老强调内因是主要因素,皮肤病大多由内而生,或外因通过内因起作用而致病,例如精神受刺激,过度紧张,恼怒生气,受惊恐惧等七情的变化可引起斑秃;由于营卫气血失调,卫气不固,外风易袭,以致营卫失和而引起荨麻疹,均是由内因所主而发病。此外,皮肤病的发生还与人体气血及经络密不可分。

二、强调皮肤病的脏腑病机

"痈疽"是外科疾病的总称,又分别代表两种不同类型的疮疡。《诸病源候论》言:"痈者,由六腑不和所生也……疽者,五脏不调所生也。"指出痈疽之生源于脏腑。皮肤病是中医外科疾病的重要组成部分,其发生与脏腑病机失调亦有密切关系。《外科启玄》有云:"疮虽生于肌肤之外,而其根本原集于脏腑之内",又云:"大凡疮疡皆由五脏不和,六腑壅滞,则令经络不通而所生焉。"《疡科心得集·辨诸疮总论》云:"夫恶疮,诸痛痒疮,皆属于心;诸湿肿满,皆属于脾。心主血,脾主肉,血热而肉湿,湿热相合,浸淫不休,溃败肌肤,而诸疮生矣。"指出脏腑功能失调与皮肤病发生的密切关系,如脾虚运化不调,水湿停滞,外溢肌肤可生湿疹。此外,五脏各有开窍,五官诸窍所生皮肤病,亦与五脏功能失调有关,如肺开窍于鼻,肺经血热,蕴郁于鼻部则生酒渣鼻;脾开窍于口,胃之经脉环唇夹口,脾胃湿热上攻,凝滞于口唇则生须疮或唇风;筋为肝所主,爪为筋之余,若肝血不足,爪甲失养则枯槁或变形,因此临床甲病多可从肝论治,朱仁康曾治一例甲剥离症,双手十指指甲发白,缺乏光泽,指甲游离缘与甲床部分分离,用加味逍遥丸调肝养血,两旬获愈;肾藏精,其华在发,若因精血亏虚而致毛发脱落者,多从肾治,朱仁康每用生熟地、当归、白芍、女贞子、黑芝麻等药制成丸剂,滋阴养血,缓缓图治,毛发自然渐生。

三、重视内因致病,尤其是内生风、湿、热(火)、燥之邪气

中医外科对病因的论述,大致可概括为六淫侵袭,感染毒邪,饮食不节,房劳损伤,七情郁结等内外因素。

朱仁康认为:"内因外因互相关联,不能截然分开,而以内因为主。"所谓外因,即指外感六淫之邪、疫疠毒邪等一切外来致病因素;所谓内因,即指由七情、饮食、劳倦等原因引起脏腑气血功能失调,产生的风、湿、热、火、燥、寒、痰、瘀血等内在致病因素。朱仁康强调内因在疾病发生发展过程中的重要性,认为内在致病因素的产生和外发体表肌腠,是皮肤病的主要病因,所谓"邪之所凑,其气必虚",皮肤病的发生以内因为主,但亦不排除外因的影响,前者为发病的基础,为本;后者为致病的条件,为标。例如,荨麻疹的病因总不离风,内风是发病的根本,但常常由于受外风侵袭,外风引动内风,因而促使此病不时发作;又如湿疹的病因以内湿为主,而居住湿地,洗衣浴澡,涉水淋雨等外界湿邪侵袭体表,内湿与外湿相搏,作用于肌肤,因而发病;再如植物日光性皮炎,由于素体阳热偏盛,内服某些菜蔬生热化火,外受烈

日曝晒,内火与外热,以胜相加,因而发病。

朱仁康认为,在风、寒、暑、湿、燥、火六邪中,与疮疡皮肤病关系最为密切的是风、湿、热(火)、燥,并将其分为内、外两方面。

1. 风邪致病　风分外风、内风。外风,指六淫之风及其他接触物,如花粉等易致敏的外来致病因素;内风的产生多责之于肝,肝主风,肝藏血,若营血不足,血不养肝,风从内生,故内风的生成多与营血变化有关。治法上,外风宜驱宜疏,内风宜潜宜息。常用治法有祛风清热、祛风散寒、祛风胜湿清热、凉血消风、活血祛风、活血息风等。

2. 湿邪致病　湿分外湿、内湿。外湿,指湿从外来,或久坐卧湿地,或久居偏湿之处,或冒雨涉水;内湿的形成多责之于脾,脾为湿土,易于生湿,脾虚失运,则水湿停滞,脾湿内生。祛湿法有利湿、化湿、燥湿、渗湿之分,湿重宜燥宜化,湿轻宜利宜渗,治法包括利湿清热、健脾化湿、清热燥湿、淡渗利湿、滋阴除湿等。

3. 火热致病　火与热为同类,火为热之渐,热盛则化火化毒,火热亦有内外之分。外火,即为外邪所感,气血壅聚而成火毒;内火,则由五志、五脏之火而化。在治疗上,血热宜凉血清热,热毒宜清热解毒,毒热入营宜清营解毒,毒热伤阴宜增液解毒。

4. 燥邪致病　燥亦有外燥、内燥之分。外燥,秋令主气,燥胜则干,常见皮肤出现干燥发痒、皲裂等症;内燥可由多种原因造成,或因肺阴不足,而见皮毛干燥,或因热盛日久、久服祛湿之剂,伤阴耗血,导致血热风燥、血虚风燥,可见脱屑层层,如银屑病,或因脾不能为胃行其津液,津液难以输布全身,可见皮肤角化、皲裂、脱屑诸症。治以润燥为主,因具体病因不同而又有凉血润燥、养血润燥、消风润燥等法。

虽然风、湿、热、燥致病特点各有不同,但常相兼为病,或风湿相兼,或风热相搏,或风湿热燥杂至,因此所引起的病证是多种多样的。总之,皮肤是机体的重要组成部分,与体内脏腑气血经络有着十分密切的内在联系。皮肤病的发生不是孤立的,与气血阴阳失调,脏腑功能失衡均息息相关,是内外因共同作用的结果。因此,必须从整体观来认识皮肤病的发病机制,临证时审证求因,辨证论治。

第二节　卫气营血辨治皮肤病

朱仁康继承心得派以温病理论论治疡科的传统,将其发扬拓展,主要用于辨治皮肤病,创新并系统完善了卫气营血理论在皮肤科的应用。

一、"心得派"首用温病理论于疡科证治

高锦庭"不胶于成见,不涉于附和",十分强调临证心得的融会贯通。他首先将温病理论应用于疡科证治,是其一大贡献,亦是对前人理论和临床用药的创新。这不但提升了中医外科的诊疗水平,同时也扩展了温病学说的应用范围,为温病学说的发展做出了贡献,对后世医家产生了深远的影响。

高氏在疡科应用温病理论,主要体现在病因、病机及治疗等几个方面。病因方面,高氏重视温热病因在疡科发病中的作用,认为感受"风温""风热""湿热""温邪""暑热"等温热之邪是疮疡发病的重要因素,他发现时令变化对疮疡发病的影响,将以上时令之邪作为疮疡的病因,发前人所未发之论,是对外科疾病病因认识的创新,高氏将温病学的病因

学说引入疡科,为外科疾病的辨治提供了新的思路和理论基础。病机方面,高氏受温病三焦辨证理论启发,根据疮疡的发病部位,首创疡科三部病机学说,《疡科心得集·例言》曰:"盖以疡科之证,在上部者,俱属风温风热,风性上行故也;在下部者,俱属湿火湿热,水性下趋故也;在中部者,多属气郁火郁,以气火俱发于中也。"将疮疡按部位归为上、中、下三部,分别立论其病因病机,以指导治疗。治疗方面,高氏根据疮疡发病的不同阶段,灵活运用温病治则,初起阶段,多采用"辛凉解表"法;疮疡邪毒炽盛阶段,多用"清火彻热""清热解毒"和"通腑泄热"等治法;邪入营血,则用"清凉气血""凉血解毒"之法,治疗疮疡时遣方用药,则大量采用常用的温病方药,如清燥救肺汤、犀角地黄汤、黄连解毒汤、凉膈散等。

二、承续心得派传统,创新卫气营血辨治皮肤病

卫气营血辨证理论,将温病病程分为卫、气、营、血四个阶段,并针对温病提出了清气凉血的治疗原则,内科主要将此理论用于急性外感热病,但自《疡科心得集》起,卫气营血辨证理论开始被用于疔疮、脑疽、背疽、流注、附骨疽、环跳疽、颈痈等感染性外科疾病。朱仁康细心揣摩高氏组方用药,从清营解毒汤、银花解毒汤、羚羊角散等方药中厘清以清热解毒为主的治疗思路,由此他认为高氏学术思想是在温病学思想的影响下发展而形成的。

深受高氏学术思想之熏陶,朱老在辨治皮肤疾病时,也借鉴温病学派的理论。随着皮肤科逐渐从中医外科中独立,以及疔疮疖肿等感染性疾病的逐渐减少,疾病谱发生了很大变化,发疹性、炎症性皮肤病占据了很大比重,在这种情况下,朱老不仅将温病学理论用于治疗疔疮走黄等危急重症,还大胆创新,首次将卫气营血的温病辨证理论应用于发疹性皮肤病。在温病诸家中,朱老最推崇叶桂,他根据叶桂"卫之后方言气,营之后方言血"的温病学说,将红肿热痒明显之炎性皮肤病的治法,归纳为"在卫汗之,到气清气,透热转气,凉血散血"四原则,创制经验方"皮炎汤",有清营凉血解毒之效,对药物性皮炎、接触性皮炎、日光性皮炎、过敏性皮炎等多种皮肤病症实有卓效,应手而愈。皮炎汤是朱仁康根据叶桂卫气营血的温病理论,取银翘散、白虎汤、清营汤、犀角地黄汤、竹叶石膏汤等方要义,撷其要领,结合皮肤科临床而创制,这是将温病学说中"气营两清法"应用到皮肤科中的尝试,扩大了温病学说的应用范围。皮炎汤经过发扬和创新后,临床应用范围不断扩大,主要用于以热为主的炎症性皮肤病,皮损多表现为红、肿、灼热之斑疹等。从皮损辨证角度,皮损色红多为热入营血征象,故以生地、丹皮、赤芍清热凉血,这也体现了朱仁康所提出的皮损辨证的学术思想。

朱仁康认为皮肤疾患与心火、血热关系极大,故最喜用清热凉血法治疗各种炎症性皮肤病。但热邪日久易伤阴,因此对于慢性炎症性皮肤病,他在清热同时注重顾护阴液,临床中常选用滋阴除湿法、滋阴降火法等。

此外,朱仁康在治疗一些顽固性皮肤病时,借鉴并灵活运用叶桂治疗疑难杂证的经验,根据叶桂提出的"久病入络"理论,应用虫类药活血搜剔,如《朱仁康临床经验集》中一慢性荨麻疹患者,朱老辨证为风邪久羁,郁而化热,认为只用一般风药难以奏效,非用虫类药搜剔不可,故拟搜风清热法,给予乌蛇驱风汤,十剂后不再复发。

第三节　皮肤病皮损辨证体系

朱仁康认为，皮肤病发于体表，其自觉症状或皮损形态，有形可见，可以直接观察到，是皮肤病不同于其他科疾病的特点。他借鉴前人有关疮疡辨证的经验，明确而系统地提出了疮疡皮肤病的局部辨证，注重皮损的病变表现，包括辨痒痛麻木，辨形色（辨肿、辨皮损）。其皮损辨证的学术思想影响深远。

一、四诊尤重望诊，辨疮疡皮肤病之形色

朱仁康重视辨证论治，主张四诊合参，认为治疗疮疡皮肤病应以望、闻、问、切为四要诀，但因疮疡皮肤病发于肌表，有形可见，应更重于望诊。临证中他尤其着重用望诊来辨别皮肤形态、色泽和部位，以了解病证的性质和测知内在脏腑的情况。

朱仁康在临床辨治过程中，主张皮肤病虽发于外，但与整体营卫气血、脏腑经络息息相关，外在的皮肤病表现反映了内应之脏腑功能失调。正如朱丹溪所说："欲知其内者，当以观乎外；诊于外者，斯以知其内。盖有诸内者形诸外。"《外科启玄》曰："外有部位，中有经络，内应脏腑是也……如有疮疡，可以即知经络所属脏腑也。"如果把皮损所在部位及其形色表现结合起来分析，对皮肤病的性质和所属脏腑病变就有了初步了解，再据全身症状分析，综合判断，即能透过现象看本质，得出正确的诊断，从而提高中医皮肤病辨证水平。如皮损生于面部属胃经，生于胸胁部属肝胆经，生于鼻部属肺经等；又如从肝肾两脏辨黑斑，从卫气营血辨红斑的局部辨证经验，体现了朱老重视整体、重视内因的学术思想。

皮肤病的望诊主要是辨皮损的形色，即辨肿和辨皮损。对于辨肿，朱仁康认为与疮疡皮肤病有关的肿包括实肿、湿肿、风肿、痰肿、瘀肿等。辨皮损主要是根据局部皮肤皮疹形态来进行辨证治疗，皮损形态包括皮疹的类型、大小、色泽、部位等，以及痒痛麻木等自觉症状。

（一）辨肿

肿与痛关系密切。人身气血，周流不息，稍有壅滞就会发生肿痛。肿可分为虚肿、实肿、火肿、寒肿、湿肿、风肿、痰肿、气肿、郁肿、瘀肿等。

1. 火肿　皮肤焮热，颜色红赤。肿块表浅者，则皮肤红肿灼热明显；病灶深在者，则微红、微热。以红为火之象，热为火之性，故红与热为火肿特征。临床广泛见于急性感染性皮肤病。

2. 寒肿　肿处发凉，怕冷，得热则缓，因寒凝气滞则颜色苍白，因寒凝血瘀则颜色青暗。主要见于脱疽、冻疮、肢体动脉痉挛症等病。瘿、瘤、瘰疬、流痰等病，皮色与温度不变，亦可归属寒肿。

3. 实肿　气盛则肿形高突，疮肿肉不肿，血盛则根盘收束，此为气血旺盛，正气充足，能约束毒气的表现。

4. 虚肿　气虚则肿形平塌，血虚则根脚散漫，此为气血虚弱，正气不足，不能约束毒气的表现。

5. 风肿　肿处比较宣浮，即肿胀浅表柔软，微热、微痛，肿胀来势急速，蔓延发展较快，随处可见，游走不定，忽起忽消，如风疹块、血管神经性水肿，以及风温时毒引起的痄腮，抱头火丹等。

6. 湿肿　皮肤潮红或淡红，肿而脂水频流，按之有可凹性水肿。水湿溢于皮肤，皮肤起白色或黄色水疱，破则糜烂渗水，见于湿疹、疱病等；水湿集聚，如囊裹水，甚则皮肤光亮如水晶，如水疝、水瘤、水鹤膝等；水湿渗于腠理，肢体肿胀，按之凹陷如泥，如大脚疯，反复发作之丹毒等病。

7. 痰肿　肿处不红不热，正常皮色，按之有块。软如棉、硬如馒的肿块，统称为痰包或痰块，如舌下、结喉之痰包，背部之肾俞虚痰、痰注发，手足部之胶瘤；果核状的肿块，统称为痰核、"结核"，如颈部之瘰疬、风热痰、眼胞痰核、乳中结核等病。

8. 郁肿　皮肤不红不热，肿块坚硬如石，状如岩凸，高低不平，如乳岩、失荣、肾岩翻花等病。也包括七情郁结引起的其他肿块。

9. 气肿　肿块的特点是皮紧而内软，遇喜则缓，遇怒则长，如颈部的气瘿，可在激怒之下增大，精神愉快时舒缓。

10. 瘀肿　肿处皮色紫红或暗红，触之发硬，固定不移。常见于跌打损伤引起的瘀血作肿，浅者皮肤可见青紫瘀斑；深者肿块按之应指。其他凡皮肤颜色红紫或青黑者，都属瘀血作肿，如结节性红斑、硬红斑、血管炎等病。

（二）辨自觉症状

1. 辨疼痛　疮疡有先肿而后痛者，一般原因是病灶浅表，先出现肿块，而后出现由轻而重的疼痛，如疔、疖、痈、丹毒、脑疽之类；也有先痛而后肿者，一般原因是病灶深在，开始既扪不到肿块，也看不到明显的肿胀，只有疼痛和触痛，而后逐渐出现肿胀，如附骨疽、环跳疽、流注、附骨痰之类；疮疡有的痛而不肿，疼痛剧烈而肿胀不显，典型者如脱疽；也有肿而不痛，或到晚后期才出现疼痛，如瘿、瘤、瘰疬、赘疣、岩肿之类。通过对疼痛的辨证，可知疮疡轻重与性质，对了解病因病机有所裨益。

凡气血壅滞，不通则痛，疼痛是气血凝滞、脉络瘀阻所致。由于发病的原因不同，疾病不同，疼痛的特点也不一样，痛可分为寒痛、热痛、实痛、虚痛、风痛、气痛、瘀血痛等，其中以寒痛、热痛、瘀血痛与疮疡皮肤病关系密切。

（1）热痛：皮色焮红赤肿，痛而灼热，喜冷而恶热，凉药冷敷则痛势和缓。心肝火旺如带状疱疹；或因热毒壅盛，经脉阻塞，气血不行引起之疼痛，如痈疖疔疮，阳证之疼痛。

（2）寒痛：固定不移，痛而畏冷，遇风受凉则痛甚，温药热敷则痛缓，临床多见于脱疽、冻疮、血管炎等。

（3）瘀血痛：气滞血瘀，初起隐痛，微肿微热，皮色暗红，继则青紫胀痛或有结节，或如索如条，痛处不移，痛而拒按，如结节性红斑、血管炎等。

（4）虚痛：痛势和缓、不胀不闷，揉按抚摩则痛缓，外科病中少见。

（5）实痛：痛势紧张，胀闷疼痛，不论疼痛轻重，都痛而拒按。外科疾病之疼痛，大多属于实痛，包括急腹症等。

（6）气痛：痛而流窜，常因情志的变化加重或减轻，如胆囊炎胁痛流窜于肩背（气滞型），肠痈开始绕脐疼痛（气滞型），肠结气窜之疼痛，乳癖之痛牵胸胁等。

（7）风痛：没有固定点，发生快、游走迅速。外科都有固定病灶，所以风痛少见。行痹、历节风、股骨风（坐骨神经痛）等，俱有风痛的特点，但不属于外科范畴。

（8）脓痛：跳痛如鸡啄或胀痛而紧张。生于皮肉浅薄之处，其痛剧烈，如手部疔疮；生于肌肉丰满处，其痛和缓，如流注。阳证脓肿其痛较剧，阴证脓肿其痛和缓。

2. 辨麻木　感觉减退，不知痛痒为麻木。《疡科纲要》论之较详，将麻木与不痛并论，麻木只是与疼痛相对而言。麻为血不运，木为气不行，故麻者木之轻也，木者麻之重也。凡是肌肤已死，气血不运，就感到麻木不仁，如大麻风；若肿疡之现麻痛者，系疮毒壅塞，气血失运所致，如疔毒；若溃疡见麻木者，系气血亏虚之表现；又有顽癣日久皮肤顽厚如同枯木，感觉迟钝，抓不知痛。

3. 辨痒　痒为皮肤病的主要症状，因剧烈瘙痒，影响睡眠与工作。大致分为以下几种：

（1）风痒：风性易动，善行数变，如荨麻疹瘙痒无定；风性上行，头面为多，或起丘疹，或起白屑，如头面部皮炎、脂溢性皮炎等。舌红苔薄。

（2）湿痒：常起水疱，糜烂、渗水黄黏，浸淫成片，如湿疹。因湿性下趋，故多见于发生在人体下部的皮肤病。

（3）风湿痒：风湿入于腠理，或起苔藓，或起丘疹，或起结节，如神经性皮炎、痒疹、结节性痒疹等。

（4）燥痒：又分虚实二种。实为血热风燥，皮肤灼热，干燥脱屑，如初发银屑病；虚为血虚风燥，肤失血养，干燥发痒，脱屑层层，如稳定期银屑病。

（5）热痒：皮肤发红，丘疹成片，剧烈瘙痒，遇热加重，搔破出血，如丘疹性湿疹。

（6）虚痒：气血不足，肝失所养，虚风内生，肌肤失润，干燥发痒，日轻夜甚，如皮肤瘙痒症。老年多见。舌淡苔净。

（7）虫痒：如虫行皮中，奇痒难忍，如疥疮。舌有白花点。

（三）辨皮损

皮肤病，有形可见，着重望形色、辨皮损，次为辨舌苔，以别其风、湿、热、燥及血热、血虚、血瘀、血燥。朱仁康认为根据局部皮疹形态进行辨证治疗是中医皮肤外科临床施治的主要方法。

1. 辨斑　凡摊于皮肤之上，斑斑如锦文，抚之不碍手者为斑。

（1）红斑：一般红斑均属血热之象。如温热发斑者，出现弥漫性潮红及大片红斑，伴有身热（或不伴身热）等全身症状，例如药物性皮炎、红皮病、系统性红斑狼疮等，可依据中医温病卫、气、营、血传变学说，以凉血、清热、解毒为主进行治疗。温邪入里，波及营血，可见舌质红绛或紫晦，脉沉细而数，身热或其他血热妄行等症状，而温邪容易伤阴灼液，除斑疹隐现外，尚可见内热伤阴证候，治宜凉血清热，佐以滋阴增液；热毒内蕴所引起之红斑，多见于一般化脓性感染，此系热毒之邪，浸淫肌肤，引起焮肿成片，赤热疼痛，伴有身热，口渴，大便干，脉洪大，舌质红，苔黄燥，例如丹毒、带状疱疹等，治宜清热解毒法为主，投以苦寒清热药；如红斑上见有水疱可加以利湿之剂。此外，尚有因烤火而得的火激红斑。

（2）紫红斑：斑色红而带紫或暗红。正常肌肤，皮肤红润光泽，如气血不和，引起气血瘀滞，即现紫斑、紫红斑，重则转为黑斑。因湿热下注，致气血郁滞，阻于脉络，下肢出现结节、紫红斑、浮肿等症状，如结节性红斑、硬红斑等病，治宜祛瘀活血，佐以清热利湿之剂；因气血郁滞，郁久化热，所引起之紫红斑或紫红色斑丘疹，如扁平苔藓、多形红斑等，治宜凉血活血；因血分蕴热，逼血外溢络脉，引起紫癜、血管炎，治疗亦以凉血、活血为主；因寒邪外束而致寒凝血滞引起之紫斑,如冻疮,治宜温经散寒、祛瘀活血。

（3）青紫斑:血分有热,溢出脉络,初为红斑,继成紫斑,如紫癜。若身起青紫斑点,色如葡萄,腿胫居多,牙龈溢血,臭秽难闻,此为青腿牙疳,即坏血病,乃胃火上炽或邪热伤络所致。此外,尚有鲜红斑痣、太田痣等,均见青紫斑。

（4）白斑:皮肤出现成片白斑,或大或小,界线清楚,平滑无屑,此为风邪外搏于肌肤,致令气血失和所致,如白癜风;若点、片白褐相间,点缀相连,由热体汗出,风湿之气搏于肌肤所致,如花斑癣,治宜祛风和血为主。

（5）黑斑:一般多从肝肾两脏来辨证。从肝脏辨证,肝藏血,凡是忧思抑郁引起之肝气郁滞,郁久化热,伤阴灼血,血弱无华,颜面部发黄褐斑,治宜养血平肝。从肾脏辨证,肾色为黑,凡肾阴、肾阳不足均可引起皮肤色素沉着,肾阳不足或命门火衰,可使虚阳上越,肌肤黏膜出现黧黑斑,除皮肤黏膜色素沉着外,尚可见阳痿、早泄、五更泄泻、困乏无力、腰酸背痛等症状,例如艾迪生病、黑毛舌等,治拟温肾助阳;凡肾阴不足,水亏火滞,火郁于孙络血分,肾的本色即显露于外,例如里尔黑变病、中毒性黑变病等,治拟滋肾降火。

2. 辨疹　疹为小点,形如粟米,或略高于皮肤,抚之碍手。色红者多属血热,发痒者属于风热,渗水者属湿热,如风疹、湿疹、银屑病等发疹性皮肤病,治拟清热凉血利湿。

3. 辨水疱、脓疱　包括丘疱疹、水疱、大疱或浸淫湿烂等,均属水湿为患,湿邪外淫,轻则起疱,重则浸淫湿烂。例如水湿上泛则发耳部湿疹,湿热下注则发阴囊湿疹。凡脾经有湿,肌中蕴热,湿热相搏而引起皮肤潮红渗水,治拟利湿清热或淡渗利湿;有毒热内炽而发生大疱如天疱疮,则宜清热败毒;如因脾湿内蕴而发生水疱,则宜健脾除湿;《内经》云"热胜则肉腐,肉腐则为脓",故热毒炽盛是脓疱形成的原因,脓疱或脓丘疱疹周边常见有红晕或伴有全身发热不适,如黄水疮、脓疱型银屑病等,治宜清热解毒排脓。

4. 辨风团　多为风邪外搏所致,如荨麻疹,色红者属风热,色白者属风寒。亦有内中药毒,毒热入营,热盛生风所致者。

5. 辨结节　皮色红而有核者为气滞血瘀,见于结节性红斑等,拟活血化瘀为主;皮色如常,按之有小核,为痰湿凝聚或痰瘀交结,如脂肪瘤、表皮囊肿、结节病等,治拟消痰软坚;又有结节剧痒,皮色不变,此乃风湿结聚而成,如结节性痒疹,治拟搜风除湿清热。

6. 辨鳞屑　鳞屑多属于燥证。肤底红而起屑为血热风燥,见于银屑病初期;底淡红而屑多为血虚风燥,见于银屑病稳定期。凡急性热性病后,皮疹消退而脱屑,皮肤干燥如甲错,此系余热未清,拟清热滋阴润燥;年迈或慢性皮肤病引起肌肤甲错,干燥脱屑,多为血虚生风,肌肤失养,治以养血润燥。

7. 辨抓痕　身起红粟,抓痒,血痕累累,为血热风盛,如痒疹、湿疹;皮色如常,瘙痒出血,则为血虚生风,如皮肤瘙痒症。

8. 辨皲裂　燥胜则干,寒胜则裂,如皲裂性湿疹;或为风湿之症,日久伤阴耗血而见皲裂。

9. 辨糜烂　渗水湿烂为脾湿;黄水淋漓而烂、脱皮为湿热俱盛,见于湿疹;又有在稻田水中作业,手足指（趾）间浸淫湿烂,如稻田皮炎;小儿尿水湮淹臀腿之间,如尿布皮炎;汗液浸渍所致的间擦疹等。

10. 辨结痂　渗水后结成黄痂,为湿热俱盛,见于湿疹、皮炎;脓痂为热胜成毒,如黄水疮、脓疱疮等。

二、引用西医皮科皮损概念，首立皮损辨证体系

皮损辨证是皮肤病辨证体系的重要组成部分。皮肤损害，简称皮损，是皮肤病最主要的临床表现。西医皮科对皮损分类、定义清晰明了。朱仁康通过大量皮肤病皮损观察和临床实践，在中医理论的指导下，基于皮肤病的临床特点，明确提出了皮损辨证，并在此基础上执简驭繁地将皮肤病的辨证和治疗清晰化，形成了完善的皮损辨证理论体系。皮损辨证通过观察皮肤病的皮损，了解疾病性质，把握皮肤病的病因病机，结合传统辨证方法并加以发挥创新，是一种具有皮肤病诊疗特色的辨证方法。这既是传统辨证方法的延续，又是一种皮肤病辨证方法的创新。皮损辨证包括辨斑疹、斑块、丘疹、风团、水疱、脓疱、结节、囊肿、糜烂、溃疡、鳞屑、浸渍、裂隙、瘢痕、萎缩、结痂、抓痕和苔藓样变等，朱老对上述大多数皮损的病因病机进行了系统性论述。皮损辨证使皮肤病的辨证论治更加有针对性，更加精准化，这既遵循传统中医整体观念与辨证论治，同时又有创新。

朱仁康认为内生之风、湿、热（火）、燥邪气，是皮肤病的主要致病病因，从皮损辨证角度，其皮损表现及自觉症状各具特点。

1. 风邪所致皮肤病特点　皮损表现主要为风团、鳞屑、皲裂、抓痕、苔藓样变以及皮肤局部肿起宣浮，瘙痒与风邪亦密切相关。血热、血虚、血燥、血瘀皆可生风。风善行而数变，故风团随处可见，游走不定，忽起忽消，色白或浅淡者为风寒，色红赤者为风热。风为阳邪，其性轻扬升散，易伤人上部，头面部皮肤病应考虑风邪致病因素，尤其伴有宣浮水肿征象者，如血管神经性水肿、头面带状疱疹、染发皮炎等，治疗时宜佐以祛风之剂。风为阳邪，风盛则燥，燥胜则干，表现为皮肤干燥、皲裂、肥厚、苔藓样变。若皮损色红，可责之血热风燥；若皮损浅红或不红，可责之血虚风燥。此外，瘙痒与风邪致病关系密切，搔抓可见抓痕，故祛风之法在瘙痒性皮肤病中应用广泛。

2. 燥邪所致皮肤病特点　皮损表现主要为皮肤干燥粗糙、鳞屑、皲裂、结痂、抓痕、苔藓样变和毛发干枯等，均为阴血不能荣养肌肤毛发所致。所谓"诸涩枯涸，干劲皴揭，皆属于燥"，造成血燥的原因，或因血热生风，风盛则燥，为血热风燥；或因病久风燥伤血，血虚皮肤失润，为血虚风燥。肺属金，而金主燥，燥易伤肺，肺主皮毛，肺经阴伤则毛发干燥，可见毛周角化、毛发红糠疹等角化性皮肤病。

3. 湿邪所致皮肤病特点　皮损表现主要为水疱、丘疱疹、脓疱、浸渍、糜烂、溃疡等有渗出倾向的皮损和水肿。因各种原因导致水湿内停，发于肌肤，浸淫不止，可上蒸头面，亦可下注阴位。《疡科心得集》："湿毒疮……此因脾胃亏损，湿热下注，以致肌肉不仁而成。"湿性趋下，易袭阴位，发病以下肢为主的结节性红斑等皮肤病，应注意湿邪蕴阻之象。湿性黏滞，病情日久缠绵反复的皮肤病，多有湿邪为患。湿邪蕴久，易于郁而化热，湿热相合，胶着难解，辨治需分清湿热轻重之别。"诸湿肿满，皆属于脾"，临证湿邪为患所致上述皮损，应不忘健脾除湿之法。

4. 热邪所致皮肤病特点　皮损表现主要为炎性红斑、丘疹、丘疱疹、脓疱、糜烂、溃疡、紫癜、瘀斑及皮肤红肿等。陆子贤《六因条辨》言："斑为阳明热毒，疹为太阴风热，总属温热所化，发泄于外。"炎性斑疹为肺胃热盛，热入营血，发于肌肤脉络所致。心属火，主血脉，

"诸痛痒疮,皆属于心",斑疹鲜红成片,皮肤糜烂溃疡者属血分有热,多伴有剧烈瘙痒;红斑上见有水疱为湿热;脓疱周边有红晕为毒热;红斑结节属湿热蕴结、气滞血瘀。火热易致肿疡,发为痈肿疮疖,表现为局部红、肿、热、痛。火为阳邪,其性炎上,常见于头面部位皮肤病。火易生风动血,热盛迫血妄行,溢于脉外,则见紫癜、瘀斑。火易耗气伤津,使人体阴津耗伤,临证应注意顾护阴液。

（崔炳南　杨　佼　徐晨琛）

第十七章　朱仁康学术特色

朱仁康学宗外科"心得派"学术思想,衷中参西,兼收并蓄,融会贯通,创新皮肤病治法方药,用药经验独具特色。

第一节　治法方药创新

朱仁康认为,治疗疮疡皮肤病,首先必须具有整体观念,不能把疮疡皮肤病仅仅看作局部浅表疾病,而应将其与整体营卫气血、脏腑机制联系起来。因此,在防治上应重视内因,着重于内治法,通过审证求因、辨证论治,既可同病异治,亦可异病同治。

一、皮肤病内治十三大法

朱仁康辨证精准灵活,临证善于透过错综复杂的四诊资料,抓住主要矛盾的变化,直切要害,常用以下十三法作为皮肤病内治的基本法则。理、法、方、药列举如下:

(一)消风清热(用于风热证)

理(证属):①风热相搏,营卫失和,如风瘙瘤(荨麻疹);②若风热久羁,未经发散则反复发作(慢性荨麻疹);③内蕴血热,多感外风,如风癣疹(人工荨麻疹)、风热疮(玫瑰糠疹)、粟疮(丘疹性湿疹)等。症见身起丘疹、红斑、风团、发痒,舌质红、苔薄白或薄黄,脉弦、滑、数。

法:①消风清热;②搜风清热;③凉血消风。

方:①消风清热饮、疏风清热饮;②乌蛇搜风汤;③凉血消风散。

药:风轻则用荆芥、蝉蜕、浮萍、白蒺藜轻疏风邪;风重用乌蛇、防风、羌活、白芷搜风散邪;血热用生地、丹皮、知母、生石膏凉血清热;热重用黄连、黄芩、苦参、大青叶苦寒清热。佐以当归、丹参、赤芍和营之品,随证选药。

(二)祛风散寒(用于风寒证)

理(证属):卫外不固,风冷易袭。症见风瘙瘤遇风着冷即起,日久不愈(如冷接触性荨麻疹)。舌淡苔薄白,脉紧或缓。

法:①固卫御风;②温经散寒。

方:轻症用固卫御风汤,重症用止痒永安汤。

药:黄芪、防风、白术以固卫;麻黄、桂枝温经散寒;羌活、荆芥、防风、白芷祛风散寒。必要时加当归、赤芍、桃仁、红花。

（三）祛风胜湿（用于风湿热证）

理（证属）：①内蕴湿热，外受于风，如风瘖癗（丘疹性荨麻疹）；②风重于湿，如肾囊风（慢性阴囊湿疹）干燥发痒；③风湿热俱重之证，如火赤疮（疱疹样皮炎）。症见风轻则痒轻，风重则痒重。湿热则起水疱，舌红苔薄白；湿热俱重则起大疱，皮肤红赤，舌红苔黄腻，脉弦滑数。

法：祛风、胜湿、清热。

方：①祛风胜湿汤；②祛风燥湿汤；③解毒泻心汤。

药：风轻用荆芥、防风、蝉蜕，风重用乌蛇、羌活、白芷；湿轻用陈皮、茯苓，湿重用黄连、黄芩；热轻用银花、甘草，热重用知母、生石膏。

（四）利湿清热（用于湿热证）

理（证属）：①湿热浸淫，如浸淫疮（泛发性湿疹），湿热下注化为火毒，如流火（下肢丹毒）；②脾胃湿热上蒸，如羊须疮（须疮）；③湿热下注，如湿臁疮（小腿湿疹）。症见流水浸淫，或起水疱，焮红发痒。舌红，苔薄黄或黄腻，脉滑数。

法：利湿清热。

方：①利湿清热方、龙胆泻肝汤；②芩连平胃散；③草薢渗湿汤。

药：龙胆草、黄芩、山栀、黄连、木通苦寒清热除湿；赤苓、泽泻、草薢、滑石、车前子淡渗利湿。

（五）健脾理湿（用于脾湿证）

理（证属）：①脾湿泛滥，如浸淫疮（泛发性湿疹）；②脾经湿热，湿重于热，如缠腰蛇丹（水疱型带状疱疹）；③小儿胎癥疮（婴儿湿疹）。症见身起水疱，流水发痒，皮色不红，或见胃痛，纳呆，便溏。舌淡苔白腻，脉濡、缓、滑。

法：健脾理湿。

方：①健脾除湿汤、芳香化湿汤；②除湿胃苓汤；③小儿化湿汤。

药：苍术、白术、厚朴、陈皮健脾理湿；茯苓、猪苓、泽泻、六一散淡渗利湿；藿香、佩兰芳香化湿；桂枝或肉桂通阳化气。

（六）凉血清热（用于血热证）

理（证属）：①肺经血热，如痤疮、酒渣鼻；②血热风燥，如白疕（银屑病进行期）；③热重于湿，如粟疮（丘疹性湿疹）；④青少年血热发生斑秃或白发；⑤风热伤营，血溢成斑，如过敏性紫癜。舌质红绛，少苔，脉细数。

法：凉血清热。

方：①凉血清肺饮、凉血四物汤；②白疕一号方；③凉血除湿汤；④乌发丸；⑤凉血清热方。

药：生地、丹皮、赤芍、槐花、紫草、侧柏叶、旱莲草凉血；黄芩、大青叶、知母、苦参、生石膏清热。

（七）清营败毒（用于毒热证）

理（证属）：①中药毒之气，如风毒肿（药物性皮炎）；②温毒入营，壮热发斑，如红斑狼疮；③心火妄动，血热内盛，如寻常型天疱疮；④毒热内炽，伤阴耗液，皮肤失养，如剥脱性皮炎。症见身起红斑或大疱，或皮肤大片潮红脱屑，或皮肤剥脱或伴发高热。舌红或绛，苔黄或光剥，脉细数。

法：凉营，清热，败毒。

方：①皮炎汤；②清瘟败毒饮；③解毒泻心汤；④增液解毒汤。

药：犀角（水牛角代）、生地、丹皮、赤芍凉营清热；知母、生石膏清肌热；银花、连翘、生甘草清热解毒。苔黄用黄连、黄芩、大青叶苦寒清热；舌绛光剥用玄参、沙参、石斛、麦冬、花粉、炙鳖甲等滋阴增液。

（八）清热解毒（用于热毒证）

理（证属）：外受风热、湿热、暑热之邪，均能化火化毒，热毒壅聚、营卫不和而成疮。如疖、毛囊炎、脓疱疮、痈、疔、丹毒等。

法：清热解毒，托毒消肿。

方：①消炎方，用治疖、毛囊炎、脓疱疮等；②消痈汤，用于治痈；③地丁饮，用治疔疮；④清暑解毒饮，用治热疖痱毒；⑤普济消毒饮，用治颜面丹毒。

药：黄连、黄芩、山栀、大青叶苦寒清热；地丁、野菊花、蚤休、蒲公英、银花、连翘、生甘草清热解毒；归尾、赤芍和营消肿；山甲、皂角刺托毒消肿。

（九）养血息风（用于血虚证）

理（证属）：①血热生风，风燥伤血，如风瘙痒（皮肤瘙痒症）、阴囊瘙痒、女阴瘙痒等；②气血两亏，肌肤失养，如老年瘙痒症、脂溢性皮炎、神经性皮炎、白疕（银屑病）等。两者日久均能风燥伤阴耗血。症见皮肤干燥瘙痒，脱屑，重则周身皮肤潮红甲错。舌淡苔净，或舌绛苔光，脉细弦。

法：养血息风，滋阴润燥。

方：①养血消风散；②止痒熄风方、养血熄风方、风癣汤、养血润肤饮。

药：当归、白芍、生熟地、丹参养血；荆芥、白蒺藜消风；煅龙牡、珍珠母潜阳息风；玄参、麦冬、麻仁、甘草滋阴润燥；桃仁、红花、茜草活血祛风。

（十）活血化瘀（用于血瘀证）

理（证属）：①营卫不从，逆于肉里，乃生痈肿；②湿热下注，瘀阻脉络，结聚成核，如梅核丹（结节性红斑）；③寒凝络痹，气血不能贯注，如脉痹（脉管炎）；④阳气不足，不能达于肢末，气血运行不利，则手足发绀，如雷诺病；⑤风寒湿邪阻络，气血痹滞不行，如皮痹（硬皮病）；⑥瘀血阻于经络，营卫之气不宣，血不养肤，风从内生，而致风痦瘟、风瘙痒，日久发作；⑦瘀血不去，新血不生，斑秃日久不长；⑧酒渣鼻，日久热血因寒而凝。舌质紫暗或有瘀斑，脉细涩。

法：活血化瘀，通络行痹。

方：①和营消肿汤；②通络活血方；③、④当归四逆汤、阳和汤；⑤独活寄生汤；⑥活血祛风汤；⑦通窍活血汤。

药：归尾、赤芍、川芎、桃仁、红花活血化瘀；牛膝、泽兰、茜草、王不留行行血破瘀；黄芪补气，青皮、香附行气，气行血亦行；肉桂、桂枝、独活、地龙温经通络。

（十一）滋阴降火（用于阴虚证）

理（证属）：①肾阴不足，水亏火旺，阴虚内热，见于红斑狼疮阴虚型；②毒热伤阴，如寻常型天疱疮、疱疹样脓疱病等；③阴虚火盛，郁于经络，面现黑斑（黄褐斑或黑变病）。症见面颧潮红，脸起红斑或黑斑，或身起大疱、疱疹，舌绛苔光，脉细数。

法：滋阴降火。

方：①知柏地黄汤加味；②增液解毒汤；③知柏地黄丸、大补阴丸。

药：知柏八味加青蒿、龟甲、鳖甲、女贞子、旱莲草滋肾清热；生地、玄参、丹皮、赤芍凉血清热;麦冬、石斛、花粉滋阴增液;银花、连翘、甘草清热解毒。

（十二）滋阴除湿（用于阴伤湿恋证）

理（证属）:渗水日久,伤阴耗血,如亚急性或慢性湿疹。舌淡苔光,脉沉细。

法:滋阴除湿。

方:滋阴除湿汤。

药:生地、玄参滋阴清热,当归、丹参养血和营,茯苓、泽泻除湿而不伤阴,白鲜皮、蛇床子除湿止痒。

（十三）温肾壮阳（用于阳虚证）

理（证属）:①肾阳不足,阳气不达肢末,肢端发绀,常见于红斑狼疮、硬皮病等;②肾阳虚,水气上泛,肾之本色显露于外,而现黧黑斑（黑变病）,或艾迪生病、黑毛舌等。症见面色㿠白,腰酸腿痛,畏寒肢冷,舌淡而胖,尺脉细弱。

法:温肾壮阳。

方:肾气丸、右归饮。

药:在上方基础上加用仙灵脾、仙茅、胡芦巴、巴戟天、菟丝子等温肾壮阳之品。

二、善从风湿热辨治皮肤病,创立三法三方

朱仁康认为风湿热邪是六淫致病因素中与疮疡皮肤病关系最为密切的,而风湿热邪包括内外两方面。其临床常用方及经验方,也以清热类、消风类、除湿类最多,据此朱老创立凉血清热、搜风清热、滋阴除湿三法,及其代表方皮炎汤、乌蛇驱风汤、滋阴除湿汤,流传应用甚广。

（一）开拓温病治法,凉血清热皮炎汤

朱老尤善从血论治,依据《灵枢·邪客》"营气者,泌其津液,注之于脉,化以为血,以荣四末,内注五脏六腑",将有关皮肤病的病理变化分为血热、血虚、血瘀、血燥四类。朱老根据叶桂"卫之后方言气,营之后方言血"的温病学说,参考银翘散、白虎汤、清营汤、犀角地黄汤、竹叶石膏汤等,明其治法方义,结合皮肤科临床实践经验,创制皮炎汤,体现了朱老既抓主证,又防传变的用药思路。本方凉血清热解毒,初创用于药物性皮炎,疗效显著。

经过发扬和创新,皮炎汤创立之后临床应用范围不断扩大,可用于以热为主的炎症性皮肤病,如湿疹、皮炎、银屑病、红皮病、玫瑰糠疹、紫癜等,皮损多表现为红、肿、灼热之斑疹等,这也符合朱仁康提出的皮损辨证思想,从皮损辨证角度,皮损色红多为热入营血征象,治以清热凉血为法。

（二）风邪久羁化热,搜风清热用乌蛇

临床表现为游走不定、倏起倏消的荨麻疹,起病突然的过敏性皮炎,发于头面部的脂溢性皮炎等,朱仁康常从风辨治,包括凉血消风、养血消风、活血祛风、消风清热、搜风清热、固卫御风、息风养血、健脾祛风等治法,其中搜风清热法最具特色,拟有乌蛇驱风汤。

慢性顽固性瘙痒,临床棘手,如慢性荨麻疹、泛发性神经性皮炎、皮肤瘙痒症、扁平苔藓、结节性痒疹、皮肤淀粉样变等皮肤病,均可有此症状,这些皮肤病虽临床表现不同,但朱仁康认为治疗的核心问题都是要解决顽固性瘙痒,他提出辨证应为风邪久羁,郁而化热,风湿热蕴伏于肌腠之间,治以搜风清热为法,创立乌蛇驱风汤,异病同治,每奏良效。搜风清热法的特点是先用虫类药搜剔隐伏之邪,常用药为乌蛇、蝉蜕、僵蚕,然后重用祛风药以疏风透邪,常用荆芥、防风、白芷等。

（三）阴虚兼有湿滞，滋阴除湿两不悖

《丹溪心法》云："湿有自外入者，有自内出者，必审其方土之致病源……须对症施治，不可执一也。"朱仁康临床从内外两方面论治湿邪，祛湿法有利湿、化湿、燥湿、渗湿之分，湿重宜燥宜化，湿轻宜利宜渗，包括利湿清热、健脾化湿、清热燥湿、淡渗利湿、滋阴除湿等。其中，滋阴除湿法及其所创滋阴除湿汤最能体现他的学术特色。

朱仁康辨证精准灵活，善抓主要矛盾，因时而变，因势利导，用动态发展的眼光看待疾病矛盾的转变，这集中体现在朱老创制的滋阴除湿一法中。治疗湿疹，特别是滋水淋漓、反复发作的患者，一般医家辨证不离湿，多用苦寒利湿或淡渗利湿法，而朱老认为此时病情日久，阴液已伤，证属阴伤湿恋，主要矛盾在于滋阴可以助湿，利湿可能伤阴。他创制滋阴除湿汤，标本兼顾，滋渗并用，使湿去而无伤阴之弊，阴复而无助湿之嫌，并行不悖，最能反映出朱老师古不泥、不拘成法的治疗特色。

三、善从脾胃辨治皮肤病，创制苍术膏

朱仁康辨治皮肤病重视内因，强调脏腑在疾病中的作用，尤重视脾胃学说，并擅长以此为指导治疗皮肤病。经云"诸湿肿满，皆属于脾"，对于湿邪引起的皮肤病，朱老多责之于脾胃，重视调理脾胃功能。临床上表现为水疱、丘疱疹、浸渍、糜烂等有渗出倾向的皮损，从脾胃着手，应用健脾利湿、温阳健脾、芳香化湿等法，创制了健脾除湿汤、芳香化湿汤、小儿化湿汤等经验方。脾开窍于口，其华在唇，足阳明胃经环唇夹口。朱仁康认为，口周疾病如口周皮炎、剥脱性唇炎等，亦可从脾胃论治。他曾治疗一名患剥脱性唇炎的 13 岁男孩，表现为口唇干燥脱屑，皲裂出血，糜烂结痂，灼热疼痛，进食不利 1 年余，朱老辨证此属脾胃湿热，久郁化火，伤阴化燥，治以清热润燥、养阴益胃，予甘露消毒饮加减，服药 12 剂而愈。此外，朱老总结历代经验，并结合自身临床实践，认为角化性皮肤病多属内湿外燥，由脾不能为胃行其津液输布全身所致，由此创制朱氏苍术膏，以健脾助运为法，输布津液。方中苍术祛风燥湿健脾，当归、白蒺藜养血消风，临床用以治疗毛发红糠疹、毛发苔藓、掌跖角化症、鱼鳞病、特应性皮炎、肥厚性慢性湿疹等角化类皮肤病。

四、衷中参西攻关银屑病，研制克银方

朱仁康认为银屑病的病因病机实际上是各种原因导致毒热内伏营血而致"血热"，治疗以清热凉血为主。"血分有热"实际是由气分有热，郁久化毒，毒热波及营血所致。朱老临床数十年，发现清热解毒法治疗银屑病疗效较好，此法着重清泻气分毒热，气分毒热得以清泻，则波及营血之毒热随之消减，故可以治"血热风燥证"。而"血虚风燥证"是毒热未尽，阴血已伤，此时徒用清热解毒法则有苦寒化燥之弊，反而更伤阴耗血，如仅滋阴养血润燥，恐敛邪使毒热难解，故滋阴养血润燥与清热解毒并用，攻补兼施以治之。

西医抗肿瘤药物治疗银屑病有效，但副作用较大，朱老取意于此，选择一些既有清热解毒作用，同时又有抗肿瘤作用的中草药，再根据中医理论辨证组方，组成"克银方"，副作用小，疗效好，为中医治疗银屑病开拓了新途径，为中西医结合治疗皮肤病提供了新思路。

（一）克银一方

组成：土茯苓、忍冬藤、北豆根、板蓝根、草河车、白鲜皮、威灵仙、甘草。

治法：清热凉血，祛风解毒。

主治：血热风盛型银屑病。

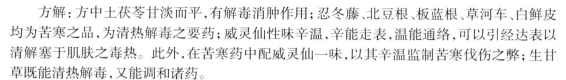

方解：方中土茯苓甘淡而平，有解毒消肿作用；忍冬藤、北豆根、板蓝根、草河车、白鲜皮均为苦寒之品，为清热解毒之要药；威灵仙性味辛温，辛能走表，温能通络，可以引经达表以清解塞于肌肤之毒热。此外，在苦寒药中配威灵仙一味，以其辛温监制苦寒伐伤之弊；生甘草既能清热解毒，又能调和诸药。

（二）克银二方

组成：生地、玄参、丹参、麻仁、大青叶、北豆根、白鲜皮、草河车、连翘。

治法：养血润燥，清热解毒。

主治：血虚风燥型银屑病。

方解：方中生地甘苦寒，能清热凉血，养阴生津；丹参苦微寒，能活血养血；玄参甘苦咸寒，能清热养阴解毒；麻仁润肠通便，滋养补虚，这四味药相合主要取其滋阴养血润燥的作用。大青叶、北豆根、白鲜皮、草河车、连翘性味苦寒，主要能清热解毒。以上两组药物，祛邪而不伤正，扶正而不恋邪。

（三）克银三方

组成：土茯苓、北豆根、草河车、白鲜皮。

治法：凉血清热解毒。

主治：血热风燥型银屑病。

方解：克银三方由克银一方精简而来，去忍冬藤、板蓝根之寒，威灵仙之温，甘草之缓。仅余四味药，土茯苓、白鲜皮、草河车均用30g，北豆根10g，虽药味减少，但药量增加，取药精力宏之意，也为便于推广，而后广安门医院第一个转让成果"克银丸"的组成便是克银三方原方。

（四）克银四方

组成：生地、玄参、丹参、麻仁、北豆根、苦参。

治法：滋阴养血润燥，兼以清解。

主治：血虚风燥型银屑病。

方解：克银四方由克银二方精简而来，去掉原方中大青叶、白鲜皮、草河车、连翘四味苦寒直折之药，保留生地、玄参、丹参、麻仁四味重在滋阴养血润燥，佐以北豆根与苦参清解。因此，克银四方已从二方养血润燥与清热解毒并重之法转为重用滋阴养血辅以清解之法。

克银方常用的基础方由土茯苓、草河车、白鲜皮、北豆根组成，原始处方中北豆根为山豆根，因其毒性较大改为北豆根，北豆根也有一定毒副作用，故临床使用时应注意。《本草纲目》记载土茯苓能治"恶疮痈肿"，山豆根的现代研究也表明其具有抗癌作用。本方可作为治疗银屑病的基础方，根据患者具体病情及辨证分型，灵活配伍其他方剂和药物。

第二节　用药经验特点

朱仁康临证以用药精简、轻清见长。但他喜重用生地，人称"朱生地"。朱老遣方用药灵活圆通，不拘不泥，善于阴阳同调。

一、药精量少，用药轻清见长

朱仁康治疗皮肤病，辨证精准，故临证遣方用药，药味精当，药量轻少，多用轻清之味，平淡无奇,却有四两拨千斤之效。朱老经验方及其常用方,组成药物大多在 7~9 味。如滋阴除湿汤药仅 8 味,皮炎汤 9 味,而有些经验洗方仅 2、3 味药。朱老选用药物,多为平常之品,绝少应用贵重、峻猛之味,这与其个人经历及学术渊源不无关系,朱老在江南生活工作半生,学宗无锡心得派,加之受温病学派影响甚深。随着中医皮肤科从外科独立,既往的痈疽疔疮患者渐少,而发疹性皮肤病占了主要地位,病种繁多,形式各异。朱仁康精于辨证,重视内治,用药灵活的学术特点,非常适合这种疾病谱的变化,并卓有创新。以前文提及的苍术膏为例,仅苍术、当归、白蒺藜三味药物组成,制成膏剂,功在健脾燥湿、养血润燥,主治各种角化性皮肤病。本方味简药轻,药物均为临床常用之品,却能奏奇效。

二、凉血滋阴,善于重用生地

朱仁康临床治疗皮肤病,喜用生地,且善于重用生地,往往用至 30g 以上,一般与丹皮、赤芍配伍应用,用以凉血清热、活血散血。生地首载于《神农本草经》,性味苦甘而寒,甘寒入血,有清热凉血、养阴润燥之功,生地与丹皮、芍药、犀角配伍组成《温病条辨》的犀角地黄汤,可治温病热毒发斑。朱老治疗皮肤病,尤其是皮损以红、肿、热为主的炎症性皮肤病,多重用生地,药量多在 30g 以上,作为清热凉血的主药,一般常与丹皮、赤芍二药配伍,取叶天士"热入血分,恐耗血动血,直须凉血散血"之意,最具代表性的是其自创的皮炎汤。心主火,针对心经火旺、血热生风引起的皮肤瘙痒症、皮肤划痕症等病,朱老多用消风散化裁治之,同样重用生地,以增强凉血清热之功。另外,朱老亦常用生地的滋阴润燥之功治疗皮肤病,如银屑病、重症药疹,若见皮肤潮红、大量脱屑,则属血热生风、风燥伤阴之证,重用生地,并与玄参、麦冬、花粉等配伍。其滋阴除湿汤亦重用生地,以防除湿而伤阴之弊端。

三、辨证精准,用药灵活圆通

朱仁康学宗《疡科心得集》,推崇高锦庭的的学术思想。但他并不拘泥,参读《外科正宗》《外科证治全生集》《医宗金鉴·外科心法要诀》等外科专著,兼收并蓄,吸取精华。除此之外,他也重视内科理论的学习,研读《伤寒论》《金匮要略》《温病条辨》《本草从新》等古籍。在皮肤科的临床实践中,理论联系实际,逐渐形成了辨证精准、用药灵活的学术特色,并创新了很多治法方药。

朱仁康临证组方,配伍圆通,用药灵活。这不但和他辨证的精准直接相关,更与其重视人体、疾病、药物之间阴阳调和思想有密切联系,所谓"阴平阳秘,精神乃治"。朱老所创苍术膏主治的角化性皮肤病,表现为皮肤角化、干燥等,外燥为标,内湿是本,病机实为脾不能为胃行其津液,使津液不能输布全身,苍术祛风燥湿健脾,脾健则津液运行输布正常,内湿去,当归、白蒺藜养血润燥,除外燥,标本兼治,阴阳调和,病可愈。又如治疗银屑病、红皮病等血热之证,朱老常滋阴养血润燥与清热凉血并用,攻补兼施,外科临床很少应用龟板、鳖甲等峻补真阴的滋腻之品,但朱老不为常法所拘而放手应用于年老体弱者。

滋阴除湿法最能体现朱仁康阴阳调和的用药特色。对于临床阴伤湿恋的病证,滋阴易助湿,祛湿必耗阴,用药实难两全,朱老创制滋阴除湿汤,滋阴、除湿药共用,补泻同施,正邪兼顾。朱仁康所创皮癣汤,功在凉血润燥、祛风止痒,主要用于治疗泛发性神经性皮炎、皮肤瘙痒症、丘疹为主要表现的湿疹(血风疮)等皮肤病,药物组方仅 9 味,寒热并用,补泻同施,方中以苍耳子、当归佐制诸药寒凉之性,黄芩、苦参、苍耳子、白鲜皮、地肤子味皆苦,张元素有云"苦能燥",但与生地、赤芍、当归、生甘草共用,刚柔并用,祛风而不燥,滋阴而不腻。

第三节 外用药物研究

朱仁康治疗疮疡皮肤病,不但重视内治,也不忽视外治,主张内治外治相结合。朱老师从无锡章氏外科,外科丹药的炼制是章氏的一大特色。其师章治康思想开明,朱老得益于师传口授,不断实践,反复试验,掌握了多种膏、丹、丸、散、水、酒等的配方工艺,以章氏外用药为基础,制出了多种疗效确切的皮肤科外用药。朱仁康临证外治剂型丰富,对于传统膏丹丸散的应用有着丰富的经验。《朱仁康临床经验集》总结记载了他创制和常用的外用药物,分为软膏、硬膏、散剂、擦药、泡洗药几大类,合计78种,详细论述了其配方、制法、功用、主治和用法。其中玉黄膏、五倍子膏、湿毒膏等至今仍在广安门医院皮肤科临床中使用,也为后世皮肤科的外治法临床应用和研究提供了宝贵经验。

朱仁康非常讲究红升丹、白降丹的炼制火候,"火候太过则丹药发黑,弃之无用;火候不足则丹药发黄,功效不著。必须滴水成珠,方是火候到的征候,这时下丹,才能熬成乌黑光亮"。朱氏应用升丹类药的经验丰富,尤善用五五丹,如治疗疖已溃,脓尚不多,用重升丹撒疮口上,或用药捻插入疮口内,提脓去腐,待脓腐渐清,改用五五丹拔毒生肌;而手部疔疮已化脓时,主张及早切开排脓,切开后插五五丹药捻,提脓拔毒;对血栓闭塞性脉管炎溃后腐肉不脱,常外掺五五丹少许,外盖凡士林纱条及敷料。

第四节 衷中参西思想

朱仁康学医早期,便无门户之见,对于西医亦是包容互鉴,主张"中西医兼收并蓄,融会贯通"。

皮肤病与内科疾病不同,疾病种类繁复。中医治病以"证"而立法,临床往往重视辨证而弱化辨病的重要性。而对于外科疾病,尤其是皮肤科来讲,辨病与辨证同样重要。清代徐灵胎《兰台轨范·序》中所述:"欲治病者,必先识病之名,能识病名而后求其病之由生,知其所由生……"强调了识病名的重要意义。高锦庭《疡科心得集·疡科调治心法略义》曰:"凡治痈肿,先辨虚实阴阳……又当辨其是疖、是痈、是疽、是发、是疔等证,然后施治,庶不致于差谬。"

目前西医对皮肤疾病命名已有2 000余种,对于现代中医皮肤科医生来说,充分掌握西医诊断,再利用中医的治疗方法,临床上辨病与辨证相结合,将中医与西医的各自优势有机地结合到一起,可取得更好的临床疗效。朱仁康受高氏既辨证又辨病思想的影响,认为西医治病着重辨病,中医治病着重辨证,两者应互相参验,可以先明确西医诊断,再从中医辨证,病证同辨是做好中西医结合工作的重要环节。

朱仁康是中国中西医结合的倡导者之一,他先从中西病名对照入手,20世纪30年代发表的《外科新论》及20世纪50年代撰写的《实用外科中药治疗学》,都采取了中西病名对照、中西学说互参的方式。如《实用外科中药治疗学》论疖:"外证中最轻而很容易治好的是疖,疖为皮肤毛囊及皮脂腺周围的一种局限性炎症。病原为葡萄球菌,侵入毛囊或皮脂腺周围而起。"

　　由于历史条件和学术理论不同,中西医皮肤病的病名各不一致是客观存在的。中医皮肤病是前人对疾病认识的经验总结,有一定的治疗原则,有专方甚至还有专药,大有可取之处。西医对皮肤病的认识,不仅从形态变化去观察,还辅以解剖、病理、生化等检查方法,比较系统深入,有很多长处。因此,在辨病方面两者亦应互参。

　　中西医汇通派早期代表人物之一唐容川的中西医学汇通思想对朱仁康启发很大,朱老在20世纪30年代所著《中西医学汇综》一书中提出:"中西医不可偏废,允宜兼收并蓄,取长补短,融会贯通,共治一炉。"极力主张中西医携手合作,后又在其主编的《国医导报》中重申此观点。

　　中西医皮肤病辨病互参是个复杂问题,不能一概而论。朱仁康认为应本着求同存异、取长补短的原则,根据不同情况灵活掌握。对于有些皮肤病,中西医认识大体一致,如白疕与银屑病,瘾疹与荨麻疹,缠腰火丹与带状疱疹,辨病并不困难;有些皮肤病中西医认识不尽相同,如中医的鹅掌风大致包括西医的手癣、手部皲裂性湿疹等病,西医的湿疹也包括中医的浸淫疮、旋耳疮、湿疮、肾囊风等病,应当辨病互参,详加推敲;有些皮肤病如西医的系统性红斑狼疮、复发性结节性非化脓性脂膜炎,中医无此病名,辨病则应从属西医,治疗上发扬中医特长,不仅可以提高临床疗效,而且也能丰富中医皮肤科内容。在这方面,朱老在《朱仁康临床经验集》里对近50个皮肤病种,均按西医皮肤病病名加以整理,在"论治"和"按语"中均指出相应的中医皮肤病病名并详加论述,从而较好地反映出他的临床经验,便于中西医学习掌握。

　　在临床诊疗工作中,朱仁康既遵循中医辨证论治的基本原则,以辨证为主,同时又吸收现代医学的理论学说,衷中参西,提高了临床组方用药的针对性及整体性。朱仁康遣方用药在辨证论治的基础上,吸收现代医学病理和药理等方面的科研成果,衷中参西,西为中用。如朱仁康治疗各种疣类的经验方,去疣二号方和去疣三号方中,即含有现代药理证实具有抗病毒作用的马齿苋、大青叶、紫草等清热解毒的中药,临床取得较好疗效。

(崔炳南　杨　佗　徐晨琛)